U0289518

国医大师张磊简介

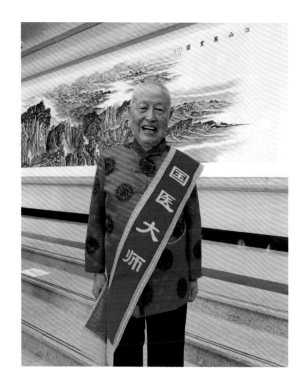

  张磊，教授、主任医师，第三届"国医大师"，荣获全国中医药杰出贡献奖、中华中医药学会中医药传承特别贡献奖，河南中医药事业终身成就奖，是2017"感动中原"年度教育人物、2017"感动中原"十大年度人物、影响河南突出贡献人物、"中国好医生"2019年月度人物。幼上私塾，诵读经史，受儒学熏陶，崇尚致中和平，医德高尚，医术精湛。1958年考入河南中医学院本科，六年后毕业留校任教，历任教研室主任，教务处副处长、处长。曾任河南省卫生厅副厅长，河南中医学会会长、中药学会会长，《河南中医》编委，河南省中药新药评审委员会委员。系国家"十五"科技攻关计划"名老中医学术思想、经验传承研究"课题的名老中医之一。先后在杂志上发表学术论文20余篇，注释《产鉴》一书，并著有《张磊临证心得集》、《张磊医学全书》、《张磊医案医话集》等多部著作。

主编简介

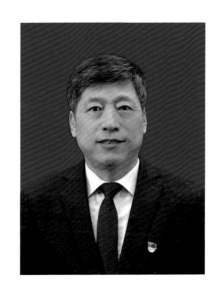

　　许二平，男，1962年10月生，中共党员，教授，主任医师，博士生导师，河南中医药大学原校长。系第七批全国老中医药专家学术经验继承工作指导老师、仲景方药技能大师工作室带头人、河南省高层次人才，享受国务院政府特殊津贴。任教育部高等学校中医学类专业教学指导委员会委员，国家中医药管理局高水平重点学科伤寒学科学术带头人，河南省仲景方药现代研究重点实验室主任，中华中医药学会理事，世界中联仲景传承与创新专业委员会会长、中华中医药学会仲景学术传承与创新共同体理事长。临床取法仲景，擅用经方，旁通东垣，博采众长，在中医脾胃病的辨治方面造诣颇深。主要从事中医药高等教育、中医药卫生事业管理、仲景方药等方面的研究，主持或参与国家和省部级课题20余项，发表学术论文100余篇，主编或参编"十三五"、"十四五"教材《方剂学》等30余部。

张磊诊治内科疾病可视化图鉴

顾　问　张　磊

主　编　许二平

科学出版社

北　京

内 容 简 介

　　本书是2021年度河南省重点研发与推广专项（科技攻关）项目（课题号NO.212102311140）。通过数据可视化技术对张磊教授诊治内科疾病的临证经验进行系统的挖掘分析与展示。全书共分四章，第一章主要对张磊教授的从医之路及学术思想进行基本介绍，并阐述了中医药可视化研究的概念、意义、建设过程及未来展望；第二至四章主要利用可视化图鉴形式挖掘35个内科疾病的诊治规律，以及15首方剂、15组中药配伍的运用规律，直观地展现张磊教授诊治内科疾病的遣方用药经验，并附有260余例临床经典案例可供参阅。希冀本书为张磊教授学术思想及临证经验的研究与学习提供有益参考。

　　本书可供中医临床工作者、医学院校学生及中医爱好者参考阅读。

图书在版编目（CIP）数据

张磊诊治内科疾病可视化图鉴 / 许二平主编 . —北京：科学出版社，2023.4

ISBN 978-7-03-075125-6

Ⅰ．①张…　Ⅱ．①许…　Ⅲ．①中医内科 - 疾病 - 诊疗　Ⅳ．① R25

中国国家版本馆 CIP 数据核字（2023）第 065395 号

责任编辑：鲍　燕　李　媛／责任校对：刘　芳
责任印制：肖　兴／封面设计：陈　敬

科 学 出 版 社 出版

北京东黄城根北街16号
邮政编码：100717
http://www.sciencep.com

北京汇瑞嘉合文化发展有限公司 印刷
科学出版社发行　各地新华书店经销

*

2023年4月第　一　版　开本：787×1092　1/16
2023年4月第一次印刷　印张：14 1/2
字数：330 000

定价：158.00元
（如有印装质量问题，我社负责调换）

编　委　会

序

中医历经数千载的发展，至今仍能有效保障人们的身心健康，在于其不断吸收各个时代先进的技术和经验，博采众长，融汇创新。当今社会，大数据、人工智能等新兴信息技术的发展日新月异，深刻影响着社会的方方面面，利用现代科技丰富发展中医药已成为中医未来发展趋势。

中医有着悠久的历史、系统的理论、疗效可靠的方药和海量的文献积累，是我们取之不尽、用之不竭的宝贵遗产，然其义理深奥，学之非易，用之亦难。时间一晃而过，从医已过70载，医路漫漫，上下求索，心之所往，笃行不怠。数十年的临床实践，亦有些许浅知拙见，而本书内容通过对我数十年来的临床诊疗医案数据进行整理分析，结合现代信息技术，来发掘我在临床上的诊疗规律，可使后学者直观地学习我这些年来的一些临床经验，不失为一种创新的传承学习方式。

名老中医经验是名老中医在长期的临证实践与理论总结的循环积累过程中逐渐形成的，蕴藏着中医药的丰富资源。充分运用新兴信息技术，对名老中医经验进行全面的挖掘总结，不仅可以丰富中医药理论体系，还能利用信息传播的高效性，使名老中医经验广泛地传播，惠及更多中医人。在国家积极推进中医药传承创新发展的号召下，为加强中医药人才队伍建设，各地更是积极推进全国名老中医药专家学术经验继承工作室、全国名老中医工作室等建设，其数量之丰富，数据之庞大，不言而喻。我相信若能利用现代先进的科技成果，对这些宝贵的诊疗数据加以分析挖掘，对中医药的发展将有极大助力。我因才疏学浅，经验不够，难登大雅之堂。

最后，希望本书的内容可以对大家的临床学习和实践有一些参考意义。

国医大师　张　磊
2022年6月

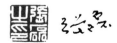

目　　录

<table>
<tr><td>第一章</td><td>绪　　论</td></tr>
</table>

一、张磊国医大师简介

1. 治学之途

张磊，1929年出生于河南省固始县。幼上私塾，先后师从丁寿臣、耿介卿两位老先生，熟读经史，深受儒学熏陶，奠定了深厚的国学功底。18岁时，拜于当地名医张炳臣门下学习中医，从诵习《黄帝内经》《伤寒论》《汤头歌诀》《濒湖脉学》等中医经典开始，白天跟师侍诊，夜里攻读医书，终日勤勉，笃行不倦。又谦虚好学，除跟师张炳臣外，亦常向乡里的田泽轩、桑华国老中医商问请教，获益良多。几年之后，张磊学成，行医乡里，诊病之余亦不忘向同行的戴鑑周、胡子斌等经验丰富的基层老中医求教学习，数年的基层行医经历让张磊学习和积累到了许多宝贵的临证经验。为获得更加系统的中医理论学习，张磊于1958年考入河南中医学院本科，并在当时河南中医院"早临床、多临床"的倡导下，跟随当地中医名家石稚梅、王晓甫、郭亚夫等先生实习，收获了许多宝贵经验，如张磊自创临证八法中的"疏利法"就是在石稚梅先生的"淡渗法"基础上继承发展而来的。

2. 行医之路

1949年，张磊出师，悬壶故里，颇为乡里称颂。1952年加入位于镇里藏集街上的联合诊所。1953年到郭陆滩区卫生院工作，1956年，调任固始县黎集乡卫生院副院长，兼顾日常政务处理及临床诊病之余，亦不忘精究医术。1957年，麻疹大流行，张磊背着药箱，奔走乡里，为乡民诊病，教授乡民麻疹防治之法，医术仁心，可见一斑。1964年，张磊自河南中医学院毕业并留校任教。2017年6月，为表彰张磊教授对中医药事业发展做出的突出贡献，人力资源和社会保障部、国家卫生计生委和国家中医药管理局联合授予张磊"国医大师"称号。时至今日，已鲐背之年的张老，亦临证不辍，前来求诊者，络绎不绝。

3. 授业之道

1964年，张磊自河南中医学院毕业并留校任教，历任内经教研室主任，医教部副主任，教务处副处长、处长，河南省卫生厅副厅长等职。任教期间，张磊主讲中医基础理论、内经等课程，培养了近20届优秀中医药本科毕业生及数以万计优秀中医药人才。1988年，退休后的张磊教授仍坚持传道授业解惑，先后培养了几十位学术传承人。张磊视徒若子，对前来求学者，皆不遗余力，倾囊相授，所学者尽得，故而桃李满园。学生学成归去后，大都在各自工作岗位成为业务骨干。

4. 临证之思

在70余年的行医生涯中，张磊精研经典，博采众长，不囿旧法，勤于临证，融汇新知，推陈出新，总结出"动、和、平"学术思想、"辨证思维六要"临证思维模式、"临证八法"主张，以及特色的内科治杂之法，丰富和发展了中医内科杂病辨证论治理论。"动、和、平"学术思想，即和态下运动发展观、和态失常的疾病发生观、病证变化的动态观、动态的和平辨治观、动态的求本治本观、临床用药动和平观。辨证思维六要，即：辨证中之证与证外之证，注意其杂；辨静态之证与动态之证，注意其变；辨有症状之证与无症状之证，注意其隐；辨宏观之证与微观之证，注意其因；辨顺易之证与险恶之证，注意其逆；辨正治之证与误治之证，注意其伤。临证八法，即轻清法、涤浊法、疏利法、达郁法、运通法、灵动法、燮理法、固元法。治杂之法包括"以常治杂""以奇治杂""以杂治杂""以简单治杂""以守治杂""以变治杂"等诸多内科杂病治疗方法。

张磊在临床及授业之余，亦笔耕不辍，先后出版学术著作12部，其中《张磊医学全书》《张磊临证心得集》《张磊医案医话集》3部为独著，《〈产鉴〉注释》及《〈产鉴〉新解》均为第一著者，同时发表了《谈治病求本》《辨证思维六要》等学术论文36篇，皆有新知新法。

二、中医药可视化研究

1. 可视化研究概述

可视化研究是通过数据可视化技术来描述海量知识资源及其载体，并且挖掘、分析、构建、绘制和显示知识以及它们之间的相互联系。本质上而言，是一种通过大数据揭示实体之间关系的语义网络，是数学科学、大数据技术、数据挖掘技术、信息可视化技术、信息科学等多学科的理论与方法的结合产出。

2. 中医药可视化图鉴的建设意义

就覆盖范围而言，可视化研究可分为通用类和行业垂直类。通用类可视化更强调内容的广度和实体的融合，较行业垂直类可视化而言准确度不够高，目前主要应用于智能搜索和个性化推荐等领域；行业垂直类的可视化研究通常需要依靠特定的行业数据来构建，具有特定的行业意义。在行业垂直类的可视化研究中，实体的属性与数据模式往往比较丰富，针对于该业务场景需要用户具有较强的指导和学习意义。

中医药历史从来就不缺乏大数据的身影。作为一门经验医学，中医的传承与发展历经数千载，历代医家以无法计量的诊疗实践为基础，并且是以鲜活的人并非实验动物作为载体，积累了丰富的临床诊疗资料。这些诊疗资料又被历代医家凝练成诊疗经验，通过传袭再投入到临床应用中。中医的古籍有上万种之多，世界上任何一个民族都没有给它的后人留下这么一份庞大的，而且可直接兑现的大数据医学遗产，并且随着时间的推移，诊疗信息记录的变革与进步，数据量亦在不断更新。

将中医特色的数据内容与现代技术结合，利用大数据、人工智能等技术建设垂直于中医药行业的可视化图鉴，可让文字的数据进行可视化的直观整合，降低现在的医学知识需求者的查询和使用门槛，大大提升学习和查找中医相关知识的效率，让更多的精力应用于研究和实践过程中，有较强的中医传承价值和临床指导意义。

3. 张磊诊治内科疾病可视化图鉴的建设过程

张磊诊治内科疾病可视化图鉴建设，过程主要包括知识采集和纳入排除、知识抽取和融合、知识挖掘和表达。

本次研究素材通过整理张磊国医大师近10余年临床中一万余份原始门诊手写病历而得。历经人工转录、一次校对、疑难字咨询与补录、二次校对、三次校对而得到力求无人工干预的原始门诊电子病历，并通过对原始门诊电子病历进行纳入排除，得到治疗内科疾病相关有效医案共8805份，这些医案即作为知识采集的成果用于后续的知识抽取。

知识抽取技术主要是在半结构化、非结构化的数据中提取出实体、关系、属性等知识要素，通过知识融合，消除实体、关系、属性等指称项与事实对象之间的歧义，形成高质量的知识库。在本次研究中，张磊国医大师治疗内科疾病的电子病历为临床书写，为非结构化数据，这样完整保留了临床患者的个性化信息，但是也对知识抽取的要求有较大的挑战。为了完成这种特殊的知识抽取，本次研究通过国家标准以及教材指南等相关素材做好规范语料库，并且对比张磊国医大师治疗内科疾病的医案内容进行语料库的个性化定制，通过半人工监督的方法保障知识融合的准确性，从而更加有效地完成知识的抽取，形成以证-药为核心的医案知识库。并且将医案通过智能分拣和人工监督按照五脏病、肢体经络病、气血津液病等中医逻辑进行归类，按照类目设定专题，做好知识挖掘的准备。

本次的可视化图鉴旨在建设关系图谱，意义为让使用者可以更加直观地看到海量数据下的实体内在关联性。故本次研究以Apriori算法和聚类分析为基础对关联关系程度和实体对象集合进行数据挖掘。主要选择Force-directed、Sankey diagram进行数据可视化制作，这样可以更加直观地展示出张磊国医大师治疗内科疾病的病、证、方、药关系。在建设图谱的过程中，我们又对原始的电子化医案进行了脱敏化处理、可阅读化整合以及三次校对，在保障患者隐私的前提下便于读者进行学习和研究。

4. 可视化图鉴在国医大师临床经验研究中的未来展望

随着现代科学技术的进步，现代医疗模式的变革也为中医药大数据注入了更多的新鲜血液，如河南中医药大学张磊国医大师传承团队的年门诊量达到2万余人次；而全国有近百个国医大师团队，数百名老中医工作室团队，其数据量之大可想而知。目前我们以名老中医的诊疗思路和体系为出发点，为后世学子的继承和创新之路打下基础并提供参考。这些内容不只是中医人的珍贵财产，更是中华民族的宝贵财富。如果将这些患者的诊疗过程数据化，临床数据系统化，把这些庞大的、多类别的数据通过分析处理并加以统计分析，形成以患者个人为中心，以诊疗数据为导向，使医疗实践、科学统计分析、现代信息技术三方面有机结合，就可能会产生让我们意想不到的价值。

一、临证遣药概述

中医内科所涉疾病繁杂，非外妇儿等科所能及，故古时亦称"杂医""大方脉"，内科病证一般分为外感病和内伤病两类。随着学术的发展，学科的细化，今之内科体系主要分为肺系病证、心系病证、脾胃系病证、肝胆系病证、肾系病证、气血津液病证和肢体经络病证等。

张老从事教学和临床多年，医理纯熟，医术精湛，尤善治内科杂病。内科病种之繁杂，病情之复杂，病程之绵长，非寻常医籍所能囊括，非一家一言所能尽述，然运用中医理论，紧抓病证之机理，辨证施治，多可获效，张景岳在《景岳全书·传忠录》中亦言："万事不能外乎理，而医之于理为尤切。"对于内科疾病辨治，张老强调，其一，要明辨证与辨病相结合之理；其二，要明主症与次症的关系；其三，要初诊与复诊并重；其四，要明治则与机变，当守则守，当变则变；其五，要注重积累用药与经验；其六，要灵活运用经方与时方；其七，要重视量效的关系；其八，要合理运用重剂与缓剂；其九，要讲究精专与庞杂，当精则精，当杂则杂；其十，要重视邪正盛衰发展，当补则补，当泻即泻。

通过对张老临床治疗内科疾病相关医案的整理分析挖掘，形成张老临证遣药规律图（图2-1）。如图2-1所示，在张老治疗内科疾病的医案中，以心系、脾胃系疾病为多。对于心系疾病，张老认为虚实夹杂之证为多，应明辨虚实主次，兼而治之，且心病中又以不寐、胸痹为多。不寐病在临床上多见阴虚阳浮，心神失宁，并火旺者，故张老创眠安汤治之，以滋阴清热，养阴安神；胸痹病多见气滞血瘀兼有阴虚者，故张老制丹百汤治之，以养阴理气，化瘀止痛。对于脾系疾病，张老认为应把握一个"通"字，或因脾胃亏虚，运化失职，痰湿内生，或因饮食不节，湿滞脾胃，或因情志不畅，土木壅郁，而发脾胃疾病，"腑以通为顺""脾以运为健"，故应以"通"为法，实者泻之，以通为用；虚者补之，亦以补为通，故张老立运通法，创运通汤治疗腑气不通，脾气失运所致胃胀、便秘等病；又创山前汤燮理阴阳，消积除滞，治疗脾虚积泄之证。此外，张老认为内科疾病除应注意多虚、多瘀、多郁、多痰外，还须重视脾胃的调理。清代黄宫绣在《本草求真·脏腑病症主药》中有言："脾气安和，则百病不生；脾土缺陷，则诸病丛起。"临床上，心病、肺病、肝病、肾病皆可从脾胃而治，临证治病亦注意固护脾胃，故张老遵仲景之法，遣方用药时常入生姜、大枣为引，亦旨在"调护脾胃"。

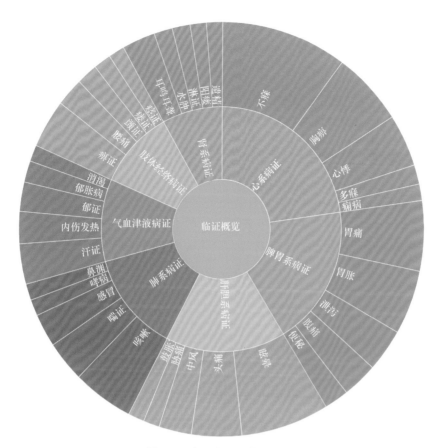

图2-1 张磊临证遣药规律图

二、临证遣药各论

（一）肺系疾病

1. 感冒

【理论阐述】 感冒是最常见的肺系疾病之一，是以恶寒、发热、鼻塞、流涕、喷嚏、咳嗽、咽痛、头痛及全身不适等为主要临床表现的一种肺系疾病，以冬春及季节交替之时多发，其名首见于北宋《仁斋直指方论·诸风》中。张仲景在《伤寒论·辨太阳病脉证并治》中提出用桂枝汤及麻黄汤治疗伤寒表虚、表实证，奠定了感冒的辨治基础。《医学集成》则集历代诸家论述将感冒分为伤风、伤寒、兼火、兼食、血虚、气虚、阴虚、阳虚八证，并分别处以加味桂枝汤、加减麻黄汤、冲和灵实饮等方治疗。

对于常见的感冒疾病，张老认为外感六淫和正气不足是引起感冒的重要因素。实证感冒者，多见风寒化热、肺系风热或邪伏募原之证，若为风热外袭或风寒化热，而见发热较著、微恶风寒、鼻塞浊涕、咽干咽痛、身无汗出、口干欲饮、咳嗽痰黄等症者，施以轻清法，方以银翘散加减治疗；若为邪郁不解，伏于募原，而见发热恶寒、午后热甚、头身重痛、胸脘痞闷、心烦口黏、咳痰不利等症者，宜清热化浊，透达募原，方以柴胡达原饮加减治之；若风寒不解，化热入里，而见恶寒轻、发热重、无汗头痛、目痛鼻干、心烦不眠、咽干耳聋等症者，应解表清里，方用柴葛解肌汤加减。元气为人身之根本，元气充旺则邪不可犯，元气亏虚则疾患丛生，《灵枢·岁露论》亦有"贼风邪气，乘虚伤人"之说，对于长期反复外感的患者，张老将其责之于元气亏虚，提倡以固元法治疗，以自拟经验方固元汤合玉屏风散加减治疗，每每取效。

【可视化图鉴】　通过对张老医案数据进行纳入排除筛选，得出治疗感冒相关有效医案211则，经过分析挖掘，得到临证遣药关系（图2-2）。《素问·太阴阳明论》云："伤于风者上先受之。"肺位最高，开窍于鼻，外合皮毛，主气而司呼吸，外邪侵袭，自皮毛、口鼻而入，肺卫首当其冲。肺卫失调，卫表不和，则见恶寒、发热、头痛等表卫症状。发热者，以金银花、连翘疏散风热，清热解毒，柴胡配黄芩透解少阳之邪热，葛根可透肌热，内清郁热，与柴胡配伍，善解少阳阳明之热，草果芳香辟浊，可透达募原；恶寒者，药用麻黄、桂枝解表散寒，荆芥、防风、羌活疏风散寒；头痛者，以薄荷、桑叶、菊花疏散风热，羌活除湿止痛，柴胡、黄芩清热燥湿。肺受邪侵，宣肃失常，则见鼻塞、流涕、喷嚏、咽干、咽痛等肺窍不利之症，鼻塞者，以苍耳子、辛夷、白芷疏风散寒通窍，谷精草、

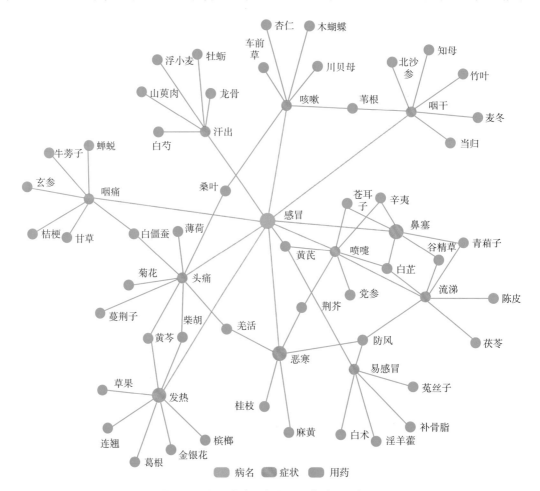

图2-2　张磊治感冒案临证遣药关系挖掘图

青葙子祛风清热通窍；流涕者，以陈皮、茯苓、防风、白芷燥湿祛风，宣利肺气，谷精草、青葙子疏风热利肺；咳嗽者，以杏仁、桑叶、川贝母、木蝴蝶、苇根、车前草等药宣降肺气，化痰止咳；喷嚏者，取白芷、辛夷、苍耳子、荆芥、党参、黄芪之属以疏风散寒，固表止嚏；咽干者，以竹叶、苇根、麦冬、北沙参、知母、当归等药清热养阴生津；咽痛者，以甘草、桔梗、牛蒡子、蝉蜕、白僵蚕、玄参等药利咽止痛。若元气不足，卫外不固，易见易感冒、汗出等症。易感冒者，以菟丝子、补骨脂、淫羊藿培补元气，防风、黄芪、白术益气固表；汗出者，以黄芪、浮小麦益气止汗，山萸肉、白芍滋阴敛汗，龙骨、牡蛎固涩止汗。

 经典医案

1. 感冒案一

崔某某，女，63岁，退休，已婚。

初诊（2006年1月20日）：主诉：易感冒10余年。现病史：易感冒，咳嗽，吐白痰，咽痒，咽痛，口干，口苦，夜间痰鸣，胸闷，右胸痛，头痛，食欲欠佳，大小便正常，常服复方乙酰水杨酸片、感冒通、甘草片，乏力，每次感冒大都有低热。舌质淡暗，苔白厚，脉沉滞。1961年患肺结核治愈，去年曾患支气管扩张。

处方：金银花15g，连翘10g，竹叶10g，荆芥10g，牛蒡子10g，薄荷10g（后下），桔梗10g，苇根30g，黄芩10g，羌活10g，炒麦芽20g，木蝴蝶10g，生甘草6g，桑叶10g。10剂，水煎服，日1剂。

2. 感冒案二

杨某某，女，56岁，退休，已婚。

初诊（2006年5月8日）：主诉：反复感冒30余年，近5年感冒持续时间长。现病史：30余年来不明原因反复感冒，每次发热，咳嗽，近5年，感冒时发热多汗，每服复方氨酚烷胺片、静点川琥宁等，体温38℃以下，即感头痛，口干，不多饮，大便正常，小便正常，夜寐欠安，已断经10年，平时喜暖恶寒。舌淡红稍暗，苔薄黄，脉沉弱。素有元气不足，外感后常有化热之象。

处方：菟丝子10g，淫羊藿10g，生黄芪15g，炒白术6g，防风6g，补骨脂10g，金银花10g，黄芩10g，桑叶10g，牛蒡子10g，炙甘草6g。15剂，水煎服，日1剂。

3. 感冒案三

杨某某，女，20岁，学生，未婚。

初诊（2009年2月2日）：主诉：易感冒4年。现病史：患者平素怕冷，易感冒，症见流涕，咳嗽有痰，咽痒，时头痛，1月份发热38℃，且反复发作，时高时低，伴咽痛，甚则不能饮水、吃饭，后住院时用药方缓解。现症见：流涕色黄质稠，咽痒，咳嗽，有痰，头顶痛，身冷，手脚凉多年，面色黄，月经周期可，时有血块，色可，来时乳房无不适，但经期易感冒，身困，腰痛且伴腹痛，一两天后好转。平时口臭，时胃胀，胃酸，胃痛，纳一般，眠可，大小便正常。舌红，苔薄白，脉细。既往：1月13日因肠梗阻住院10天，灌肠治疗后好转，鼻窦炎12年，有乳腺增生史。

处方：①金银花15g，连翘10g，竹叶10g，荆芥6g，牛蒡子10g，薄荷6g（后下），桔梗10g，苇根30g，杏仁10g，川贝母6g，木蝴蝶6g，生甘草6g，炒麦芽15g，黄芩10g。10剂，水煎服，日1剂。②生白芍30g，当归10g，制香附10g，乌药10g，延胡索15g，炙甘草10g。4剂，水煎服，日1剂。

二诊（2009年2月13日）：服上第①方10剂，感冒愈，服痛经方2剂，此次痛经轻微，现无明显不适。面色黄。舌质红，苔薄黄，脉细。年前患肾盂肾炎，经治已愈，近期复查，无异常（自诉）。

处方：熟地黄10g，当归10g，生白芍15g，党参10g，生黄芪15g，麦冬10g，陈皮10g，炒枣仁20g，通草6g，桂枝6g。12剂，水煎服，日1剂。

4. 感冒案四

王某某，女，47岁，会计，已婚。

初诊（2010年4月28日）：主诉：鼻塞流涕5天。现病史：患者平素易外感，有鼻炎、咽炎，此次感冒5天，鼻塞，流脓涕，色黄，偶涕中带血，口周痛，咳嗽，咳黄痰，时胸闷，气短。面色暗有黄褐斑。双目干涩不适，怕光，腰背痛。纳可，眠差，易醒，二便可。月经提前5～7天，经期3～4天，色暗，质可，经期无特殊不适，经前乳房胀痛，白带量可，色黄。舌质红，苔薄黄，脉细。既往乳腺增生。

处方：①金银花10g，连翘10g，竹叶10g，荆芥6g，牛蒡子10g，桔梗10g，苇根30g，杏仁10g，川贝母6g，黄芩10g，木蝴蝶6g，生甘草6g。5剂，水煎服，日1剂。②柴胡10g，生白芍15g，当归10g，茯苓10g，薄荷3g（后下），制香附10g，牡丹皮10g，栀子10g，生百合30g，木贼草10g，青皮10g，生地黄10g，石斛20g，生甘草6g。10剂，水煎服，日1剂。

二诊（2010年5月26日）：服上方，感冒已愈。现症见：眠较差，每晚睡5～6小时，疲乏，全身痛，动则汗出。纳可，二便调。舌质暗红，苔薄黄，脉沉细滞。

处方：柴胡10g，生白芍15g，当归10g，茯苓10g，制香附10g，青皮10g，牡丹皮10g，栀子10g，竹叶10g，麦冬15g，小麦30g，红花6g，生甘草6g，木贼草10g，忍冬藤15g，丝瓜络15g，白僵蚕10g。15剂，水煎服，日1剂。

5. 感冒案五

郭某某，女，15岁，学生，未婚。

初诊（2017年1月18日）：主诉：间断发热20余天。现病史：患者述2016年12月8日不明原因出现双手背、大腿大片风团，红斑，无瘙痒，于颐和医院按过敏口服氯雷他定等西药，皮损消退，易反复。1周后出现高热，恶寒，头晕，乏力，于河南省人民医院按细菌、病毒感染治疗，效差，体温在38.5℃以上。现症见：凌晨2～5时易出现高热39.5℃，恶寒，战栗，稍后大汗，出汗后体温可下降，晨起7～10时以后体温正常。下午2～5时易出现发热38.5℃，下午7时以后体温转正常。现口服泻心汤合麻杏薏甘汤加减、消炎药、抗过敏药，纳差，眠可，大便干，日1次，小便黄，唇干，口不干渴，舌尖红，苔腻黄，脉沉滞。2017年1月5日于河南省人民医院查彩超示：①脾大；②甲状腺右侧叶混合性结节；③甲状腺左侧叶低回声结节。2017年1月13日于北京协和医院查血常规示：淋巴细胞百分比19.0%↓（正常值：20.0%～40.0%），血红蛋白103g/L↓。证属邪伏募原。

处方：厚朴10g，槟榔10g，草果6g，黄芩10g，知母10g，生白芍10g，柴胡10g，白茅根30g，滑石30g（包煎）。6剂，日1剂，水煎服。

2. 咳嗽

【理论阐述】　咳为有声无痰，嗽见有痰无声，咳嗽则并见痰声。《素问·咳论》曰"五脏六腑皆令人咳，非独肺也"，提出了外邪犯肺、肺脏自病或他脏及肺均可导致咳嗽。《医学心悟》言："肺体属金，譬若钟然，钟非叩不鸣，风寒暑湿燥火六淫之邪，自外击之则鸣，劳欲情志，饮食炙煿之火自内攻之则亦鸣。"指出了六淫外感、情志饮食内伤是咳嗽的致病因素。咳嗽虽有外感、内伤之别，两者又可相互影响，《医学心悟·咳嗽》指出："凡治咳嗽，贵在初起得法为善……故初治必须发散，而又不可过散，不散则邪不去，过散则肺气必虚，皆令缠绵难愈……久咳不已，必须补脾土以生肺金。"

《景岳全书·咳嗽》言"咳证虽多，无非肺病"，可见咳嗽一症总不离肺。张老认为，风、寒、暑、湿、燥、火六淫之邪皆可伤肺，致肺失宣肃，气机不利，发为咳嗽。治外感咳嗽，宜守轻、清、宣、透、润之法。若为风寒袭肺而咳者，方宜三拗汤合止嗽散加减，以疏风散寒，宣肺止咳；若为风热犯肺而咳者，张老擅以辛凉平剂之银翘散合辛凉轻剂之桑菊饮治疗，前方偏于清热解毒，后者偏于宣肺止咳，共奏宣散风热，清肺止咳之功；若为燥热犯肺者，方用清燥救肺汤加减，以清燥润肺，益气养阴。治内伤咳嗽，若为脾胃气虚，痰湿蕴肺而咳者，方宜香砂六君子汤加减，以六君子汤健脾祛痰，合香砂理气消痰，共成理气化痰止咳之效；若痰热郁肺而咳者，以"涤浊"为法，张老自拟涤浊汤加味治之，疏涤痰浊，清化痰热；若为咳嗽日久不愈，致肺阴亏虚者，则以沙参麦冬汤加减治疗，养阴清热，润肺止咳；若肺气久虚，宣肃不利致咳者，宜以补虚为主，兼祛其邪，方用东垣补中益气汤加减，以补脾益气，亦取补土生金之意。此外，张老临床治咳强调新咳用药宜轻灵，多用动药，不可过用宣散，以致肺虚，久病见咳，亦不可妄用敛涩，以防闭门留寇。

【可视化图鉴】　通过对张老医案数据进行纳入排除筛选，得出治疗咳嗽相关有效医案396条，经过分析挖掘，得到临证遣药关系如图2-3所示。不论邪从外而入，还是自内而发，均可致肺失宣肃，肺气上逆则出现咳嗽，多用麻黄、桑叶宣肺止咳，杏仁、紫苏子降肺气止咳，五味子敛肺止咳，车前子化痰止咳，张老治久咳不愈时加此药，屡获良效，一宣一降，一敛一化，肺气得利，咳嗽自止。《素问病机气宜保命集·咳嗽论》曰："咳嗽谓有痰而有声，盖因伤于肺气动于脾湿，咳而为嗽也。"肺气受遏，水道失调，津液失布，聚湿生痰，则见咳痰，多用桔梗、甘草、牛蒡子、海浮石、川贝母、前胡等药化痰止咳。风寒袭肺，肺失宣肃，则生白稀痰，多以麻黄、杏仁、白前、紫苏子、紫菀、款冬花等药温肺祛痰。若风热犯肺或痰热壅肺，灼津炼液成痰，则多见黄稠痰，张老常用黄芩、苇根、冬瓜仁、薏苡仁、桃仁、竹叶等药以清热化痰。《证治汇补·痰证》言"脾为生痰之源，肺为贮痰之器"，脾气亏虚，津液不归，聚而成痰则见痰多，多用橘红、白前、茯苓、陈皮、半夏、党参以健脾利气，燥湿化痰。燥邪或久咳伤肺，耗伤肺阴则痰少，多以北沙参、麦冬、苇根、知母、当归、川贝母养阴生津，润肺化痰。叶天士《温热论》云"风挟温热而燥生，清窍必干"，风热或温燥之邪侵袭上焦，则干咳无痰，以桑叶、桑白皮、地骨皮、枇杷叶、知母、北沙参疏风散热，润燥止咳。咽痒者，风也，多以橘红、荆芥、蝉蜕、白僵蚕、金银花、连翘祛风利咽止痒；邪气壅于咽喉则咽痛，以甘草、桔梗、木蝴蝶、牛蒡子、白僵蚕、蝉蜕疏风利咽止痛；邪气壅肺，气机不利，则见胸闷、气喘等症，胸闷者，多以瓜蒌皮、枳实、半夏、苇根、冬瓜仁；紫苏子祛痰涤浊，理气宽胸；气喘者，则以杏仁、紫苏子、麻黄、桑白皮、车前子、白前宣降肺气，止咳平喘。

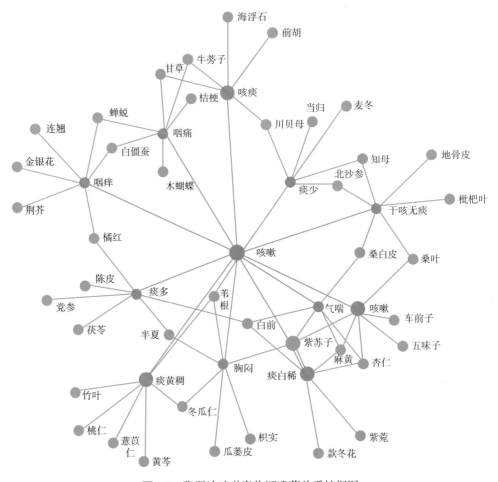

图2-3　张磊治咳嗽案临证遣药关系挖掘图

 经典医案

1.咳嗽案一

王某某，男，2岁。

初诊（2006年1月9日）：主诉：咳嗽1年余。现病史：患者咳嗽1年余，外感受凉，又加惊吓引起，咽部有痰黏难咳，黄鼻涕，右眼易流泪，夜卧后易出汗，纳可，二便可，口臭，消化差。舌苔白少兼黄，指纹淡红。治以轻清法、灵动法为主。

处方：金银花3g，连翘3g，竹叶3g，荆芥2g，牛蒡子2g，薄荷2g（后下），苇根10g，川贝母2g，黄芩3g，木蝴蝶2g，桔梗2g，车前子6g（包煎），延胡索3g，生甘草3g。10剂，水煎服，日1剂。

二诊（2006年1月20日）：咳嗽减轻，但仍咳嗽，有痰受凉加重，腹泻，大便每日3次，消化不良，食欲尚可，不流涕。

处方：桑叶3g，木蝴蝶2g，白僵蚕3g，桔梗3g，炙荆芥3g，车前子6g（包煎），川贝母2g，知母3g，炒麦芽10g，陈皮3g，生甘草2g。10剂，水煎服，日1剂。

2. 咳嗽案二

李某某，男，64岁，退休，已婚。

初诊（2008年9月10日）：主诉：干咳4月余。现病史：4月余前无明显原因出现干咳，输抗生素类药乏效，在多家医院诊治效不佳，未曾服过中药汤剂。现症见：干咳无痰，昼轻夜重，前半夜因咳倚息，咽痒，无干痛，平时有饮水习惯，不觉口干，流清涕。患病以来，纳呆食少，眠一般，大便可，小便稍黄，平素便秘。始终干咳无度，喉咙痒干，上半夜最重，口干不多饮。舌质暗红，苔白厚，脉细。本病未服中药煎剂。既往右肺癌病史；手掌红已30年（多次检查肝功能正常）。理化检查：2008年6月12日郑州大学第五附属医院胸部正位片：肺内炎性变不除外，右肺野改变，酌情进一步检查，已除外阻塞病变。中医诊断为干咳，证属肺气阴不足，肺失宣降。方以清燥救肺汤加减。

处方：北沙参30g，炒火麻仁15g，麦冬15g，炙杷叶20g，桑叶10g，炒苏子6g，当归10g，炙麻黄3g，杏仁10g，炙冬花10g，炙紫菀10g，车前子15g（包煎），延胡索12g，五味子10g，生甘草6g。10剂，水煎服，日1剂。

二诊（2008年9月19日）：服药10剂，症状明显减轻，前半夜偶有咳嗽，后半夜时咽痒，干咳无痰，能休息，仍流清涕，活动后乏力，汗出。纳食一般，大便转正常，小便稍黄。舌质红，苔薄白，脉细。

处方：上方加夏枯草10g，黄芩6g，生黄芪20g，梨皮30g为引。15剂，水煎服，日1剂。

三诊（2008年10月8日）：服上药15剂，咳嗽稍减，常先天突穴处痒而咳，自按揉该处时能稍止咳，干咳，晚间及早上咳重，下午较轻。流清涕消失，小便黄，纳可，大便可。夜间时咽干。舌质暗红，苔白厚，脉细。

处方：北沙参20g，炒火麻仁15g，杏仁10g，阿胶6g（另包烊化），麦冬30g，炙枇杷叶30g，桑白皮10g，地骨皮10g，延胡索15g，车前子15g（包煎），炒麦芽15g，诃子10g，生甘草6g。10剂，水煎服，日1剂。

四诊（2008年10月27日）：服上药15剂，现症见：夜间咳嗽停止，晨起微咳，欲求巩固治疗，走路时间长时出虚汗，纳食一般，眠可，梦多，大便不规律，稍干，1~3日一次，量不多，小便色黄。舌质暗红，苔薄黄，脉细。

处方：上方延胡索改为10g，加五味子10g，火麻仁改为30g。6剂，水煎服，日1剂。

五诊（2009年2月9日）：服上方基本不咳，但2008年12月因感冒，体温39.3℃，用药则减轻，1周后受寒，高热又起，近2个月间受寒则发热，不咳，曾输左氧氟沙星、利巴韦林10日稍好，但仍不能受凉。做胸透（铁路中心医院），怀疑肺癌，后住院做CT又诊断为肺炎，渐成阻塞性肺炎，输液后咳嗽。现症见：但咳，无痰，偶稍有痰吐不出，昼夜影响不显。自觉体弱，行走多则累，咽时痒，饮水多，时流清涕，纳眠可，大便可，小便因饮多夜起3次。舌暗红，苔白腻，脉细。

处方：苇根30g，冬瓜仁30g，生薏仁30g，桃仁10g，桔梗20g，海浮石30g（包煎），橘红10g，白前15g，川贝母10g，车前子15g（包煎），黄芩10g，白蔻10g（后下），生甘草10g。7剂，水煎服，日1剂。

3. 咳嗽案三

张某某，女，29岁，公务员，已婚。

初诊（2009年2月4日）：主诉：咳嗽半年。现病史：半年前因感冒出现咳嗽，经治而愈，但易反复。近10余日又因洗澡受凉感冒出现咳嗽，昨日至河南省人民医院治疗开始服药（阿莫西林及桉柠蒎肠溶软胶囊），稍有效。现症见：咳嗽，白昼重夜轻，顿咳，痰不多，痰深难咳，痰色黄稠，有时白泡沫状，有时咽痒，咽痒必咳，有时咽干，胸部闷压感，深呼吸较舒。纳眠及二便可，月经正常。平时手脚不温。舌质正红，苔薄白，脉沉细。2004年患肺炎，已愈。

处方：党参10g，生黄芪15g，炒白术10g，当归10g，陈皮10g，升麻6g，柴胡6g，炙冬花10g，炙紫菀10g，炙麻黄3g，炒苏子3g，炙甘草6g。6剂，水煎服，日1剂。

二诊（2009年2月27日）：服上药12剂，咳嗽好转。现症见：咳嗽、胸闷、偶有气急、胸紧，口干。纳眠可，二便正常，月经正常，白带色黄量可。舌质红，苔薄白，脉细。

处方：上方加知母10g，白前10g，桑白皮10g，地骨皮10g。10剂，水煎服，日1剂。

4. 咳嗽案四

张某某，女，51岁，退休，已婚。

初诊（2009年4月20日）：主诉：咳嗽8个月。现病史：患者8个月前出现哮喘后渐出现咳嗽，带黄脓痰，质稠，近8个月住院治疗5次，住院时好转，离不开激素气雾剂。现症见：喘，咳，黄稠痰，排痰困难。纳眠可，二便正常，停经4年，白带正常。病重从口鼻冒"火"。舌质红，苔白厚，脉沉滞，右不易扪到。既往肺结核史30余年，左肺丧失功能30年。证属痰浊（热）阻肺，治以涤浊法。

处方：苇根30g，冬瓜仁30g，生薏仁30g，桃仁10g，杏仁10g，茯苓12g，炒枳实10g，橘红10g，炒葶苈子20g（包煎），海浮石30g（先煎），桔梗15g，炙麻黄3g，炒苏子6g，黄芩10g，车前子15g（包煎），生甘草6g，大枣6个（切开）为引。10剂，水煎服，日1剂。

二诊（2009年4月29日）：服上药10剂，痰稠减轻，痰量稍减，仍喘。现症见：晨起喘，喘时头闷，胸闷，痰咳出后喘轻，痰色黄绿，质稠，量多，喘时明显痰多，背部身上起红疖，随之易作喘。夜醒2～3次，小便黄，大便不干，每日2次。舌质淡红，苔白厚，脉沉滞。

处方：生地炭30g，牡丹皮10g，槐花30g，赤芍15g，苇根30g，冬瓜仁30g，生薏仁30g（包煎），干地龙10g，炙麻黄3g，炒苏子3g，黄芩10g，桑白皮10g，地骨皮10g，生甘草6g。10剂，水煎服，日1剂。

三诊（2009年5月18日）：服上药10剂，咳嗽、喘、痰稠均好转。现症见：眠差，眠不实，多梦，痰少，偶有咳，喘，痰色黄绿，时夜间1时喘，时面部起疖。纳可，多食即便，小便正常。舌质红，苔薄白，右脉已出，略数有力。证属痰热阻肺。

处方：桑叶10g，桑白皮10g，地骨皮10g，黄芩10g，杏仁10g，葛根30g，川贝母10g，知母10g，海浮石30g（包煎），生地炭20g，槐花30g，橘红6g，白前10g，桔梗10g，生甘草6g。10剂，水煎服，日1剂。

5. 咳嗽案五

李某某，女，52岁，干部，已婚。

初诊（2017年2月8日）：主诉：咽痒、干咳无痰1月余。现病史：1个多月前外感后咳嗽，外感愈后咳嗽至今，现仍咽痒，干咳无痰，无鼻塞流涕，觉腰背酸困，无畏寒发热，口干渴饮水多，饮能解渴，食欲差，纳少，时有胃脘胀痛，按之则痛甚，眠差易醒，大便每日1次不成形，小便正常，月经后错1周，有少量块，无经前乳胀。面黄暗。舌淡，苔白，脉沉滞。中医诊断为咳嗽，证属风寒袭（束）肺化热。方以三拗汤加味。

处方：炙麻黄3g，杏仁10g，蝉蜕6g，炒白僵蚕10g，桔梗10g，天花粉10g，川贝母6g，陈皮10g，生甘草3g。8剂，日1剂，水煎服。

3. 喘证

【理论阐述】《说文解字》："喘，疾息也。从口、耑声。"喘即气喘，张口急促呼吸。喘证是以呼吸困难，甚则张口抬肩，鼻翼扇动，不能平卧等为主要临床表现的病证。喘证的症状轻重不一，轻者仅表现为呼吸困难，不能平卧；重者稍动即喘息不止，甚则张口抬肩，鼻翼扇动；严重者可发为喘脱。喘证最早见于《黄帝内经》，如《灵枢·五阅五使》云："肺病者，喘息鼻张。"《灵枢·本神》道："肺气虚……实则喘喝，胸盈仰息。"明代张景岳所著《景岳全书》云："实喘者有邪，邪气实也；虚喘者无邪，元气虚也。"把喘证归纳成虚实两大证。清代叶天士《临证指南医案》说"在肺为实，在肾为虚"，对虚实喘证及病位进行了阐述。

喘证病因有外感及内伤之分。外感为六淫外邪侵袭肺系，肺气郁闭，宣降失常所致；内伤则或因饮食不当，痰浊内蕴，或因情志失调，气机不利，或因劳欲久病，气阴亏耗等，致使肺气上逆，宣降失职而成。《素问·评热病论》云："邪之所凑，其气必虚。"张老认为素有肺疾，肺气虚弱，内有伏痰是喘证的根本。外感则因起居不慎，复感外邪，内外合邪，肺失肃降致喘，若因邪热郁肺，可用麻杏石甘汤化裁以辛凉宣泄，清热平喘；若因风邪外袭，方拟三拗汤加减以疏风宣肺，止咳平喘；若为营卫不和，寒饮内停，处以桂枝加厚朴杏子汤加减以调和营卫，温阳化饮；若肺病及肾，肾气受损，可合二至丸化裁以固护下元。内伤则因嗜烟、嗜酒等不良习惯，生痰生热，痰浊阻肺，气道堵塞，气机不畅，肺失宣肃，发为喘证，以涤浊法治之，方用经验方涤浊汤，清除肺中浊邪，使痰浊得祛，气逆得降，气喘得平。

【可视化图鉴】　通过对张老医案数据进行纳入排除筛选，得出治疗喘证相关有效医案260条，经过分析挖掘，得到临证遣药关系如图2-4所示，张老治疗喘证因邪气阻肺，气机不畅，肺失宣肃者，多见气喘、胸闷、咳嗽等症，《灵枢·经脉》云："肺手太阴……是动则病肺胀满，膨膨而喘咳……是主肺所生病者，咳上气，喘渴，烦心，胸满。"肺主气司呼吸，故肺病则气喘、胸闷、咳嗽等气机不利之症常相伴而见。气喘者，多用麻黄、紫苏子、杏仁、厚朴、葶苈子、白果、车前子、地龙等药以宣降肺气，平喘止咳，尤擅用麻黄、紫苏子，麻黄宣肺散风寒，止咳以平喘；紫苏子下气消痰、止咳平喘、宽胸润肠，两者配伍，一宣一降，一开一合，平喘效佳；且杏仁降气平喘，葶苈子下气定喘，地龙善清肺平喘，白果可敛肺定喘，车前子可化痰平喘，使肺气得宣、得降、得清、得敛。胸闷者，多用苇根、冬瓜子、薏苡仁、桃仁、瓜蒌、黄芩、枳实等药以化痰散结，宽胸利气；咳嗽者，麻黄、杏仁、荆芥、白前、枇杷叶、车前子以宣肺利气止咳。肺气虚弱，聚湿生痰，痰浊阻肺则多见痰症，随症加减治疗，如咳痰者，多以海浮石、冬瓜子、薏苡仁、半夏、木蝴蝶、白前等药以化痰止咳；痰鸣者，用葶苈子、射干、麻黄、白前、紫菀等药以祛痰息鸣；痰多者，用白芥子、莱菔子、紫苏子、半夏、陈皮、茯苓等药以祛湿化痰，降气消食；痰黄稠者，多以桑白皮、地骨皮、瓜蒌、浙贝母、知母、海浮石等药以清热化痰；痰白稀者，用麻黄、干姜、细辛、五味子、半夏、款冬花等药以温肺化饮；干咳无痰者，用桑叶、沙参、麦冬、杏仁、枇杷叶、当归等药以润肺止咳。此外，张老治疗肺部疾患，强调要把握肺的生理特性，注意肺之"清肃"特点，喘证辨治复杂，临床尤需注意药量及配伍忌宜。

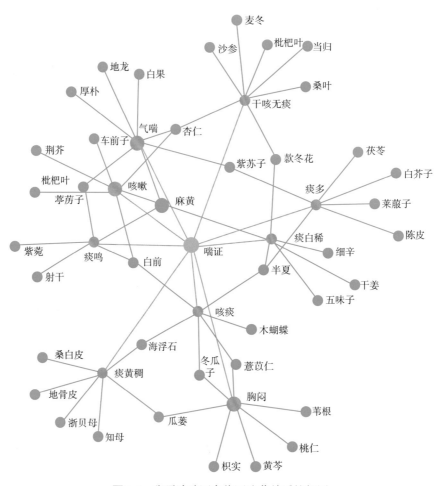

图2-4　张磊治喘证案临证遣药关系挖掘图

经典医案

1. 喘证案一

冯某，男，36岁，公务员，已婚。

初诊（2006年7月17日）： 主诉：喘闷20年，加重1周。现病史：自幼患支气管炎，进行治疗，1995年后上大学，体育运动时，发现气喘，闷气，就医于陕西中医药大学附属医院，诊为哮喘，未筛查出过敏原，予以氨茶碱、地西泮、沙丁胺醇（喷剂）等治疗，可缓解，近2年出现夏季天热时症状较明显，现喘闷，喜深吸气，无咳无痰，遇冷气及空气压力低时喘闷加重，口不干不苦，饮水量不多，不多汗，乏力，讲话时喘息，易上火，咽痛。饮食可，大便正常。舌质淡暗微红，苔薄白，脉沉有力。1994年曾患腰3横突压缩性骨折。2006年4月检查示脾大、脂肪肝。方以定喘汤加减。

处方：炙麻黄6g，白果仁10g，桑白皮30g，制半夏10g，炒苏子10g，杏仁10g，黄芩10g，瓜蒌皮10g，炙冬花10g，当归10g，桔梗10g，金银花10g，干地龙10g，生甘草6g。12剂，水煎服，日1剂。

2. 喘证案二

张某某，男，4岁。

初诊（2008年5月21日）： 主诉：咳嗽气喘3年半。现病史：患儿从半岁时咳嗽气喘，曾在河南中医药大学第一附属医院诊为毛细支气管炎，治疗后症状缓解出院。之后每遇凉感冒后咳喘，喘证发作时喉中有水鸡声，有痰不会吐。纳食不佳，喜肉食，眠时喜俯卧，二便可。舌质红略暗，苔薄黄，脉细。

处方：炙麻黄2g，杏仁3g，干地龙3g，射干3g，桑叶6g，木蝴蝶3g，桔梗3g，炒山楂6g，赤芍3g，生甘草2g，大枣2个（切开）为引。10剂，水煎服，日1剂。

二诊（2008年6月6日）： 服上方5剂，咳、喘未作，之后又患急性荨麻疹后自行停药。昨日受凉出现流清涕，呼吸粗，微喘，予以布地奈德喷剂后减轻，咳嗽有痰，量多。纳食一般，夜眠喜伏卧，时盗汗，二便正常。舌淡红，苔薄白。

处方：炙麻黄2g，杏仁3g，桔梗3g，桑叶6g，白僵蚕3g，陈皮3g，射干3g，炒山楂6g，炒麦芽6g，浮小麦15g，木蝴蝶2g，生甘草2g。10剂，水煎服，日1剂。

3. 喘证案三

张某某，男，55岁，务农，已婚。

初诊（2006年8月4日）： 主诉：气喘30余年。现病史：患者气喘30余年，服西药控制不佳，后服中药治疗有减轻，冬季怕冷重，起不来床，冬夏皆胸闷气喘，咳嗽白稀痰多，后背热，出汗，汗黏，双下肢动则郁胀不舒适，脚热，呼吸气自觉凉甚，戴口罩也觉凉，时心慌，手脚指颜色不红活，发暗。纳可，二便可。舌质淡，苔白厚腻，脉弦滑。西医诊断为慢性支气管炎。

处方：制半夏10g，陈皮10g，茯苓12g，炒苏子10g，炒莱菔子10g，炒白芥子10g，干姜10g，细辛3g，五味子10g，炙麻黄6g，白前10g，黄芩10g，桂枝10g，炙甘草6g。25剂，水煎服，日1剂。

二诊（2006年8月29日）：服上药效可，下肢郁减轻，喘轻，痰少。现症见：仍气喘粗，下肢稍郁，胸闷，咳嗽痰不多，后背热，手脚心热，怕冷，后背汗出，时心慌。纳时好时差，大便可。舌质淡，苔白厚腻，脉弦滑数。

处方：制半夏10g，橘红10g，茯苓10g，炒苏子6g，炒莱菔子10g，炒白芥子6g，猪牙皂6g，炙麻黄3g，桂枝10g，厚朴10g，杏仁10g，白芍10g，黄芩10g，炙甘草6g，生姜3片，大枣4个（切开）为引。20剂，水煎服，日1剂。

三诊（2006年9月19日）：服上药效佳，后背手足心热大减，咳痰消失，咳嗽亦缓，停药后则胸闷气短，呼吸之气凉感亦减轻，纳可，大便正常。舌质淡红，苔白厚，脉略数。若停药2日而觉发闷。鉴于上方已服20剂，现值秋季今加入清肺养肺之药。

处方：上方加桑叶10g，天冬10g，知母10g，瓜蒌皮10g。20剂，水煎服，日1剂。

4. 喘证案四

殷某某，男，35岁，教师，已婚。

初诊（2008年7月9日）：主诉：时气喘、呼吸困难5年。现病史：5年前因感冒治疗不彻底，后出现冬天易气喘呼吸困难，曾至医院诊为支气管哮喘，服中药治疗，有效。现症见：气候变化时，剧烈运动后，紧张及饮酒后易出现呼吸困难，冬夏均易发。冬天夜间需倚息而眠。发作时，呼气时喉有哨音。纳眠可，二便正常。舌质红略暗，苔薄白，脉沉滞。

处方：炙麻黄6g，杏仁12g，炙甘草6g，桂枝10g，厚朴10g，生白芍10g，炒芥子3g，当归10g，黄芩10g，生姜3片，大枣4个（切开为引）。10剂，水煎服，日1剂。

5. 喘证案五

刘某某，女，68岁，退休，已婚。

初诊（2016年5月16日）：主诉：喘1年余。现病史：1年多前感冒后，咳嗽，喘，服药未彻底治愈，以后有感冒即喘，反复发作，曾于河南省人民医院住院确诊为支气管哮喘，中西药治疗效差。现症见：动则气喘，张口呼吸，喉中痰鸣，不吐痰，全身无力，胸不闷，口不渴。血压血糖血脂都高，正服药，控制可。大便不干，每日1次。舌质红暗紫，舌下脉暗，苔薄白偏黄，脉沉滞。

处方：白果10g，麻黄3g，款冬花10g，清半夏10g，桑白皮15g，炒苏子10g，杏仁10g，黄芩10g，射干10g，白前10g，生甘草3g，桃仁10g，大黄2g，瓜蒌皮10g。15剂，日1剂，水煎服。

4. 哮病

【理论阐述】 哮病，亦称哮证，多在冬季加重。因哮必兼喘，故后世又称哮喘。是指因脏腑失调，宿痰伏肺，复因外邪侵袭、饮食不当、情志刺激、体虚过劳等诱因而触发，致痰阻气逆，气道挛急，以喉中哮鸣有声，呼吸困难，甚则喘息不能平卧为主症的顽固发作性肺系疾病。元代朱丹溪《丹溪心法》则首将哮喘作为独立病名成篇论述。明代虞抟《医学正传》对哮与喘进行了明确区分，指出了以声响和气息作为鉴别特点，其言："喘促喉间如水鸡声者谓之哮，气促而连续不能以息者谓之喘。"

　　《丹溪心法·哮喘》曰："哮喘必用薄滋味，专主于痰。"可见痰为哮病的主要致病因素。张老临床治疗哮病，若寒痰伏肺所发之寒哮，则多施以温化之法，方以射干麻黄汤加减，温肺散寒，化痰利气；若热痰蕴肺之热哮，则以清化法，方以定喘汤加减，清热宣肺，化痰降逆；若浊邪阻肺，郁而化热，热灼肺气，肺失清肃，宣降失常而发哮喘者，张老据《素问·汤液醪醴论》"去宛陈莝……疏涤五脏"之旨，确立"涤浊法"，自拟涤浊汤加味治之，肺中浊邪得清，气机得利，哮喘自除。若营卫不和，肺气不利所致之哮，则用桂枝加厚朴杏仁汤为主加减治疗，以桂枝汤调和营卫，加厚朴、杏仁降逆利气；若兼寒饮停聚，则合苓甘五味姜辛汤温肺化饮，若兼肺热壅盛，则合泻白散以清泻肺热；若肺气不利为甚，则合苏子降气汤以宣肺降气。哮喘见常年反复发作、缠绵不愈者，则以正虚为主，若肺气亏虚，张老则用生脉散合玉屏风散加减；脾气亏虚，则宜六君子汤加减；若肾气亏虚，肾不纳气而致哮者，则用都气丸加减治之。

　　【可视化图鉴】　通过对张老医案数据进行纳入排除筛选，得出治疗哮病相关有效医案69条，经过分析挖掘，得到临证遣药关系如图2-5所示。李用粹《证治汇补·哮病》道："哮即痰喘之久而常发者，因内有壅塞之气，外有非时之感，膈有胶固之痰，三者相合，闭拒气道，搏击有声，发为哮病。"伏痰引触，痰随气升，气因痰阻，相互搏结，壅塞气道，

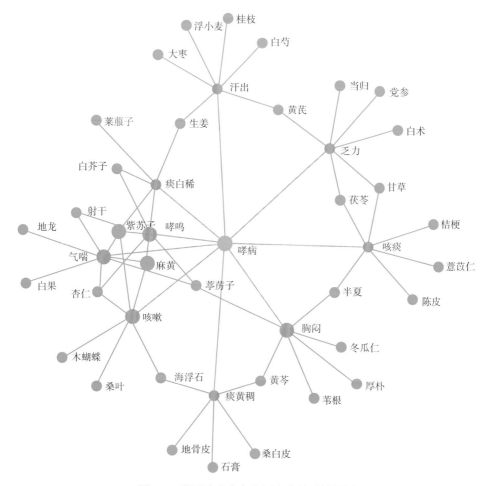

图2-5　张磊治哮病案临证遣药关系挖掘图

则见喉中哮鸣、气喘、胸闷、咳嗽、咳痰等症。哮鸣者，以射干、麻黄、紫苏子、葶苈子、白芥子、杏仁等药宣降肺气，豁痰息鸣；气喘者，张老多用麻黄、杏仁、紫苏子、射干、地龙、白果、葶苈子宣肺化痰，降气定喘；胸闷者，以黄芩、厚朴、半夏、冬瓜仁、苇根、葶苈子涤浊化痰，行气宽胸；咳嗽者，用麻黄、杏仁、紫苏子、桑叶、木蝴蝶、海浮石化痰止咳；咳痰者，选陈皮、半夏、茯苓、桔梗、甘草、薏苡仁等药健脾祛湿，化痰止咳，培土以生金，杜绝其生痰之源。痰白稀者，多为寒痰之症，选用麻黄、生姜、紫苏子、莱菔子、白芥子等药温肺化痰；痰黄稠者，此为热痰之症，多用黄芩、石膏、地骨皮、桑白皮、海浮石清热化痰。哮喘日久，耗伤气血，则见乏力、汗出等症，乏力者，常用黄芪、党参、白术、茯苓、当归、甘草补气养血；汗出者，以桂枝、白芍、生姜、大枣、黄芪、浮小麦等药调和营卫，益气止汗。张老在临床治疗各种咳喘病症时，常加小剂量炙麻黄、炒紫苏子，既可宣降肺气，又能防量大过散之弊，若合敛肺纳气之品，则纳中有宣，降中有升，静中有动，气机通畅，诸症自除。

 经典医案

1. 哮病案一

张某某，男，8岁5个月，学生。

初诊（2008年7月23日）：主诉：发作性哮喘6年。现病史：患儿2岁时因感冒咳嗽出现气喘，西医诊为哮喘，予布地奈德喷剂，每日均用，持续2年半，在此期间未发作哮喘，但经常咽痛，每月有23日均需服中西药，后停用布地奈德半年，又出现哮喘，用布地奈德喷剂至今，喘未作，仍常咽痛，常服中西药。近1周发热（39.0℃），咽痛，未喘，输液（抗生素）4日，又口服抗生素2日，现热已退，近服我院中药汤剂。纳食佳。舌苔厚，舌苔厚时易咽痛，冬重夏轻，脉细缓。理化检查：2008年7月15日白细胞计数$11.42×10^9$/L，淋巴细胞百分比16.7%↓（正常值：20%～40%）；2008年7月21日白细胞计数$6.1×10^9$/L，淋巴细胞百分比49.3%↑。

处方：炙麻黄3g，杏仁6g，白果6g，炒苏子3g，黄芩6g，木蝴蝶3g，干地龙6g，生甘草3g。10剂，水煎服，日1剂。

2. 哮病案二

张某某，女，25岁，研究生（扬州大学），未婚。

初诊（2009年7月17日）：主诉：哮喘时轻时重10多年，加重2年。现病史：患者有家族性过敏体质史，自幼易过敏，表现为耳痒、鼻痒、喷嚏连作、流清涕，时身起风疹，曾在幼时服中药效不显，现服地塞米松片、赛庚啶片，喘时服氨茶碱，喘时轻则胸闷气紧，重则有哮鸣声，上不来气感。哮喘冬春严重。纳眠可，二便可，易水土不服，约1周内大便均稀，每日2～3次。月经正常，但每来月经时过敏症状易加重。舌淡红，苔薄白，脉细。中医诊断为哮病。

处方：炙麻黄3g，白果10g，炙冬花10g，清半夏10g，桑白皮10g，炒苏子3g，杏仁6g，当归6g，黄芩10g，生山药15g，炙甘草6g。15剂，水煎服，日1剂。

二诊（2009年8月12日）：服前方15剂，胸闷气喘症状消失。白天闻及异味时鼻、耳、上腭发痒，夜间常出现打喷嚏连连，头痛，流清涕。晨起时鼻塞、流清涕。纳眠可，二便调。舌质淡红偏暗，苔薄白腻，舌底脉络迂曲，舌尖有齿痕，脉细。证属上焦风热。

处方：金银花15g，连翘10g，竹叶10g，牛蒡子10g，薄荷10g（后下），荆芥10g，蝉蜕6g，杏仁10g，桑叶10g，炒苍耳子10g，谷精草30g，酒黄芩10g，生甘草6g。15剂，水煎服，日1剂。

三诊（2010年2月3日）：服上方2个月，病情平稳，未用西药也未喘咳、胸闷，仅有轻微鼻痒，打喷嚏不多，不流涕，遂停药，停药后过敏性鼻炎发作2次（打喷嚏、流鼻涕、流眼泪），到冬天天冷时易感冒，发热（38～38.3℃），鼻流脓涕，无咳喘，经输液治疗后好转。现症见：鼻音明显，月经将至，遇冷热交替环境则流清涕，打喷嚏，偏怕冷。纳眠可，二便调。舌质正红，苔薄白，边有齿痕，舌底无迂曲，脉细。

处方：桔梗10g，麦冬15g，北沙参15g，桑白皮10g，地骨皮10g，牛蒡子10g，木蝴蝶6g，杏仁10g，芦根30g，炒苏子3g，生甘草6g。10剂，水煎服，日1剂。

3. 哮病案三

翟某某，女，50岁，退休，已婚。

初诊（2009年10月12日）：主诉：哮喘2年余，加重20余日。现病史：患者自述2006年9月行子宫肌瘤切除术后出现咳嗽，渐发展至哮喘。现症见：咳嗽，哮喘，间歇性发作（每3～5日或1个月发作1次），发作时，先咳嗽，续则吐白色痰，后吐出黄痰，有哮鸣音，口渴，饮水多，1日可饮一暖瓶水，汗多（白天、晚上均多），身乏力，腰酸，恶风，见风则感冒，哮喘，平素易外感，纳少，纳呆，眠差，不易入睡，睡后易醒，二便可。舌淡，苔白腻，脉细。曾在当地多次服西药及输液治疗，效不显，也曾服中药20余剂，效不显。既往血压偏高，血糖不高。

处方：桂枝10g，生白芍10g，厚朴12g，杏仁15g，党参10g，生石膏30g，知母15g，炙麻黄3g，炒苏子3g，射干10g，炙甘草6g，浮小麦30g，生龙牡各30g（先煎），炒葶苈子10g（包煎），桑叶10g，生姜3片，大枣4个（切开）为引。15剂，日1剂，两煎两服。

二诊（2010年8月2日）：服上方几十剂后，哮喘未再发作。现症见：多汗，右半侧身体较重（自额头至下肢），不定时出现，时烘热汗出，恶寒怕冷，双脚冷痛，冬夏均有，冬季较重。眠差，入睡困难，每晚2时之前难以入睡，劳累易醒，眠浅。二便调，小便偏黄。2006年已行子宫全切术。遇冷咳嗽、胸闷，像哮喘发作前，咽干，口苦，咽部如有异物，喜热饮，劳累心烦躁。舌淡紫胖大，苔薄黄，脉细。理化检查：2009年8月当地县医院彩超示三尖瓣关闭不全，2010年7月查甘油三酯偏高。

处方：桂枝10g，生白芍10g，厚朴12g，党参12g，麦冬30g，五味子10g，生石膏30g，知母15g，桑白皮10g，地骨皮10g，瓜蒌皮10g，牛蒡子10g，炒苏子3g，小麦30g，杏仁10g，炙甘草6g，大枣4个（切开）为引。15剂，水煎服，日1剂。

4. 哮病案四

丁某某，女，68岁，退休，已婚。

初诊（2010年3月1日）：主诉：哮喘反复发作20余年，加重1月余。现病史：患者哮喘反复发作20余年，加重1月余，其间在其他医院治疗，病情时轻时重。现症见：患者无明显原因出现干咳无痰，遇寒加重，纳可，二便可。舌红，苔黄腻，脉数。据述血糖低，既往6年前因食管癌做食管手术，1个月前心电图检查示冠心病表现。证属心肺肾气不足，气失摄纳。

处方：党参10g，五味子10g，麦冬15g，干地龙10g，炙麻黄3g，射干10g，炒苏子3g，当归10g，白果10g，山萸肉10g，炙甘草6g。10剂，日1剂，水煎服。

二诊（2010年3月15日）：服上方10剂，诸症减轻。现仍干咳无痰，患者述食药后便秘，2～3日1次，时心慌，身上无力，稍食后好转，咽喉部憋闷感（食硬物后），吐出则舒，眠可，小便正常。舌红，苔中黄腻，脉细略数。

处方：上方加杏仁10g，炒火麻仁30g，赤芍12g，桑叶10g。10剂，日1剂，水煎服。

5. 哮病案五

张某某，女，51岁，职工，已婚。

初诊（2016年12月19日）：主诉：哮喘50余年，加重1周。现病史：诉从小便患有哮喘，近期加重。现症见：咳嗽，咯吐大量黄白黏痰，喘气，乏力，胸闷，劳累后喘气加重。口苦严重。纳眠可，二便调。舌质红，苔薄白兼黄，脉沉滞。

处方：①炙麻黄6g，杏仁10g，生石膏30g，黄芩10g，生甘草6g，射干10g。5剂，日1剂，水煎服。②桂枝10g，生白芍10g，厚朴12g，杏仁10g，炙麻黄3g，炒苏子3g，黄芩10g，炙甘草6g，射干10g，生姜2片，大枣3个（切开）为引。6剂，日1剂，水煎服。

二诊（2017年8月9日）：先服第①方，咳嗽，气喘，胸闷减轻明显，症轻，又服第①方5剂，症轻，又继服第②方10余剂，效佳，停用西药喷雾剂1个月。感冒后又反复，胸闷，气喘，间断输液治疗。现症见：易感冒，1周前又出现感冒，头晕，乏力，浑身酸痛，咽痛，咽干痒，咳嗽，吐绿痰，质黏，易吐，量少。时有胸闷，喘气，喉间有哮鸣音，晨起明显。纳可，眠可，大便每日1次，成形，小便正常。出汗量大，心中难受。舌质暗红，苔薄白腻，脉沉滞。

处方：炙麻黄6g，杏仁10g，生石膏30g，射干10g，苇茎30g，冬瓜子30g，生薏仁30g，桃仁10g，炒苏子6g，生甘草6g。20剂，日1剂，水煎服。

5. 鼻渊

【理论阐述】《管子·度地》曰："水出地而不流，命曰渊水。"鼻渊，又有"脑漏""脑砂""脑崩""脑渊"之称，即指鼻流浊涕，量多不止为主要症状的疾病。其名首见于《黄帝内经》，《素问·气厥论》曰："胆移热于脑，则辛頞鼻渊。鼻渊者，浊涕不下止也。"后世医家在《黄帝内经》的理论基础上又有发挥，提出了肺热、湿热、风火、肾虚等因素对于鼻渊发病的重要影响，如《景岳全书·卷二十七》："鼻渊证……此证多因酒醴肥甘，或久用热物，或火由寒郁，以致湿热上熏，津汁溶溢而下。"《秘传证治要诀及类方·卷十》："有不因伤冷而涕多，涕或黄或白，或时带血，如脑髓状，此由肾虚所生。"

《素问·风论》言："风者，百病之长也。"风为阳邪，易袭阳位；火性炎上，易犯头面，张老认为头面之疾多实少虚，多热少寒，故鼻渊之病多由风热、肝胆郁火上犯鼻窍所致，并根据"邪在上者，轻而宣之"及"治上焦如羽，非轻不举""火郁发之"的原则，立轻清之法，创谷青汤，以用轻灵之剂疏风散热，清肝泄胆，疏利鼻窍，效如桴鼓。此外，对于反复发作、迁延日久的慢性鼻渊，症见鼻塞、流清涕、喷嚏，兼见头晕者，提出清补兼施的原则，在谷青汤的基础上，加党参、黄芪、白术、当归、防风等药益气固表，并以少量升麻、柴胡加强上行药力，取补中益气汤之义。

　　【可视化图鉴】　通过对张老医案数据进行纳入排除筛选，得出治疗鼻渊相关有效医案56条，经过分析挖掘，得到临证遣药关系如图2-6所示。《医醇賸义·脑漏》言："鼻为肺窍，司呼吸以通阳，贼风侵入，随吸入之气上彻于脑，以致鼻窍不通，时流清涕，此风伤之脑漏也。阳邪外烁，肝火内燔，鼻窍半通，时流黄水，此火伤之脑漏也……致病不同，施治各异，宜随证辨之。"邪气壅肺，机窍不利，津液失调，则见鼻塞、流涕、喷嚏等症，鼻塞者，多用苍耳子、辛夷、白芷、谷精草、桑叶、青葙子等药疏风清热，宣肺通窍，苍耳子散最善治鼻渊，为张老治疗鼻渊常用时方，苍耳子、辛夷花、白芷三味即为苍耳子散之主药，功能芳香祛湿、疏风止痛、通利鼻窍；流涕者，多为邪热袭肺犯鼻，蒸灼鼻膜，炼津铄液为涕，多以谷精草、青葙子、夏枯草、白芷、连翘、防风辛散风邪，

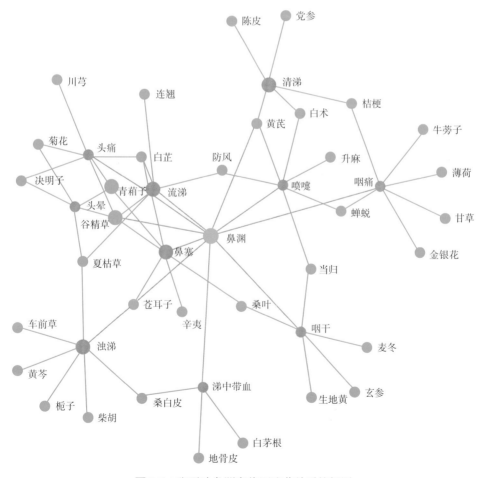

图2-6　张磊治鼻渊案临证遣药关系挖掘图

清热止涕；见涕之色质可辨虚实，浊涕者多为热伤肺窍，药以黄芩、柴胡、栀子、车前草、桑白皮、夏枯草等药清宣肺热，清泄湿热；清涕者，多为风为虚，药用陈皮、黄芪、白术、党参、桔梗等药健脾化痰，益气固表；涕中带血者，多为肺热壅窍，热迫血行，随涕而出，多用白茅根、地骨皮、桑白皮清泄肺热，凉血止血；风伤鼻痒则嚏，多用防风、黄芪、白术、蝉蜕、当归、升麻以疏风利窍，益气止嚏。风热、肝火或痰热上壅清窍，则亦多见头痛、头晕、咽喉干痛等症，头痛者，以谷精草、青葙子、川芎、菊花、白芷、决明子、蔓荆子等疏风散热，清肝止痛；头晕者，以谷精草、青葙子、菊花、蔓荆子、决明子、夏枯草疏散风热，清肝泻火；咽干者，以玄参、桑叶、当归、生地黄、麦冬等养阴润肺；咽痛者，多用桔梗、甘草、金银花、蝉蜕、薄荷、牛蒡子等药疏散风热、利咽消肿。张老治鼻渊，集轻、清、宣、散、通、利之法为一体，每多良效。

经典医案

1. 鼻渊案一

黄某某，女，30岁，学生，未婚。

初诊（2006年2月22日）：主诉：鼻炎半年。现病史：半年前无明显诱因出现晨起流清涕，鼻塞，服维C银翘片、氯雷他定等药，觉维C银翘片有效。现症见：晨起流清涕，打喷嚏，鼻塞，有时耳内有闷感，上颌干，夜晚咽干，纳眠可，二便调。舌质红，苔白微黄，脉细。

处方：谷精草30g，青葙子15g，决明子10g，蝉蜕6g，薄荷10g（后下），菊花10g（后下），酒黄芩10g，蔓荆子10g，桑叶10g，玄参15g，生甘草6g，白芷6g。10剂，水煎服，日1剂。

二诊（2006年3月13日）：服药后鼻塞症状减轻，现不欲饮食，口干欲饮水，看见肉类和鸡蛋恶心，不能食咸味重的食物，腹胀，时心慌胸闷，眠差，月经经期长，经前乳房胀痛，月经夹瘀块，色黑，二便润。舌质淡红，苔薄稍黄，脉细。

处方：照上方加制香附12g，炒麦芽15g，炒山楂15g，竹叶10g。10剂，水煎服，日1剂。

三诊（2006年4月7日）：服上药后鼻炎症状总体减轻，但仍间断鼻塞流涕，夜间入睡难，饮食尚可，厌油症状不明显，大便正常，小便正常，月经多后推1周余，末次经量较大，时有畏寒、惧热症状，无明显头晕头痛。舌质淡红，苔薄白，脉细滞。本次治鼻渊，下次治痛经。

处方：谷精草30g，青葙子15g，决明子10g，蝉蜕6g，薄荷10g（后下），菊花10g（后下），酒黄芩10g，蔓荆子10g，炒苍耳子10g，柴胡10g，生甘草6g，竹叶10g，麦冬10g。10剂，水煎服，日1剂。

2. 鼻渊案二

齐某某，男，37岁。

初诊（2008年9月1日）：主诉：流鼻涕、打喷嚏5年余。现病史：5年多前感冒出现流鼻涕、打喷嚏等，治后遗留流清涕、打喷嚏，吹冷风、嗅异味时明显，曾服西药、中成药不效，2007年7月在北京协和医院做准分子治疗后症状仍未改善。现遇冷、异味时流清涕，打喷嚏，鼻痒。纳食可，二便正常。口腔易出现溃疡，每年春秋季多发作。舌淡红，苔薄白，脉细。中医诊断为鼻渊。西医诊断为过敏性鼻炎。

处方：谷精草30g，青葙子15g，蝉蜕6g，薄荷10g（后下），菊花10g（后下），酒黄芩10g，蔓荆子10g，生黄芪20g，防风10g，玄参30g，生甘草6g。10剂，水煎服，日1剂。

二诊（2008年9月19日）：服上方20剂，服药时胃微痛、流清涕、打喷嚏、鼻痒均稍减，口疮未出。纳眠可，二便正常。舌淡红，苔薄黄，脉细。

处方：上方去玄参加炒麦芽15g，砂仁3g（后下）。10剂，水煎服，日1剂。

3. 鼻渊案三

李某某，女，34岁，驾校工作人员，已婚。

初诊（2009年4月1日）：主诉：流清涕、头痛10余年，反复发作。现病史：患者10余年前即易喷嚏、流清涕，头痛，每月无安时，几乎每日均作，见风即流涕、喷嚏，晨起明显。现已嗅觉差，纳差，眠亦影响，鼻塞、鼻干时好时差，入眠稍安睡。平时易头晕，时眩晕感，欲摔感（自服补血药能缓解）。时心慌，胸前痛偶发。自觉消化不好，但易饥，时不欲食，时纳多，腹鸣，大便2～3日1次，不干。月经提前五六日，量较前少，初来时腹痛，时腰痛。有白带，稍黄，量不多。既往血压低，90/60mmHg以下。舌淡暗。舌薄黄，脉缓。中医诊断为鼻渊。

处方：党参10g，生黄芪20g，炒白术6g，当归10g，陈皮10g，升麻6g，柴胡6g，谷精草30g，青葙子15g，酒黄芩10g，蔓荆子10g，辛夷6g，炙甘草6g，生姜3片，大枣4个（切开）为引。15剂，水煎服，日1剂。

4. 鼻渊案四

李某某，男，28岁，从事工程类工作，已婚。

初诊（2010年4月30日）：主诉：间断鼻塞、流涕10年，咽痛反复发生4年，复发1周。现病史：10年来，每于春秋两季鼻塞，流涕，或清或浊，常有鼻音，严重时侧头痛，头蒙，近4年也是在春秋季多发生咽肿痛（扁桃体炎）。近1周劳累后出现咽红肿，干咳，颜面瘀肿，口干欲饮，口中无味。纳眠可，二便调，小便常黄。不怕冷，出汗正常，因工作忙常熬夜。口唇红。舌质淡红，苔薄白，舌底无迂曲，脉细。中医诊断为鼻渊，证属风热。

处方：谷精草30g，青葙子15g，决明子20g，薄荷10g（后下），菊花10g（后下），酒黄芩10g，蔓荆子10g，连翘12g，车前草30g，玄参30g，生甘草10g。10剂，水煎服，日1剂。

二诊（2011年1月19日）：服上方15剂，效可，加之天热时症状不明显，未继服药。现症见：鼻塞，流白稠涕，严重时流脓涕，晨起时喉部不适，咽部发成。有胃溃疡病史，一直在本处调理，现饥饿时胃痛。纳可，眠可，二便调。易上火。舌质红，苔薄白，舌底脉络迂曲，脉细。

处方：①白及10g，蚤休10g，炒枳实10g，煅瓦楞子20g，浙贝母6g，延胡索10g，石斛15g，生黄芪10g，生甘草3g，决明子15g。10剂，水煎服，日1剂。②谷精草30g，青葙子15g，决明子20g，蝉蜕6g，薄荷6g（后下），菊花10g（后下），酒黄芩10g，蔓荆子10g，延胡索10g，玄参15g，牛蒡子10g，生甘草6g。10剂，水煎服，日1剂。

5. 鼻渊案五

冯某某，男，20岁，学生，未婚。

初诊（2017年1月18日）：主诉：流清涕7年余。现病史：鼻炎7年余，间断西医治疗，效差，现流清涕严重，遇寒加重。睡眠差时右侧太阳穴处疼痛，咽喉不适，自觉有痰，不可吐出。纳可，眠可，大便每日1次，时有带血，肛门无疼痛。舌红，苔白偏腻，脉沉滞。中医诊断为鼻渊。

处方：谷精草30g，青葙子15g，决明子6g，蝉蜕6g，薄荷10g（后下），菊花10g（后下），酒黄芩10g，蔓荆子10g，槐花30g，川芎10g，白芷6g，生甘草6g。15剂，日1剂，水煎服。

二诊（2017年2月17日）：服上方3剂后痰增多，服完10剂后效果极好，症状减轻，再服5剂后痰又增多，欲再服。

处方：上方加黄芪30g，代煎。

三诊（2017年7月19日）：服2017年2月17日方10剂，效可，流清涕减轻，痰减少，未再服药。现症见：夏季不易流鼻涕，冬春秋季易感冒，流清涕。额头、右侧眉中、眉间、右内眦、下眼睑、右侧鼻旁、右侧颈部成片白斑，无瘙痒，时有头部两侧疼痛。纳可，眠可。大便2～3日1次，干结，小便正常。舌尖红，舌质淡，苔腻淡黄，脉沉细滞。

处方：清半夏10g，陈皮10g，茯苓10g，冬瓜子30g，生薏仁30g，炒神曲10g，炒麦芽15g，炒山楂15g，决明子20g，槐角30g，生甘草3g。10剂，日1剂，水煎服。

（二）心系疾病

1. 心悸

【理论阐述】《说文解字》言："悸，心动也。"心悸即指自觉心中悸动，惊惕不安，甚则不能自主的病证，常伴胸闷、气短、头晕、失眠等症。轻者为惊悸，重者为怔忡。心悸的病名，首以"心动悸""心下悸""心中悸"及"惊悸"等形式载于张仲景所著的《金匮要略·惊悸吐衄下血胸满瘀血病脉证治》和《伤寒论·辨太阳病脉证并治》中，仲景认为心悸病因有发汗过多、水饮内停或受惊虚劳等，并提出了辛甘化阳、温阳化饮、滋阴和阳等定悸之法，并以炙甘草汤、真武汤等作为治疗心悸的常用方剂。

临床辨证，疾病是千变万化的，往往虚实夹杂、真假相混，故张老辨治心悸强调要明辨虚实。虚证心悸多指因脏腑气血阴阳亏虚，心神失养所致，若因胸中大气陷落而见心悸者，治以《医学衷中参西录》升陷汤加减，升举下陷之大气；《丹溪心法·惊悸怔忡》言："人之所主者心，心之所养者血，心血一虚，神气不守，此惊悸之所肇端也。"心血不足而悸者，以归脾汤加减治疗，健脾养心，益气补血，敛心安神；心阴亏虚，心火内动扰神而悸者，则以天王补心丹加减，滋阴养血，宁心安神；若心阳不振，鼓动无力，则以经方桂枝甘草龙骨牡蛎汤加减，温补心阳，安神定悸；若气阴两虚，心神失主之悸者，则以自拟经验方安心汤加减，此方由生脉散、酸枣仁汤及甘麦大枣汤加山茱萸化裁而成，功能益心气，滋心阴，养肝血，安心神，固正气，张老用此每多获效。实证心悸则多为气滞、血瘀、痰浊、火郁、水饮扰动心神。若肝气郁滞，肝郁化火，上扰心神，张老则以丹栀逍遥散加减清肝泻火以安心神；若为心火亢盛致悸，则以清宫汤加减，清心安神；若痰火扰心，则用黄连温胆汤加减理气化痰，清胆宁心；王清任在《医林改错·血府逐瘀汤所治症目》中言"心跳心慌，用归脾、安神等方不效，用此方百发百中"，若为心脉瘀阻，张老则用血府逐瘀汤加减治疗，活血化瘀，理气通络，收效甚彰；若为水饮凌心，则以真武汤温阳利水，宁心安神。

【可视化图鉴】 通过对张老医案数据进行纳入排除筛选，得出治疗心悸相关有效医案331条，经过分析挖掘，得到临证遣药关系如图2-7所示。心悸者，或为正虚，或为邪扰，多以生甘草、麦冬、小麦、茯苓、党参、丹参等药，益气养阴，清心涤浊，活血定悸，张老治心悸，强调谨遵"心血宜养，心血宜活"的原则，在辨证论治的基础上不忘酌加养心活血之品，而丹参素有"一味丹参，功同四物"美誉，既能凉血活血，又可养心安神，为张老治悸常用之药。心不宁，则眠差，多用酸枣仁、生地黄、茯神、远志、知母、玄参等药以滋阴养血，宁心安神。《素问·灵兰秘典论》云："心者，君主之官，神明出焉。"

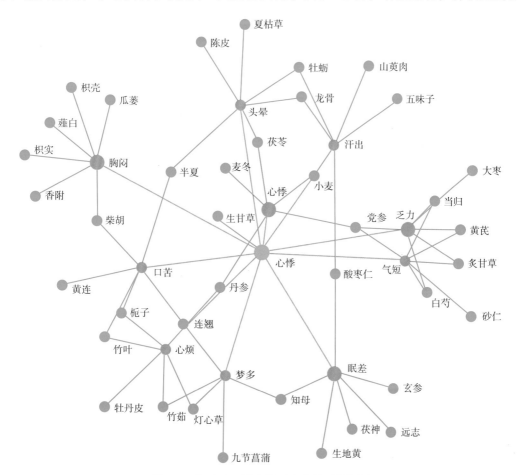

图2-7 张磊治心悸案临证遣药关系挖掘图

心肝火旺，心神被扰，则见心烦，以丹参、竹叶、栀子、牡丹皮、灯心草、竹茹等药清泻心肝之火，心肝火去，神明自安，心烦自除。心神被扰，则梦多，灯心草、连翘、知母、竹茹、九节菖蒲等药可清心化痰安神，心火得除，一夜无梦。汗为心液，心神不安，迫液而出而见汗多，《黄帝内经》云"心苦缓，急食酸以收之"，汗为心液，山茱萸、酸枣仁、五味子三药，其味酸敛，功善止汗，又可宁心；龙骨、牡蛎以潜镇心神，收敛止汗，小麦则能补气养心健脾止汗。胸为胆经所布，肝主疏泄而调情志，肝胆火旺，痰热壅滞胸中气机，则见胸闷，柴胡、枳实、瓜蒌、枳壳、薤白、香附等药可清肝泄胆，豁痰宽胸。气阴两虚，心血不足，不能鼓动血液运行，则多见气短、乏力等症。气短者，党参、炙甘草、当归、白芍、黄芪益气养血，砂仁可入肾纳气。乏力者，党参、炙甘草、当归、白芍、大枣、黄芪等药可健脾益气，养血倍力。"诸风掉眩，皆属于肝""无痰不作眩"，头晕者，多为痰热上扰或肝阳上亢，故以陈皮、半夏、茯苓健脾化痰，夏枯草、牡蛎、龙骨平肝潜阳。口苦者，肝郁化火，心火上炎之兆，故多以栀子、黄连、柴胡、半夏、连翘、竹叶清心热，泻肝火。

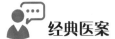

经典医案

1. 心悸案一

马某某，女，26岁，医生，已婚。

初诊（2010年1月11日）：主诉：心悸、气短、乏力2年，盗汗半个月，畏寒2个月。现病史：患者阵发性心悸怔忡，胸部闷塞，短气，全身困倦乏力2年，前胸盗汗多，近2个月畏寒怕冷，心慌气短，时纳呆，二便可。月经可，量少，白带适中。曾检心电图、三碘甲腺原氨酸（T_3）、甲状腺素（T_4）等，均正常。舌质淡胖，苔薄白，脉较软。自生产后上症加重，曾在河南省人民医院中医用黄芪、当归之类药有效。证属大气虚陷。

处方：党参15g，生黄芪30g，知母15g，桔梗6g，升麻6g，柴胡6g，山萸肉10g，浮小麦30g，桑叶10g，炙甘草6g。10剂，日1剂，水煎服。

二诊（2010年2月1日）：服上药20剂，效显。现仍觉提劲后心慌胸闷，盗汗、畏寒症状已消失，手脚仍凉。纳差，无食欲，食后有时胀满，眠差半个月，入睡困难，多梦，月经期量可，痛经，色暗。舌质淡胖，苔白，脉沉弱。自述小孩2岁不听话生气，又与丈夫常生气。

处方：柴胡10g，陈皮10g，川芎6g，生白芍10g，炒枳壳10g，制香附10g，炒麦芽15g，炒山楂15g，炒神曲10g，生甘草3g。10剂，水煎服，日1剂。

2. 心悸案二

罗某某，女，54岁，农民，已婚。

初诊（2006年6月21日）：主诉：心悸、心慌半年。现病史：患者心悸、心慌半年，心悸心慌在上午7时半至9时发作，下午即轻。心烦躁易急，口苦，胃弱不能食生冷、不易消化食物，食则胃脘、小腹痛，血压下降，头晕，大便不成形，不畅。食生冷则腹痛腹泻，泻后痛稍缓但仍痛。舌质暗淡有齿痕，苔薄白，脉略数。已停经3年，脘胁胀，有时回家又生气，近8年每食犬肉、鸡肉则血压小降，吃羊肉则可。曾查心电图多次，未见异常。证属肝郁化火，气逆于经。

处方：柴胡10g，白芍10g，当归10g，炒白术6g，薄荷3g（后下），茯苓10g，制香附10g，牡丹皮10g，栀子10g，竹叶10g，生地黄10g，生甘草6g，生姜3片。10剂，水煎服，日1剂。

二诊（2006年7月10日）：服上药心悸心慌有好转，口苦、心烦也有好转。现症见：心烦躁，心悸怔忡，右胸胁痛，从小腹至胃脘憋胀，自觉气不通，大便不成形，每日1次，胃脘不适，纳可，晨起口苦。舌质淡红，有齿痕，苔薄白腻，脉沉滞。

处方：柴胡10g，白芍10g，炒枳实10g，丹参10g，檀香3g（后下），砂仁3g（后下），木香10g，制香附10g，黄芩10g。12剂，水煎服，日1剂。

3. 心悸案三

杨某某，女，39岁，职员，已婚。

初诊（2010年4月7日）：主诉：心慌气短5年，加重半年。现病史：患者自5年前无明显诱因出现心慌气短，心电图示无明显异常，天闷热、生气时易诱发，每年发作5～6次，1小时后可自行缓解，近半年来每日发作，发作时心慌心悸、气短乏力，心烦躁，平素怕冷，在河南省人民医院服心泰安、心脑舒治疗乏效，未予其他治疗。纳可，嗜睡，大便干，每日1次，小便可。月经先后不定期，时错7～8日，色暗，量可，白带量多，质时稠时稀，色黄，有异味。舌质正红，苔薄白，脉略数。现有3孩，流产1次，平素易上火。既往鼻炎、颈椎病。从事服务工作，经常晚12时下班。

处方：太子参15g，麦冬20g，五味子10g，生地黄10g，竹叶10g，车前草30g，炒枣仁30g，玄参15g，小麦30g，生甘草6g。15剂，水煎服，日1剂。

二诊（2010年7月21日）：服上方15剂，效佳，心慌气短已基本消失，偶天闷时稍觉不适。有鼻炎病史10余年，受凉后鼻塞，流清涕，打喷嚏，易感冒，颈项僵硬不适（颈椎病史6年）。月经先后不定期，错7～8日，量多，色暗，经期全身酸困。面色暗。纳可，眠少，二便可，偶大便干。易上火。舌质暗红，苔黄厚，舌底脉络迁紫，脉细。

处方：太子参15g，麦冬20g，五味子10g，山萸肉10g，小麦30g，葛根20g，炒枣仁20g，竹叶10g，栀子6g，女贞子10g，旱莲草15g，生甘草6g。20剂，日1剂，水煎服。

4. 心悸案四

郑某某，女，34岁，护士，未婚。

初诊（2016年12月7日）：主诉：心悸9年余。现病史：诉9年余前因考试劳累，受响声惊吓，便出现心悸、心慌，偶见胸闷，曾全面检查心脏，无异常改变。现症见：劳累、惊吓刺激后便出现心慌、心悸，偶胸闷。纳可，眠一般，梦多，小便正常，大便每日1次，便秘腹泻交替。月经先期3～7日，量少，色正常，经前乳房胀轻痛。舌质红，苔薄白，脉细弦数。中医诊断为心悸，证属气阴不足。治以养心安神。

处方：党参12g，麦冬15g，五味子10g，炒枣仁15g，茯苓10g，茯神10g，小麦30g，山萸肉10g，生龙齿15g，朱砂0.3g（另包吞服，分2次服），生甘草3g。6剂，水煎服，日1剂。

二诊（2016年12月19日）：诉上方9剂，效可。现症见：因感冒引起心胸部憋闷感，其他症状好转，仍易受惊吓。纳可，眠一般，梦多，易早醒，小便可，大便每日2次，不干不稀。舌质红，苔薄白，脉细弱。另诉心脏不舒服时情绪急躁。

处方：党参12g，生黄芪15g，茯苓10g，茯神10g，当归10g，川芎3g，柏子仁10g，远志10g，五味子10g，琥珀2g（另包吞服），小麦30g，麦冬15g，炙甘草6g，生姜3片，大枣3个（切开）为引。10剂，日1剂，水煎服。

三诊（2017年1月16日）：代诉：服上方10剂，效佳。现症见：心胸部不适症状减轻，仍有时感到紧张，劳累、烦闷时，仍会产生心慌，近期易上火。纳可，眠差，多梦，易早醒，小便正常，大便每日1次，偏干。舌质红，苔薄白。

处方：当归10g，生地黄15g，麦冬20g，天冬10g，炒枣仁15g，远志10g，党参10g，玄参30g，丹参15g，竹叶10g，竹心3g，生甘草6g。10剂，日1剂，水煎服。

5. 心悸案五

张某某，女，66岁，工人，已婚。

初诊（2006年6月9日）：主诉：阵发性心悸7年余。现病史：时发心悸，出虚汗，四肢无力，咽喉如火燎，胸不闷，打嗝，纳可，眠差，梦多，平时怕热不怕冷，手足心热。舌质暗，苔黄腻，脉细弱。辅助检查：①左室壁节段性运动异常；②左心室舒张功能降低。证属心血瘀阻。

处方：当归10g，生地黄10g，桃仁10g，红花6g，赤芍15g，柴胡6g，川芎6g，炒枳壳6g，桔梗6g，怀牛膝10g，小麦30g，生龙牡各30g（先煎），生甘草6g。12剂，水煎服，日1剂。

2. 胸痹

【理论阐述】 胸痹，是以胸部闷痛，甚则胸痛彻背，喘息不得卧为特征的心系疾病，轻者仅感胸部憋闷疼痛，呼吸不畅，疼痛可缓解；重者则见心痛彻背，背痛彻心，疼痛持续不止。张仲景在《金匮要略》中设专篇讨论本病，《金匮要略·胸痹心痛短气病脉证治》谓"胸痹之病，喘息咳唾，胸背痛，短气，寸口脉沉而迟，关上小紧数""胸痹不得卧，心痛彻背"等，并在《黄帝内经》"心病宜食薤"的基础上，确立了通阳泄浊治法，制定了栝蒌薤白白酒汤等系列方剂，一直沿用至今。

胸痹辨治分虚实两端，《金匮要略·胸痹心痛短气病脉证治》云："夫脉当取太过不及，阳微阴弦，即胸痹而痛。"将胸痹病机归纳为"阳微阴弦"，"阳微"即本虚，为心之气血阴阳亏虚，"阴弦"即标实，即邪气壅遏胸中，郁阻心脉。张老治疗胸痹，遵仲景胸痹之论，认为胸痹阴盛之因在于寒凝、气滞、痰浊、蓄血四者，寒邪凝滞者，则以枳实薤白桂枝汤合乌头赤石脂丸辛温散寒，宣通心阳；气滞心胸者，以柴胡疏肝散或逍遥散疏肝理气，活血通络；痰浊闭阻者，则宜涤浊之法，自拟涤浊汤治之，荡涤浊邪，痰热壅塞者，以黄连温胆汤合瓜蒌薤白半夏汤加减，清热涤痰，宣通脉络；王清任在《医林改错·血府逐瘀汤所治症目》曰："有忽然胸疼，前方皆不应，用此方一付，疼立止。"心血瘀阻者，张老则参王清任之思，以血府逐瘀汤活血化瘀，通脉止痛，若心脉瘀阻兼有阴虚者，张老则自拟经验方丹百汤治疗，该方由丹参饮合百合汤化裁而成，丹参饮有辛香温通、理气活血之功，百合汤具养阴理气、活血止痛之效，两者相合，活血不留瘀，理气不温燥。阳微之因则在于心之气血阴阳不足，久之及肾。心气阴两虚，心神失养者，生脉饮合酸枣仁汤化裁，益气养阴，活血通脉；大气虚衰，斡旋无权者，以升陷汤加减，升举大气；心阳虚损者，用桂枝甘草龙骨牡蛎汤加减，振奋心阳；心病日久，损及于肾，真阳不足，水气凌心者，施以真武汤化裁，温阳化饮；阳损及阴，阴阳两虚用生脉饮加附子化裁。综上，张老治疗胸痹，总以燮理阴阳，扶正祛邪，理气活血，豁痰涤浊，益气养血，滋阴温阳为法。

　　【可视化图鉴】　通过对张老医案数据进行纳入排除筛选，得出治疗胸痹相关有效医案469条，关系挖掘如图2-8所示。邪踞心胸，胸阳痹阻，则致心胸闷痛，胸闷者，瓜蒌豁痰开结，薤白辛温通阳，半夏涤痰化浊，枳实、枳壳下气破结，丹参活血通心脉；胸痛者，以丹参、瓜蒌、檀香、郁金、降香、乌药豁痰利气，化瘀止痛；瘀塞胸中，气机痹阻而致心痛彻背者，丹参、檀香、降香、川芎、香附、牡丹皮活血理气止痛。心之气血不足为胸痹发病之本，气血虚衰，鼓动无力，固摄无权，则见气短、乏力、汗出等症。气短者，以炙甘草、党参、麦冬、五味子、牛膝、砂仁等药益气养阴，纳气敛阴；乏力者，炙甘草、党参补气，麦冬、五味子、山萸肉养阴，血为气之母，当归长于补血，血充则气足；汗出者，山萸肉、五味子、酸枣仁、小麦、白芍补气养血，滋阴敛汗。心之气阴不足，心火痰扰，心神不安，则见心悸心烦，心悸者，百合、连翘清心养阴，茯苓、茯神化

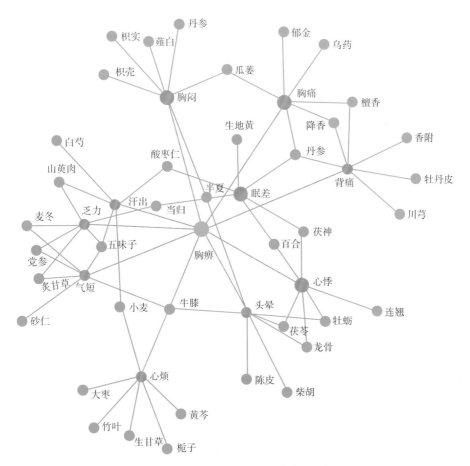

图2-8　张磊治胸痹案临证遣药关系挖掘图

痰宁心，龙骨、牡蛎镇潜安神；心烦者，牛膝、生甘草、小麦、大枣、栀子、黄芩、竹叶养阴益气，清心除烦；胸痹不通，心神不安致眠差者，取丹参、百合、酸枣仁、茯神、生地黄、当归等药以活血通经，养阴安神；头晕者，多为痰火上扰所致，茯苓、半夏、陈皮健脾化痰，柴胡清热，牛膝引痰火下行；陈修园曰："痰水也，随火而上升，龙骨能引上逆之火、泛滥之水下归其宅，若与牡蛎同用，为治痰之神品。"龙骨、牡蛎配伍，既能潜镇，又可化痰，诸药相合，痰火得祛，眩晕自除。

 经典医案

1. 胸痹案一

李某某，男，72岁，退休，已婚。

初诊（2008年10月6日）：主诉：心前区闷痛10余年，近2年加重。现病史：10余年前不明原因出现心前区闷痛，病情较轻，未予重视，近2年加重，随后在郑州大学第一附属医院心脏放支架4个，效不佳，近2年在医院住院4次，效不佳。现症见：心前区闷痛，动则加重，活动后减轻，两下肢水肿，晚间明显，心慌。纳食一般。眠一般，大便干结，3日1次，小便正常。既往血糖、血压稍偏高。去年周身出疹块，痒甚，现稍缓解。舌质淡暗，有瘀斑，苔中后部黄厚腻，前部无，裂纹多，脉细滞。河南省人民医院CT示：肺间质性病变，以肺间质纤维化为主，冠脉钙化（2008年9月11日）。郑州大学第一附属医院彩超：全心扩大，二尖瓣、三尖瓣少量反流，主动脉瓣钙化（考虑老年退行性变）并少量反流，左室舒张功能降低，左心收缩功能稍降低。中医诊断为胸痹。方以丹白汤合益心汤加减。

处方：全瓜蒌30g，薤白10g，郁金10g，丹参30g，檀香3g（后下），砂仁3g（后下），百合30g，乌药10g，降香6g，决明子30g，党参15g，麦冬20g，五味子10g，山萸肉10g。12剂，水煎服，日1剂。

二诊（2008年11月28日）：服上药28剂，心前区闷痛及两下肢水肿减轻，心慌减轻，大便转正常，纳食少，右手如用力则右胁痛（自述有肝硬化），周身瘙痒，口苦。眠可，小便正常。舌质淡暗，有瘀斑，苔中后部黄厚腻，前部无，裂纹多，脉细滞。

处方：全瓜蒌30g，薤白10g，郁金10g，丹参30g，檀香3g（后下），砂仁3g（后下），党参15g，麦冬20g，五味子10g，山萸肉10g，冬瓜仁30g，生薏仁30g，决明子30g，百合30g，乌药10g，生甘草3g。15剂，水煎服，日1剂。

2. 胸痹案二

李某某，女，51岁，农民，已婚。

初诊（2006年3月8日）：主诉：左胸痛7年。现病史：患者心慌10余年，左胸痛7年，胸闷气短，生气或劳累后均会加重，头痛头晕与胸闷同时出现，四肢困沉无力发软，胸痛发作时不能睁眼，无力说话，意识清醒，怕冷甚，四肢凉，口苦，心烦，夜半上半身汗出如洗，胸闷憋醒。纳一般，二便可，月经正常。舌质淡红，有齿痕，苔薄白润，脉沉弱。既往胃溃疡、高血压，曾查心电图示下壁缺血。中医诊断为胸痹心痛。

处方：党参12g，麦冬30g，五味子10g，山萸肉10g，炒枣仁20g，茯神10g，小麦

30g，丹参30g，檀香3g（后下），砂仁3g（后下），郁金10g，降香6g，全瓜蒌15g，薤白10g。10剂，水煎服，日1剂。

二诊（2006年3月27日）：服上药期间胸闷痛明显好转，诸症明显好转，停药后稍有反复，但较以前病情轻，现症见：左胸痛闷，心慌怔忡，左下肢痛酸沉麻，头顶痛，目昏，迎风流泪，怕冷，纳可，大便不成形，每日1次。舌质红淡，苔薄白黄稍干，脉沉弱。

处方：党参15g，麦冬30g，五味子10g，山萸肉10g，炒枣仁20g，茯神10g，远志6g，菖蒲3g，丹参30g，檀香3g（后下），砂仁3g（后下），小麦30g，郁金6g，降香6g。20剂，水煎服，日1剂。

三诊（2006年5月15日）：服药后胸闷痛好转，停药1周又感稍有复发，现易感冒，左胸闷，时心前区疼痛，心慌，胃痛，口苦，口干，纳可，乏力，眠可，二便调，有时双下肢酸痛，心情烦躁，眼干，流泪。舌质淡暗有瘀点，苔薄稍黄，脉细涩。

处方：党参15g，麦冬30g，五味子10g，山萸肉10g，炒枣仁20g，茯神10g，远志6g，菖蒲6g，丹参30g，檀香3g（后下），砂仁3g（后下），小麦30g，白及10g，蚤休10g，炒乌贼骨10g，降香6g。20剂，水煎服，日1剂。

3. 胸痹案三

薛某某，男，56岁，农民，已婚。

初诊（2008年5月2日）：主诉：饭后胸骨后闷痛9个月。现病史：9个月前因心情不畅、劳累出现饭后胸骨后闷痛，痞满，至河南省直第三人民医院查胃镜：①十二指肠炎；②慢性萎缩性胃炎；③慢性食管炎。服奥美拉唑、莫沙必利、阿莫西林症状减轻，并在河南中医药大学第一附属医院口服中药，以柴胡疏肝散为主加减有效。现症见：饭后胸骨后闷痛，痞满，无泛酸，烧心，纳眠一般，二便调。平素饮酒多，每周1～2次，每次1斤余，吸烟，近2～3年已戒。2006年11月至2007年10月有间断性上消化道出血。2007年因膀胱良性增生行手术治疗。舌质淡暗，苔厚微黄，脉沉滞。中医诊断为胸痹。

处方：全瓜蒌30g，薤白10g，柴胡10g，炒枳实10g，生白芍10g，郁金10g，牡丹皮10g，栀子10g（炒黑），桑叶10g，竹叶10g，白茅根30g，大黄3g。6剂，水煎服，日1剂。

二诊（2008年5月7日）：服上药6剂，胸骨后闷痛明显减轻，自觉病久，体重下降5kg，身乏力，有时言语无力，情绪低落，饮水少时小便微黄，纳眠可，二便调。舌质淡红，苔薄黄，脉细。

处方：上方加生麦芽15g，陈皮10g，瓜蒌改为15g。10剂，水煎服，日1剂。

4. 胸痹案四

韩某某，女，52岁，农民，已婚。

初诊（2006年5月8日）：主诉：左侧胸痛彻背3个月。现病史：发现乙肝2年，心情不畅时左侧胸前疼痛，心情好转时减轻，纳可，夜寐可，二便正常，不厌油，口干不苦，不多饮。舌淡红，苔薄白腻，边有齿痕，脉沉弦。理化检查：乙肝DNA定量$7.26×10^6$拷贝/毫升，脾大，肝实质弥漫性损伤；谷丙转氨酶62U/L，谷草转氨酶82.3U/L，球蛋白40g/L，谷氨酰转移酶141U/L，余正常，白细胞计数$2.2×10^9$/L，红细胞计数$4.25×10^{12}$/L，血红蛋白134g/L，中性粒细胞低。小便黄，胸片正常，心电图正常，肝囊肿。已停经3

年，曾经住院西医说只能生存5年。治以涤浊。

处方：白茅根30g，冬瓜仁30g，生薏仁30g，桃仁10g，茵陈30g，牡丹皮10g，大黄6g（后下），白蔻6g（后下），败酱草30g，郁金15g，醋延胡索15g，生麦芽15g，车前草15g，生甘草6g。25剂，水煎服，日1剂。

二诊（2006年6月7日）：药后1周，胸痛消失，1周前再发，左侧胁下胸前窜痛，无烧心，服"胃药"后好转。现食凉量多则胃脘不适，嘈杂，食欲可，寐佳，无口苦乏力，大便调。舌质暗淡，苔微腻稍黄，脉沉有力。

处方：白茅根30g，冬瓜仁30g，生薏仁30g，桃仁10g，败酱草30g，郁金15g，醋延胡索15g，丹参30g，檀香3g（后下），砂仁3g（后下），牡丹皮10g，川芎10g，炒苍术12g，生麦芽15g，制香附10g。15剂，水煎服，日1剂。

三诊（2006年6月21日）：患者近来自觉胸部闷隐痛不舒适如食蒜感，时胸背相引而痛，纳可，二便调，小便黄。舌质淡暗，苔白腻，脉沉滞。

处方：白茅根30g，冬瓜仁30g，生薏仁30g，桃仁10g，败酱草30g，牡丹皮10g，赤芍10g，郁金15g，醋延胡索15g，车前草30g，栀子10g，生甘草6g，生麦芽20g。6剂，水煎服，日1剂。

5. 胸痹案五

邱某某，男，73岁，退休，已婚。

初诊（2009年10月16日）：主诉：冠心病7年余。现病史：患者七八年前发现冠心病，无特殊不适，每年均2次入院调整，今年7月突发房颤、心衰，郑州市中心医院住院40日缓解。现症见：时胸闷，深吸气可缓解，纳少，食多胸闷，食欲亦差，行走无力，上楼困难（可扶手上三楼），眠差，可入睡，但胸闷可致醒（每夜3～4次），易躁，发脾气，二便可（每周服利尿剂三四次），时突发头晕，口苦。舌淡红，苔薄黄中部腻，脉弦细。既往结肠癌术7年，陈旧性脑梗死7年，乙肝小三阳，青光眼。理化检查：心电图：房颤，左室肥大，ST-T改变。B超：肝左叶囊肿，胆囊壁毛糙，前列腺肥大。中医诊断为胸痹。西医诊断为心衰。

处方：全瓜蒌30g，薤白10g，杏仁10g，茯苓15g，陈皮10g，炒枳壳10g，党参15g，麦冬10g，五味子10g，山萸肉10g，炒枣仁30g，丹参30g，生甘草3g。10剂，日1剂，两煎两服。

二诊（2009年12月11日）：服上药30剂，胸闷减轻，仍纳差，眠差，行走无力，夜间服安眠药可睡2～3小时，头晕减轻，心情急躁好转，口苦不欲饮。服药后大便每日2次，小便不利。舌淡红，苔中间白腻，脉涩不整。

处方：党参15g，麦冬15g，五味子10g，山萸肉10g，制附子10g（先煎），茯苓30g，丹参20g，泽泻12g，炒枣仁15g，小麦30g。10剂，水煎服，日1剂。

3. 不寐

【理论阐述】《增韵》言："寐者，昧也，目闭神藏。"不寐即指因心神不藏，神不守舍所致，以经常不能获得正常睡眠为主症的一类病证，轻者入睡困难，或寐后易醒，或醒后不能再寐；重者彻夜不寐。明代秦景明在《症因脉治·不得卧论》中论治不寐分外感及内伤两端，并详述外感之表热、里热、半表半里热、气分热、血分热、余热、虚烦各证及内伤之肝火、胆热、肺壅、胃不和、心血虚、心气虚各证的辨证论治。

《景岳全书·不寐》中论："不寐证虽病由不一，然惟知邪正二字则尽之矣……一由邪气之扰，一由营气之不足耳。"不寐病因虽多，张磊治其亦不离虚实两端。实证不寐，若肝郁化火，肝火扰心者，以丹栀逍遥散加减，疏肝泻热，宁心安神；痰热内扰者，宜黄连温胆汤化裁，清化痰热，和中安神；心火亢盛者，以清宫汤合导赤散化裁，清心安神，导热自小便出；"顽疾多瘀血"，心血瘀阻致长期顽固不寐者，用血府逐瘀汤加减，活血化瘀安神。因虚不寐，心脾两虚者，宜归脾汤加减，补益心脾，养血安神；心肝血虚者，以四物汤合酸枣仁汤化裁，补血活血，清火养神；阴虚阳浮，痰火内伏者，则以经验方眠安汤加减，滋阴清热，化痰安神；肾阳虚衰者，宜右归丸加减，温补命门之火。不寐虽有虚实之分，有邪无邪之别，张老治其总以补虚泻实，燮理阴阳以安神宁心为大法。

【可视化图鉴】　通过对张老医案数据进行纳入排除筛选，得出治疗不寐相关有效医案819条，经过分析挖掘，得到临证遣药关系如图2-9所示。张老治疗不寐，强调辨证施治，不滥用酸枣仁、柏子仁等治疗失眠之品，正虚邪实，心神不安，神不守舍，则致眠差，

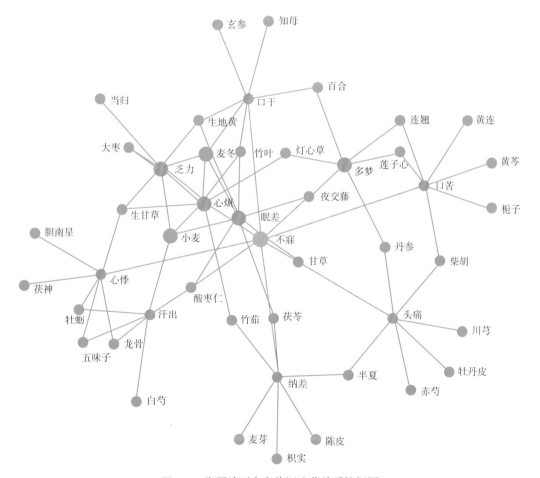

图2-9　张磊治不寐案临证遣药关系挖掘图

以甘草补脾养心，小麦、麦冬、酸枣仁补心阴，除烦安神，茯苓健脾化痰宁心，竹叶清心火，夜交藤交通心肾，共奏安眠之效。心火上扰，则多梦，用百合、夜交藤、连翘、莲子心、丹参、灯心草之属以清火宁心；心阴不足，心火亢盛则致心烦、汗出，心烦者宜甘草、大枣养心脾，灯心草、竹叶清心火，麦冬、小麦益心阴；汗出者，小麦、龙骨、牡蛎、酸枣仁、五味子、白芍之属可养阴敛汗；心神不安而悸者，甘草、五味子益气敛阴，龙骨、牡蛎镇潜安神，胆南星、茯神清热化痰，共奏安神定悸之功；心气阴不足而乏力者，甘草、大枣益心气，当归、白芍补心血，生地黄、麦冬养心阴；心肝火旺，痰热上犯，则致口干苦而头痛，口苦者，以黄连、黄芩、栀子、连翘、莲子心、柴胡之属清泻心肝之火，口干者，用竹叶、麦冬、玄参、知母、生地黄、百合等药清火养阴生津，头痛者，宜半夏、柴胡、川芎、牡丹皮、赤芍、丹参清热养阴活血；痰热上扰则眠不安，犯胃则纳不佳，以麦芽、陈皮、半夏、枳实、竹茹、茯苓等清化痰热，健胃消食。《灵枢·大惑论》曰："神劳则魂魄散，志意乱。"《素问·八正神明论》曰："血气者，人之神，不可不谨养。"张老临证用药治疗不寐之余，亦强调患者不可过劳，保养精神，调气养血。

经典医案

1. 不寐案一

刘某某，女，35岁，公务员，已婚。

初诊（2016年12月9日）：主诉：失眠1年余。现病史：2015年4月底生二胎，2014年9月之前的9月开始失眠，最多能睡4～5小时，2015年10月失眠再次加重，一直持续到2016年9月，睡眠一直不佳，每天能睡2～5小时，因哺乳期未服药，2015年9月断奶之后服甜梦口服液，睡眠略改善，至今入睡难，易醒，醒后不再入睡，烦，纳可，大便2～3日1次，便秘，近4～5日1次，月经正常，小便正常。舌质暗，苔少，脉细。中医诊断为不寐，方以眠安汤加味。

处方：生地黄10g，生百合30g，炒枣仁15g，茯苓10g，茯神10g，麦冬15g，小麦30g，竹叶10g，竹心3g，清半夏10g，生甘草6g。10剂，水煎服，日1剂。

二诊（2016年12月21日）：服上方10剂，效可。入睡已不困难，仍易醒，醒后难以入睡，但症状较前减轻一半，已无心烦，纳可，大便成形，前干后软，2～3日一行，小便清黄。舌质暗红，苔薄黄，舌下脉络微瘀，脉细。

处方：上方麦冬改为30g，加夏枯草10g，小米一撮（包煎），引。10剂，日1剂，水煎服。

2. 不寐案二

于某某，女，73岁，退休人员，已婚。

初诊（2010年1月4日）：主诉：失眠伴心悸、心烦3年余。现病史：经常头痛，头顶及两侧为甚，服用抗抑郁药物诱发青光眼，失眠，每夜睡3小时，多梦，易惊醒。纳食可，口干，口苦，胸胁闷微痛，大便每日一行，便形正常，全身不舒，颈椎、腰椎等部位明显痛，感眼无力，不能正视，精神好，神志清。舌质淡红，脉细。既往患抑郁症、青光眼。证属心火亢盛。

处方：连翘12g，莲子心3g，麦冬30g，竹叶10g，玄参15g，黄连3g，肉桂1g，夏枯草30g，小麦30g，炒枣仁30g，茯苓10g，生甘草3g。15剂，日1剂，水煎服。

二诊（2010年5月10日）：服上方25剂，效果明显，失眠基本消失，心悸、心烦偶有出现，头痛时有，口苦偶有，口干症状消失，胸胁闷痛减轻。现症见：肩背痛，双下肢膝关节疼痛，遇寒加重，眼部感觉黏糊，双眼干涩，偶有刺痛。纳可，大便正常，小便频。舌淡，苔稍厚，脉沉滞有力。

处方：夏枯草30g，连翘10g，菊花10g（后下），石斛15g，牡丹皮10g，赤芍12g，制香附6g，栀子10g，生甘草6g，小麦30g，生地黄10g，生百合30g。15剂，水煎服，日1剂。

3. 不寐案三

禹某某，男，34岁，工人，已婚。

初诊（2006年5月10日）：主诉：失眠头晕、腰痛腰酸10年。现病史：患者失眠头晕，能睡5小时（已5年），平时腰痛，腿酸困乏力，时有耳鸣，口苦咽干，纳可，有时心烦心慌，纳可，大便干，小便稍黄。舌质淡红，苔白厚，脉略数。证属肝胆疏泄功能失常。

处方：柴胡10g，生白芍10g，当归10g，茯苓10g，制香附10g，牡丹皮10g，栀子10g，荷叶10g，薄荷3g（后下），生甘草6g，生姜2片为引。15剂，水煎服，日1剂。

二诊（2006年6月12日）：停药10余日，服上药效佳，能睡6～7小时，较前好转。现症见：腰痛，腿酸困乏力，时右耳鸣，晨起轻微头晕，晨起口干，口苦，心不烦，心慌，纳可，大便正常，小便稍黄。舌质淡红，苔白厚腻，脉偏细。此丹栀逍遥散服后失眠转好，是辨证论治的结果。睡眠质量较好，尚须巩固，腰痛（劳累后加重）亦当治之。

处方：上方去荷叶，加川牛膝10g，桑寄生20g，山萸肉10g，菊花10g（后下），竹叶10g，延胡索10g。15剂，水煎服，日1剂。

三诊（2006年8月4日）：服上药自觉效佳，现症见：仍有腰痛，眼干涩，视昏，头蒙，耳鸣，全身困乏无力，纳可，二便可，梦多。舌质淡，苔白滑，脉左偏细，右有力。

处方：独活3g，桑寄生15g，秦艽3g，防风3g，细辛3g，当归10g，川芎3g，白芍10g，熟地黄10g，桂枝10g，茯苓10g，炒杜仲10g，怀牛膝10g，狗脊15g，炙甘草6g，炒枣仁20g。15剂，水煎服，日1剂。

4. 不寐案四

雷某某，女，46岁，教师，已婚。

初诊（2010年1月11日）：主诉：失眠16年余，易外感6年，加重半年。现病史：患者睡眠差，时轻时重，已16年余。易外感6年，加重半年。入睡难，甚则彻夜不眠，失眠时基本不烦躁。咽干痒，咳痰少量，饮水多喜热饮。月经可，白带适中，消化差，纳差，大便易稀溏，面色姜黄。舌质淡暗，苔薄白，脉细。据述本病发生前母亲突然去世，受刺激太大。

处方：炒枣仁30g，茯神10g，茯苓10g，知母6g，川芎3g，小麦30g，麦冬10g，生百合30g，生甘草6g，大枣4个（切开）为引。10剂，日1剂，水煎服。

二诊（2010年4月16日）：服上药40剂，觉效可，眠改善，每夜能睡6～7小时。但仍易感冒，脱发，偶盗汗，大便无便意，须揉按后方有便意，小便可，月经正常，仍多饮水，面色肤色黄。纳可。舌红略暗，苔薄白，脉细滞。平素喜食瓜子，流泪多。

处方：上方麦冬增至20g，加决明子15g，菊花10g（后下），桑叶10g。10剂，水煎服，日1剂。

5. 不寐案五

何某某，女，55岁，干部，已婚。

初诊（2009年11月4日）：主诉：失眠5年余，9月始耳鸣。现病史：平素易牙龈出血，失眠，梦多，易醒，眠最好时3小时左右，耳鸣，头昏蒙，不清醒，听力下降，胃酸，不能食生冷，纳可，二便正常，耳聋后查出血压偏高，现服罗布麻片，口苦，口干黏，平素怕热，受热易头痛。9月22日河南省人民医院查：突发性耳聋、血脂偏高。舌质红，苔薄前无，脉弦细。

处方：清半夏10g，陈皮10g，茯苓10g，炒枳实10g，竹茹30g，黄连3g，牡丹皮10g，生石膏30g，夏枯草10g，生甘草6g。10剂，日1剂，两煎两服。

二诊（2009年11月20日）：服上药10剂，眠好转，梦少许多，"上火"症状减轻许多。现症见：耳鸣甚，听力下降，头晕偶有，胃酸，晨起口苦，咳嗽，咯黄痰，纳可，二便可，血压高，169/91mmHg。血脂偏高。舌暗红，苔根部略黄，前部少苔，脉沉弦。素食甜食。证属阴虚火旺阳亢。

处方：谷精草30g，青葙子15g，决明子10g，蝉蜕6g，薄荷10g（后下），菊花10g（后下），酒芡实10g，蔓荆子10g，生龙牡各30g（先煎），槐花30g，牡丹皮10g，清半夏10g，茯苓10g，炒神曲10g，生甘草3g。10剂，水煎服，日1剂。

4. 多寐

【理论阐述】 多寐，亦称"嗜睡""多眠""多卧""嗜眠"等，以不分昼夜，时时欲睡，呼之即醒，醒后复睡为特征。李东垣在《脾胃论·肺之脾胃虚论》中指出："脾胃之虚，怠惰嗜卧。"认为脾胃亏虚可致多寐；朱丹溪在《丹溪心法·中湿》中言："脾胃受湿，沉困无力，怠惰好卧。"指出脾胃受湿是多寐的致病因素。多寐在发生发展过程中，各种病理机制易相互影响，如脾虚失运，津液停聚则成痰浊，痰浊、瘀血日久不去，又可耗气伤血，损伤阳气，导致脾气虚弱，心阳不足。

《临证指南医案·凡例》言："医道在乎识证、立法、用方，此为三大关键……然三者之中，识证尤为紧要。"故张老强调临证时在参考教材之余，须谨守病机，灵活辨证。多寐多属本虚标实。张老临床治疗多寐，若属湿气困脾，脾气失伸者，用二陈汤合平胃散加减，燥湿健脾，脾阳得伸，则神自清爽；若阳气内郁，不能外达者，以小柴胡汤化裁，运转枢机，畅通上下，神自清明；若瘀血阻滞，神机失灵者，用通窍活血汤加减活血通窍；若为大气下陷，清阳不升者，宜《医学衷中参西录》升陷汤加减升举大气；脾气虚弱者，以四君子汤加减健脾益气；若脾阳不振者，则以附子理中丸化裁，益气温阳。

【可视化图鉴】 通过对张老医案数据进行纳入排除筛选，得出治疗多寐相关有效医案124条，经过分析挖掘，得到临证遣药关系如图2-10所示。《素问·生气通天论》曰："阳气者，精则养神，柔则养筋。"若痰浊困阻，阳气不展，而致嗜睡者，以半夏、陈皮、苍术、豆蔻、石菖蒲、厚朴之属健脾燥湿，涤痰开窍，痰浊得祛，精神健旺；脾虚湿困，清阳不展，则致困倦神疲，困倦者，多以茯苓、半夏、苍术、石菖蒲、荷叶、薄荷燥湿化痰，芳香开窍；乏力者，多为脾气亏虚所致，以甘草、党参、茯苓、白术、黄芪之属健脾益气，血为气母，当归最善补血，血充则气足；神疲者，以甘草、党参、生地黄、白术、升麻、川芎健脾祛湿，益气升提；营卫不和而见汗出者，宜白芍、当归、黄芪、大枣、桂枝、山萸肉之属调和营卫，益气敛阴；阴阳失和，昼则阳气不出而嗜睡，夜则阳不入阴而眠差，故以白芍、知母、川芎、连翘、竹叶、茯苓调和阴阳，除烦安神；阳气内郁，失于伸展，则见怕冷，用柴胡、黄芩、半夏、枳实、通草、香附等药疏肝解郁，理气通阳；痰瘀壅阻，清阳不升，而致头昏沉者，以柴胡、川芎上行头目，荷叶升清降浊，桃仁、红花活血化瘀，薄荷条达气机。

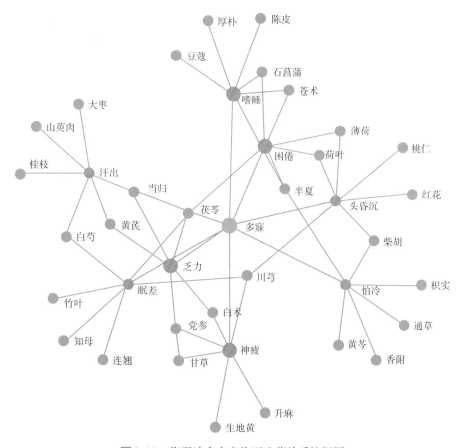

图2-10　张磊治多寐案临证遣药关系挖掘图

 经典医案

1. 多寐案一

王某某，男，53岁，干部，已婚。

初诊（2006年6月11日）：主诉：易疲劳、思睡5年。现病史：5年来因工作压力大，时觉疲劳思睡，睡眠佳，精力不足，记忆力稍下降，反应较前稍慢，纳可，晨起坚持锻炼，二便正常，有自汗，盗汗（冬天），动则汗出，听力下降，视力减退，口干，多饮，每晨大便3次。舌淡红，有裂纹，苔薄白，脉沉细。甘油三酯增高。糖尿病史8年，血糖控制时好时坏。证属脾虚气弱，津不足。

处方：党参15g，炒白术10g，生山药30g，茯苓10g，黄连6g，葛根15g，生黄芪30g，知母10g，五味子10g，鸡内金10g，天花粉10g，生甘草6g。6剂，水煎服，日1剂。

2. 多寐案二

张某某，男，18岁，学生，未婚。

初诊（2006年8月7日）：主诉：白天嗜睡1年。现病史：1年来不明原因嗜睡，晚上入睡难，睡晚，白天困倦，上午10时至下午4时，均欲睡，没精神，纳可，大便3～4日1次，小便可，口中和。舌淡红，苔薄白，脉沉滞。

处方：柴胡10g，黄芩10g，制半夏10g，炒枳实10g，白芍10g，大黄10g（后下），石菖蒲10g，薄荷6g（后下）。10剂，水煎服，日1剂。

3. 多寐案三

杨某某，男，67岁，退休，已婚。

初诊（2009年2月27日）：主诉：嗜睡10年。现病史：患者10年前患高血压、脑梗死后出现嗜睡，整天均有睡意，现服北京降压0号、阿司匹林、珍菊降压片、六味地黄丸等治疗。现症见：嗜睡，纳可，睡眠可，大便干结，2～3日1次，小便正常。面色红。舌质红，苔薄白，脉沉有怠象。既往高血压史10年，脑梗死史10余年。证属血府瘀滞，腑气失通，心神失宣。

处方：当归15g，生地黄30g，桃仁12g，红花10g，赤芍15g，柴胡6g，川芎6g，桔梗6g，枳壳6g，怀牛膝15g，节菖蒲10g，荷叶15g，生甘草6g。10剂，水煎服，日1剂。

4. 多寐案四

商某某，男，38岁，油画家，未婚。

初诊（2010年3月29日）：主诉：多寐3个月。现病史：多寐3个月，多梦奔跑等费力的梦，醒后很累，白天干活时睡意常浓，倒头即睡着，睡着即多梦。睡着后全身出汗，有时湿被，大便黏滞不爽，每日2～4次，眼昏（时有时无）。腰膝颈部痛，纳食佳，嗜肉，近15年一天三顿不吃肉即受不了，嗜甜食，曾嗜烟15年，去年已戒除。体重76kg，近1年体重增加6kg。怕冷，无口干苦。舌质淡，苔白厚，舌底脉络迂曲，脉沉滞。自述"近日食管炎、胆囊炎老犯"。2005年至2007年连续3年夏天晚上不开空调但每日晚上吃冰淇淋，常吃十几个，也好吃西瓜，不喝酒，一喝酒则头痛。证属痰湿内阻。

处方：制半夏15g，陈皮10g，茯苓12g，厚朴12g，炒苍术15g，菊花10g（后下），川芎12g，细辛3g，薄荷10g（后下），白芷10g，羌活10g，白僵蚕10g，生甘草6g，茶叶1撮为引。10剂，水煎服，日1剂。

5. 多寐案五

李某某，男，55岁，建筑师，已婚。

初诊（2009年3月6日）：主诉：间断乏力、嗜睡8年。现病史：8年前不明原因出现乏力、嗜睡，阶段性出现，起病前常先觉两小腿筋动，随后逐渐出现乏力、嗜睡，持续

20日后能自愈，将愈之前两小腿筋脉有松弛感，每年发作3次。初病后3年，按心脑血管病治疗，无效，随后2年又按抑郁症治疗，效不佳。2008年9月9日在我处按湿困脾土，阳不外展治疗，处方：炒苍术15g，玄参15g，白豆蔻10g（后下），荷叶15g，冬瓜仁30g，生薏仁30g，柴胡10g，白芍10g，炒枳实10g，通草6g，炒麦芽20g，生甘草6g。服上方2个月，效不显，至今又发作2次，平时纳、眠及二便可。发作前小腹有紧缩感，病愈时小腹有松弛感，发作时整天嗜睡，可连续睡24小时，每次持续20来日，不治亦可自愈，1年至少发作3次，发作期间易惊，恶风怕凉，饮食、二便正常，本次发作刚过去。舌质淡，苔白，脉沉滞。发病以来，曾行甲状腺功能、肝功能、肾功能、微量元素、脑部MRI等相关检查均正常。近期心肌缺血，静脉滴注疏血通注射液。方以柴胡桂枝龙牡汤加减。

处方：党参10g，生龙牡各30g（先煎），桂枝10g，茯苓10g，清半夏10g，柴胡10g，大黄3g，黄芩10g，炙甘草6g，生白芍10g，生姜3片，大枣3个（切开）为引。15剂，水煎服，日1剂。

二诊（2010年1月25日）：服上药后效可，自觉发作时的症状较前轻，但持续时间长，发作频度没变，嗜睡、烦躁均减轻。发作后可持续20余日。纳差，二便可。发作时腿紧。舌体偏大，舌质淡白，苔薄白，脉沉滞。上方在发作时服用（共服4次），后效不如前效。总的情况症状有减轻。

处方：党参10g，黄芩10g，生龙牡各30g（先煎），桂枝10g，茯苓10g，制半夏10g，木瓜30g，柴胡10g，大黄3g，炒神曲10g，石菖蒲10g，郁金10g，生甘草6g，生姜3片，大枣3个（切开）为引。15剂，水煎服，日1剂。

5. 痫病

【理论阐述】 痫病，是一种发作性神志异常病证，又称为"癫痫""痫证""羊角风"等，其名首见于《备急千金要方》。朱丹溪在《丹溪心法·痫》中指出了本病发病"无非痰涎壅塞，迷闷孔窍"，主张治痰为主。王清任《医林改错·痹症有瘀血说》则提出痫病发病与元气虚及脑髓瘀血关系密切，并创龙马自来丹、黄芪赤风汤治疗。

张老认为怪病多痰，顽疾多瘀，痫病常由多种原因造成痰浊或瘀血内伏脑窍，复因将息失宜，以致气机逆乱，触动顽痰、瘀血，闭阻脑窍，元神失控而发病。若因于痰，见肝气郁结，肝火痰扰者，则宜疏肝清热，化痰镇静，方以柴胡桂枝龙牡汤加减；痰浊蒙蔽者，则宜涤痰开窍，方宜涤痰汤加减；郁热阴伤夹痰者，则应镇肝息风，滋阴潜阳，方以镇肝熄风汤加减；痰热内扰者，则应清化热痰，利胆安神，方以温胆汤加减；脾虚痰盛者，则宜健脾化痰，方以六君子汤加减。若因于瘀，见瘀血阻窍，脑神受损者，应活血化瘀，息风通络，方以血府逐瘀汤加减。顽痰得涤，瘀血得化，则元神自安。

【可视化图鉴】 通过对张老医案数据进行纳入排除筛选，得出治疗痫病相关有效医案78条，经过分析挖掘，得到临证遣药关系如图2-11所示。《医学纲目·癫痫》云："癫痫者，痰邪逆上也。"痫病而见突然昏仆者，多为肝火夹痰热上蒙清窍所致，以黄芩、栀子、半夏、胆南星、郁金、石菖蒲清泻肝火，涤痰开窍；四肢抽搐者，多为痰火互结，热盛动风所致，以龙骨、牡蛎、天竺黄、胆南星、钩藤、郁金清热化痰，镇肝息风；口吐白沫者，为痰浊内盛，以半夏、茯苓、陈皮、甘草、胆南星、石菖蒲等药健脾燥湿，化痰涤浊；神思恍惚者，为痰火蒙神，以龙骨、牡蛎、天竺黄、竹叶、连翘、大黄化痰潜镇，清热利窍；两目上视者，为肝风内动，以白芍、钩藤、郁金、代赭石、玄参、生地黄清肝息风，养阴柔筋；牙关紧闭者，白芍、生地黄、黄芩、玄参、川楝子、桃仁养肝清热，活血通络；恶心呕吐者，为肝火痰浊犯胃，胃气上逆所致，用栀子、黄芩、柴胡、麦芽、神曲、代赭石清肝泻火，降逆止呕；头晕者，多因肝阳上亢，痰浊上扰，牡蛎、磁石、代赭石、夏枯草、栀子、牛膝化痰潜阳，引火下行；乏力者，党参、桂枝、白芍、甘草、牛膝、当归补气血，养肝肾。

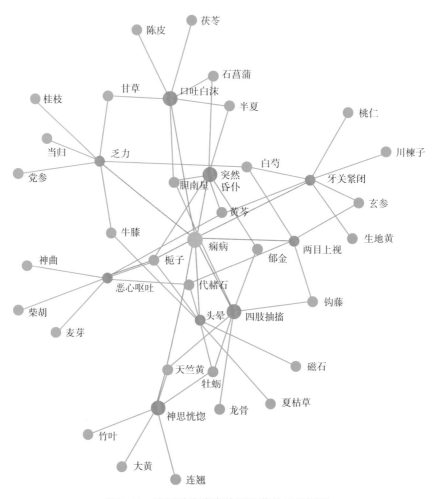

图2-11 张磊治痫病案临证遣药关系挖掘图

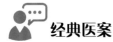 经典医案

1.痫病案一

赵某某，女，13岁，学生。

初诊（2006年8月16日）：主诉：发作性全身抽搐、昏厥、流涎50余日。现病史：患

者发作性全身抽搐、昏厥、流涎50余日，近50余日发作3次，2次均于下午5时发作，最后一次8月12日晚8时多发作，每次昏厥8至10余分钟才能清醒，醒后恶心呕吐。患者七八月婴儿时发高热；2岁时曾发作1次，角弓反张，意识不清，急送医院急救才清醒，低热；6岁时从平房摔下伤及右前颞部，当时恶心呕吐。每年夏天双手指腹裂纹出血，疼痛，脱皮，头皮有风癣，痒，起屑。纳可，手脚热，脚心出汗，多冷汗，大便可，小便可，稍多食则不易消化，怕热。舌质淡红，苔薄白润根腻，脉沉滞。2006年7月26日郑州大学第五附属医院MRI：右侧岩尖部炎症。24小时脑电图示：中度弥散性异常（左额著）。证属痰火迷神。

处方：夏枯草15g，决明子15g，黄芩10g，胆南星6g，制半夏10g，生地黄15g，白芍10g，竹叶10g，栀子10g，石菖蒲10g，郁金10g，生甘草3g。20剂，水煎服，日1剂。

二诊（2006年9月12日）：近1个月来，未再发作癫痫，饮食及二便正常，既往大便干结转正常，平素常感手足麻木，手足心多汗，血压85/50mmHg，未服用抗痫药。舌质淡红，苔薄白，脉细滞。证属心肝火旺，痰火迷神。

处方：生地黄15g，竹叶10g，栀子10g，麦冬15g，夏枯草15g，决明子15g，胆星6g，郁金10g，生白芍10g，制半夏10g，炒枳实6g，陈皮6g，石菖蒲10g，炒神曲6g，生甘草3g。20剂，水煎服，日1剂。

2. 痫病案二

娄某某，男，46岁，工人，已婚。

初诊（2009年8月26日）：主诉：脑出血术后8月余，癫痫10余日，发作2次。现病史：患者于2008年12月脑出血做手术后，又于2009年4月做颅骨手术。现症见：于2009年8月14日早晨出现癫痫，四肢抽搐，牙关紧闭，神志昏迷，持续10余分钟，醒后如常，于2009年8月21日再次发作，症状如前，但持续1～2分钟，急躁易怒，面部红赤，双目红肿，头部无任何不适，右侧肢体发麻，言语不清，但神志清楚，右手指不能伸展，右上肢上抬不灵活，右下肢活动亦不灵活。纳可，眠可，二便正常。舌红，苔黄，脉沉滞有力。现在医院做康复治疗。既往高血压3年余，血脂偏高。理化检查：MRI：①左侧外囊侧脑室旁软化灶；②脑桥右侧豆状核腔隙性梗死；③双侧侧脑室放射冠顶叶白质脱髓鞘。证属肝火或肝阳亢。

处方：生白芍30g，天冬10g，怀牛膝15g，生麦芽15g，玄参15g，川楝子20g，茵陈10g，生龙牡各30g（先煎），黄芩10g，栀子10g，夏枯草30g，生甘草6g。10剂，水煎服，日1剂。

二诊（2009年9月21日）：服上药20余剂，效可，情绪可，不再急躁，右侧肢体仍麻木，上肢有时抽动，右手伸展不灵活，言语较以前有改善，但仍不清。纳可，眠差，不易入睡，睡后易醒，二便正常。舌绛，少苔，脉沉滞。理化检查：凝血检查：纤维蛋白含量4.08g/L↑；血生化：白蛋白38.6g/L↓，甘油三酯3.10mmol/L↑，低密度脂蛋白3.38mmol/L↑，尿酸442μmol/L↑。

处方：上方去栀子加桃仁10g，红花10g，牡丹皮10g，生地黄10g，通草6g。20剂，日1剂，两煎两服。

三诊（2009年10月19日）：服上药17剂，效不显，自述服药后腹泻，大便每日3次，偶急躁，右手小指伸展不利，大便可见未消化药物，右眼易出麦粒肿，纳眠可，失眠改善。自8月26日来诊后癫痫未发作，语言謇涩。舌淡红，苔薄白，脉沉滞。证属痰湿阻络阻窍。

处方：清半夏10g，陈皮10g，茯苓10g，制南星10g，节菖蒲10g，郁金10g，土鳖虫6g，水蛭6g，连翘10g，黄芩10g，生甘草3g。15剂，每服4剂（即6日）停一日。

四诊（2009年11月25日）：近来病情稳定，癫痫未发作，仍右侧肢体拘挛麻木，时右侧肢体不自主抽搐，右肢体冰凉，手脚僵硬，语言謇涩，头左侧手术部位木滞不舒适，精神可，纳可，喜肉食，易急躁，二便可，双目白睛稍红。舌质淡红，苔薄白，脉沉滞。

处方：照上方加橘络6g，干地龙10g，苏木6g。30剂，水煎服，日1剂。

3. 痫病案三

侯某某，男，2岁4个月。

初诊（2009年12月25日）：主诉：反复突然晕倒、口吐白沫1年余。现病史：1年前因发热而出现晕倒，口吐白沫，曾在当地诊疗，被诊断癫痫，未服药。现症见：突然晕倒，口吐白沫，两眼直视（这种情况共患6次，前5次先发热，后1次无明显原因出现上述情况），大小便正常，口干，喝水多。舌暗，苔淡。体格检查见痫性改变。中医诊断为癫痫。

处方：生白芍6g，生地黄3g，钩藤6g（后下），薄荷2g（后下），天竺黄3g，胆星2g，竹叶2g，牡丹皮2g，玄参3g，生甘草2g。15剂，日1剂，两煎两服。

二诊（2010年1月22日）：服上方15剂，未再发作。舌红，苔薄白，指纹淡紫。

处方：上方加节菖蒲3g，郁金3g，黄芩3g，炒神曲3g。20剂，日1剂，水煎服。

4. 痫病案四

吴某某，男，20岁，学生，未婚。

初诊（2009年12月28日）：主诉：头痛时作6年。现病史：患者幼时（3岁）曾从二楼摔下，时见颅骨粉碎性骨折，初无症状，自14岁时突发阵发性头痛，自觉头痛，眼前闪光、火花，有彩条带状，一过性黑矇，视觉错乱，伴恶心呕吐，头痛以眼部、前额、太阳穴明显，2005年于天坛医院诊为癫痫，常服中药效可，现多在睡眠时发作，症见瞪眼，口吐白沫，右上肢抽搐，小发作、大发作不定期，无特殊规律，持续20分钟左右，醒后即面苍白，头痛，四肢无力。纳佳，眠多梦，二便正常。舌淡红，苔白腻，脉沉滞。

处方：生地黄20g，生白芍30g，当归10g，川芎6g，桃仁12g，红花10g，炒枳实15g，栀子10g，谷精草30g。15剂，日1剂，两煎两服。

二诊（2010年1月18日）：服上药期间病情未见发作，唯有服药期间腹泻，大便稀溏，每日4～6次，腹痛，便后痛减少，眠差，梦多，心烦躁，易急躁。舌质淡红，苔薄白稍腻，脉细。

处方：党参10g，黄芩10g，生龙牡各30g（先煎），桂枝10g，茯苓10g，制半夏10g，柴胡10g，炒神曲10g，生甘草6g，生白芍10g，竹叶10g，灯心草3g，生姜3片，大枣3个（切开）为引。30剂，日1剂。12月28日方，15剂，与上方交替服用。

5. 痫病案五

张某某，女，9岁，休学。

初诊（2016年12月28日）：主诉：癫痫3年余，狂躁半年。现病史：家属代诉患儿出生时大脑缺氧，于郑州市儿童医院诊断为"脑瘫"，一直做康复治疗，脑部CT显示大脑白质化。自小发育迟缓，肢体活动不利。患儿6岁半时突发抽搐，口中黏液，持续10分钟左右，于郑州大学第三附属医院诊断为脑瘫后遗症、癫痫，曾于北京武警医院做微创手术，术后一直服用抗癫痫药丙戊酸钠、拉莫三嗪、苯巴比妥、艾司唑仑等西药，持续至今，近2年半未发作。近半年开始出现狂躁，未治疗。现症见：脾气急躁易怒，严重时抓人狂躁，纳差，喜肉食。眠可，大便干结，1～2日1次，自小大便干，小便正常。舌质淡红，苔白微腻，舌下络瘀，脉沉滞。证属痰火。

处方：大黄6g（后下），生牡蛎30g（先煎），生龙骨30g（先煎），桂枝6g，滑石20g，寒水石20g，生石膏20g，郁金10g，青礞石15g，黄芩10g，胆星6g，生甘草3g。15剂，日1剂，水煎服。

（三）脾胃系疾病

1. 胃痛

【理论阐述】　胃痛，又称胃脘痛，以上腹胃脘部近心窝处疼痛为主症。胃脘痛作为独立病症出现于李东垣《兰室秘藏》中。虞抟《医学正传·胃脘痛》提出了"气在上者涌之，清气在下者提之，寒者温之，热者寒之，虚者培之，实者泻之，结者散之，留者行之"的治疗大法。叶天士在《临证指南医案·胃脘痛》中则提出"夫痛则不通，通字须究气血阴阳，便是看诊要旨意""胃痛久而屡发，必有凝痰聚瘀"等说。

《景岳全书·心腹痛》："胃脘痛证，多有因食、因寒、因气不顺者……因虫、因火、因痰、因血者……惟食滞、寒滞、气滞者最多……大多暴痛者多由前三证，渐痛者多由后四证。"治胃痛首分虚实，张老认为急性起病或持续不解之胃痛，多为实证，不外寒凝、热郁、气滞、血瘀、食积、湿热、痰浊等七端，胃腑以通为顺，实证胃痛总以通利法治之。寒邪凝滞之胃痛，治宜温中止痛、理气和胃，方以经验方良香饮治之；热邪郁结之胃痛，治宜清热散结、止痛和胃，可用经验方黄香饮治之；胃中郁热，腐肉伤血之胃痛，治宜和络化瘀、敛疮平溃，方以经验方溃疡汤加减治之；肝气犯胃之胃痛，治宜疏肝解郁、理气止痛，方用柴胡疏肝散加减治之；若郁滞较甚，以疏肝和胃法收效不显者，则宜破气止痛、化瘀和胃，方以经验方五香饮治之；寒热错杂，升降失常之胃痛，治宜辛开苦降、和胃止痛，方以半夏泻心汤治之；木土壅郁，郁而化热之胃痛，治宜疏肝泄热、开郁止痛，方用加味越鞠丸治之；肝郁脾虚，肝胃郁热之胃痛，治以疏肝健脾、泄热和胃，可选丹栀逍遥散治之；瘀血内停之胃痛，治宜活血化瘀、行气止痛，方以经验方丹百汤加减；宿食积滞之胃痛，治宜消导化滞、和胃止痛，可选保和丸加减治之；胆胃湿热之胃痛，治宜清胆和胃、泻热止痛，方用经验方加减柴胡汤治之；痰热中阻之胃痛，治宜清热化痰、和胃止痛，可用黄连温胆汤治之；寒痰中阻，脾虚气滞之胃痛，治宜化痰消痞、益气养阴，可用延年半夏汤化裁治之。虚证胃痛，或气虚，或阳虚，或阴虚，总以补法为主，分施以运补、温补、润补之法；脾胃虚弱之胃痛，治宜健脾益气、和胃止痛，方以香砂养胃汤治之；脾阳不振之胃痛，治宜温中健脾，和胃止痛，方用理中汤治之；胃阴不足之胃痛，治宜养阴益胃、和中止痛，方以沙参麦冬汤化裁治之。

　　【可视化图鉴】 通过对张老医案数据进行纳入排除筛选，得出治疗胃痛相关有效医案445条，经过分析挖掘，得到临证遣药关系如图2-12所示。《临证指南医案·胃脘痛》中提出"初病在经，久痛入络，以经主气，络主血，则可知其治气治血之当然也"，且腑以通为顺，胃以降为和，若气机郁滞，胃失通降，则发为胃痛，药用延胡索、五灵脂、丹参、檀香、蒲黄、川楝子活血行气止痛；胃胀者，多痰浊中阻，肝郁犯胃，气滞不通，半夏、陈皮、枳实、香附、柴胡、延胡索之属健脾燥湿，疏肝理气；纳差者，多因胃失健运，以砂仁、神曲、麦芽、山楂、鸡内金、莱菔子等药健运脾胃，消食导滞；眠差者，胃不和而卧不安，宜茯苓、酸枣仁、百合、知母、川芎、丹参养血安神，清热除烦，方寓"酸枣仁汤"之意；泛酸者，胃气郁滞，多郁久化热，灼伤胃膜，以黄连、吴茱萸、大黄、煅乌贼骨、煅瓦楞子清热泻火，抑酸敛疮；口干者，多胃阴不足，津不上承，以北沙参、麦冬、石斛、百合、知母、党参等药养阴益气生津；口苦者，多肝胃火旺，以黄芩、黄连、栀子、柴胡、大黄、吴茱萸等药清肝火，泻胃热；嗳气者，多食积内停，气机不利，以莱菔子、神曲、苍术、香附、川芎、栀子健胃消食，降气化痰；呕吐者，多痰湿中阻，胃气上逆，以半夏、砂仁、陈皮、生姜、黄连、高良姜健脾燥湿，理气止呕；便溏者，多脾虚湿盛，宜黄芪、党参、白术、甘草、茯苓、白扁豆等药益气健脾，燥湿止泻。

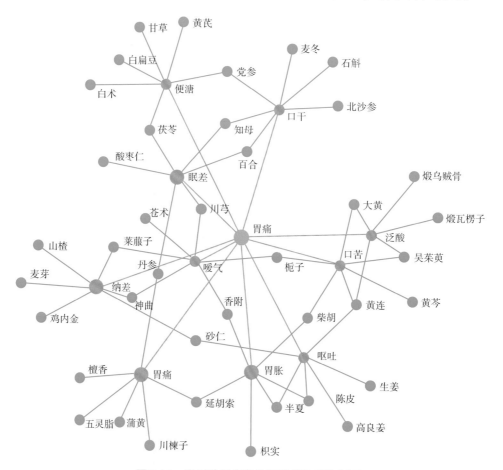

图2-12　张磊治胃痛案临证遣药关系挖掘图

经典医案

1. 胃痛案一

职某某，男，34岁，职员，已婚。

初诊（2006年3月22日）：主诉：胃痛7年余，再发半个月。现病史：间断胃脘痛、反酸、烧心7年余，再发半月余，每空腹或饥饿时发作，饮酒更著，伴夜间痛，食欲及食量正常，大小便正常。舌质红，苔薄白，脉沉滞。

处方：白及10g，蚤休10g，炒枳实10g，煅乌贼骨15g，生黄芪15g，延胡索10g，丹参30g，檀香3g（后下），砂仁3g（后下），生甘草6g。10剂，水煎服，日1剂。

二诊（2006年6月5日）：服药后胃中疼痛明显减轻，感觉舒适，后因断药症状反复，胃中胀痛，轻微反酸，烧心不显著，至公安医院做腹腔超声检查，发现十二指肠有凹性溃疡，食欲佳，食后舒适，饥饿或饮酒时胃中发热、发胀、疼痛，夜寐尚安，醒后疲乏，夜间胃中不适，晨起前胃中不适，二便正常，嗜烟，胸闷，抽烟后胸闷加重。唇舌色暗，苔薄白，脉弱。

处方：白及10g，蚤休10g，炒枳实10g，煅乌贼骨15g，生黄芪15g，白芍10g，延胡索10g，煅瓦楞子20g，生甘草6g，浙贝母6g。15剂，水煎服，日1剂。

2. 胃痛案二

邵某某，女，50岁，农民，已婚。

初诊（2010年2月1日）：主诉：饭后胃痛1月余。现病史：患者2个月前因发热致肺炎，愈后可能因吃杂面馍致胃痛，胃中嘈杂，胃气上逆致嗝，夜眠胃中如压物感，嗝后舒适，大便干，1～2日1次，脚后跟痛月余，不能食硬物，仅能食稀、流质饮食，食后觉不消化，饭后即痛，痛如针刺，胃胀，左胁亦痛。眠差，入睡难2月余，梦多。断经1年余，时常阵热汗出，断经前易痛经。舌淡红偏暗，苔薄白，脉沉滞。胃镜：慢性浅表性胃炎、十二指肠球炎。幽门螺杆菌阳性。中医诊断为胃痛。

处方：柴胡10g，陈皮10g，川芎10g，生白芍10g，炒枳实10g，制香附10g，川楝子10g，延胡索10g，大黄10g（后下），蒲公英15g，生甘草3g。7剂，日1剂，水煎服。

二诊（2010年2月8日）：痛止，但仍有微胀，大便不干，1日1次。舌质正红，舌苔略厚黄，脉沉滞。

处方：上方加香橼10g，甘松3g。15剂，水煎服，日1剂。

3. 胃痛案三

杜某某，女，63岁，退休，已婚。

初诊（2010年3月8日）：主诉：间断胃痛20余年，加重4个月。现病史：20余年，间断胃痛，服香砂养胃丸后好转，伴呃逆，脘痞，纳差，吃稍硬食物或油大食物则上症加重。20余年来，常易"上火"，表现为咽干痛，眼痒，耳闷，口干苦欲饮，有时口酸，大便黏滞严重，动则汗出，晨起醒时出汗也多，常自心慌，服牛黄解毒丸，可暂时缓解，上症近4个月不明原因加重，常胸闷，太息，小便频，不痛不热，现常服步长脑心通。舌质淡红偏暗，苔白略厚，舌底脉络迂曲，脉沉滞。既往高血压20年。心电图示心肌缺血

（大面积）；总胆固醇、甘油三酯、低密度脂蛋白或脂蛋白 A、脂蛋白 B 均升高；近几年常化验尿常规：隐血（±）、尿蛋白（±）；彩超：肝实质回声略致密，增强光点略粗，胆囊壁增厚毛糙。方以越鞠丸合泻心汤。

处方：川芎 10g，炒苍术 10g，炒神曲 10g，制香附 10g，栀子 10g，黄芩 10g，黄连 6g，大黄 6g（后下）。6 剂，水煎服，日 1 剂。

二诊（2010 年 3 月 10 日）：服上药 10 剂，效可，胃痛消失。现症见：眼红，眼角痒烂，舌头烂，牙根痛，耳闷痒，肛门肿痛，痒甚，觉浑身发热，但体温正常，服柴胡口服液、知柏地黄丸后好转，平素易上火，纳可，眠差，入睡难（有神经官能症），小便急，色黄，大便 2～3 日 1 次，质干，排出困难。舌暗，苔黄腻，脉弦细，舌边溃疡。

处方：生地黄 15g，赤芍 20g，牡丹皮 10g，菊花 10g（后下），槐花 30g，黄芩 10g，栀子 10g，桑叶 10g，竹叶 10g，生甘草 3g，决明子 15g。10 剂，水煎服，日 1 剂。

4. 胃痛案四

常某某，男，70 岁，务农，已婚。

初诊（2016 年 5 月 18 日）：主诉：间断性胃痛 2 年余。现病史：患者自述近 2 年多来饭前易出现胃痛，饭后疼痛缓解，饭后 2 个小时后易出现胃痛，疼痛发作时服西药奥美拉唑、甲硝唑等药，疼痛缓解，易反复。现症见：纳可，上腹部易觉撑胀，空腹时易出现胃痛，严重时疼痛持续 3～4 小时，口不干渴，大便 2～3 日 1 次，质干，小便频，尿急，眠可，打嗝多。舌体胖，有裂纹，苔黄腻，脉沉滞。2016 年 5 月 9 日于偃师市人民医院查胃镜示：①慢性食管炎；②慢性浅表性胃炎；③十二指肠球部溃疡（A1 期）。证属气滞血瘀，腑气不通。

处方：丹参 30g，檀香 3g（后下），砂仁 3g（后下），五灵脂 10g，蒲黄 10g（包煎），大黄 10g（后下）。15 剂，日 1 剂，水煎服。

二诊（2016 年 6 月 22 日）：服上方 25 剂，自服药以来未出现明显胃痛，偶有胃部隐痛，短暂即过。现症见：纳可，食欲增，胃部撑胀感已不明显，眠可，大便每日 1 次，偏干，打嗝减少，目前尚服果胶铋。舌体胖，舌质红，有裂纹，苔腻淡黄，脉沉滞。

处方：丹参 30g，檀香 3g（后下），砂仁 3g（后下），杏仁 10g，醋延胡索 10g，大黄 6g（后下），煅瓦楞子 30g，川楝子 6g。15 剂，日 1 剂，水煎服。

5. 胃痛案五

闫某某，女，83 岁，退休，已婚。

初诊（2016 年 12 月 7 日）：主诉：饭后胃脘胀痛、恶心 20 年，加重 2 日。现病史：患者胃脘不适 20 年，近 2 日饭后胃脘胀痛、恶心、嗳气明显，脐周亦觉隐痛，无呕吐，无烧心反酸，口苦臭干，不欲饮水，食欲差，纳少，心烦急躁，乏力身困，易外感。大便时 3 日 1 次，时 1 日 3 次，不干不稀，量少，小便近 2 个月发作 2 次尿血，现正常，眠差，入睡难。舌淡红，苔薄黄，脉沉弦不劲。既往高血压 20 年，现服西药，曾有胆结石病史。证属胃阴不足，胃气失和夹瘀。治以燮理法。

处方：北沙参 10g，麦冬 10g，白扁豆 10g，桑叶 6g，天花粉 6g，佛手 3g，炒麦芽 10g，黄连 3g，木瓜 10g，竹茹 15g，陈皮 10g，煅瓦楞子 20g，郁金 10g，生甘草 3g。15 剂，日 1 剂，水煎服。

二诊（2016年12月26日）：服药后口干、口臭减轻，咽部紧减轻，胃痛减轻，但按压时仍痛，饭后胃胀满，恶心，易感冒，服药前1周大便1日1次正常，1周后大便2～3日1次。现症见：饭后胃胀，恶心。舌质暗红，苔薄黄，脉沉弦。

处方：柴胡10g，黄芩10g，清半夏10g，炒枳实12g，生白芍10g，大黄6g（后下），煅瓦楞子30g，炒神曲10g，生姜3片，大枣3个（切开）为引。15剂，日1剂，水煎服。

2. 胃胀

【理论阐述】《广韵》曰："胀，胀满。"胃胀是以胃脘部饱胀、膜胀或痞满为特征的一种脾胃系统病证。朱丹溪在《丹溪心法·痞》中将胀满与痞满作以区分，认为二者相似，但有轻重之分，痞满为轻，胀满为重，且提出"胀满内胀而外亦有形，痞者内觉痞闷，而外无胀急之形也"。

张老治疗胃胀，根据初病多实，久病多虚或虚中夹实的特点，以及寒、热、虚、实、气、血、痰、食致病之不同，结合临证经验，分证论治。因于寒者，见寒痰中阻，脾虚气滞致胀，治宜温化痰饮，健脾行滞，方以延年半夏汤化裁治之。因于热者，见胆气犯胃，热结胃肠，胆胃实热致胀，治宜利胆通降，方用大柴胡汤加减治之。因于虚者，见脾胃虚弱，运化无力致胀，治宜健脾和胃，方用健脾散加减治之；脾胃虚寒，胃气郁滞致胀，治宜温脾和胃，方用香砂六君子汤加减治之；胃阴不足，纳化失常致胀，治宜养阴和胃，方用沙参麦冬汤化裁治之；脾胃虚弱，虚实夹杂致胀，治宜半补半疏，方用经验方半补半疏方治之。因于气者，若肝气犯胃，胃气失和致胀，治宜疏肝和胃，方用逍遥散或柴胡疏肝散加减治之；肝脾气结，胃气郁滞，郁而化热致胀，治宜行气解郁，方用越鞠丸加味治之；腑气不通，脾气失运致胀，治宜运通之法，方用经验方运通汤加减治之；若虚实夹杂，寒热错杂，胃气不和致胀，治宜辛开苦降，方用半夏泻心汤加减治之。因于血者，气滞血瘀，腐肉伤血致胀，治宜行气活血，敛疮平溃，方用经验方溃疡汤治之；瘀血内阻致胀，治以活血化瘀，方用血府逐瘀汤加减。因于痰者，痰浊内盛致胀，治以涤浊法，方以自拟涤浊汤加味治之；《灵枢·论勇》云"酒者，水谷之精，熟谷之液也，其气慓悍，其入于胃中，则胃胀"，胃肠湿热，气机不畅致胀，治宜清化和胃，方用黄连温胆汤化裁治之。因于食者，食积停滞，胃失和降致胀，治宜消积导滞，方用保和丸加味治之。张老临证治胀方法灵活，强调应"谨守病机，各司其属，有者求之，无者求之"。

【可视化图鉴】 通过对张老医案数据进行纳入排除筛选，得出治疗胃胀相关有效医案408条，经过分析挖掘，得到临证遣药关系如图2-13所示。胃胀者，多湿热内郁，肝郁失疏，胃失和降，以半夏、陈皮、香附、黄芩、黄连、神曲清热燥湿，理气和胃；胃痛者，为胃气郁滞，不通则痛，以香附、川芎、白芍、柴胡、延胡索行气活血，张老衷中参西，结合现代药理，用蒲公英功能清热解毒，又可抑制幽门螺杆菌，对消化性溃疡所致胃脘胀痛，疗效明显；眠差者，多痰火扰神，黄连、竹茹、栀子、连翘、茯苓、大枣清热化痰，宁心安神；纳差者，多为宿食积滞，神曲、麦芽、山楂、莱菔子、砂仁理气健脾，消食和胃；腹泻者，多脾虚湿盛，以党参、茯苓、白术、甘草、陈皮、干姜健脾燥湿止泻；口干者，多胃阴亏虚，以党参、甘草、沙参、麦冬、石斛、当归益气养阴生津；李用粹《证治汇补·吞酸》曰"大凡积滞中焦，久郁成热，则木从火化，因而作酸"，泛酸者，多痰热积滞内热，以黄连、枳实、竹茹、茯苓、半夏、陈皮清热燥湿化痰；口苦者，多肝胃火盛上炎，以半夏、黄芩、黄连、栀子、柴胡、大黄清肝泻胃；腹胀者，多肝郁气滞，以苍术、枳实、川芎、厚朴、草果、香橼疏肝解郁、理气和中；便秘者，气机郁滞，腑气不通，以白术、决明子、大黄、枳实、杏仁、厚朴行气宽腑通便。

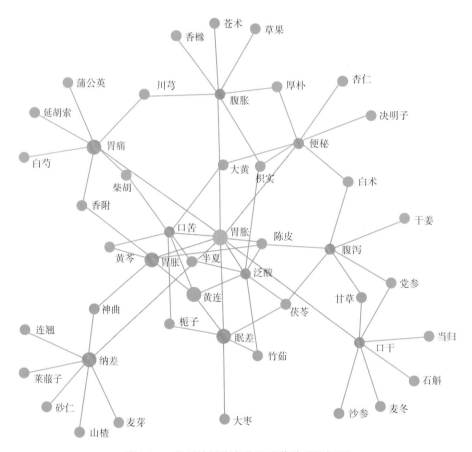

图2-13 张磊治胃胀案临证遣药关系挖掘图

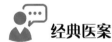 **经典医案**

1. 胃胀案一

倪某某，男，51岁，职工，已婚。

初诊（2008年6月16日）：主诉：间断胃胀4年。现病史：4年前因饮食不当出现胃胀，在我处间断治疗，症状减轻，近1年余未治疗，症状反复。现胃胀，口干，无胃痛反酸。纳眠一般，二便调。夜间鼾声大已4年。舌质暗红，苔厚微黄，脉偏弱。

处方：制半夏10g，陈皮10g，茯苓10g，厚朴10g，炒苍术10g，炒神曲10g，炒莱菔子10g，炒麦芽15g，炒山楂15g，生甘草6g。12剂，水煎服，日1剂。

二诊（2008年8月6日）：服上方50剂，胃胀减轻，夜间鼾声大改善，口干消失。纳眠可，二便调。舌质红，苔黄厚腻，脉沉滞。

处方：上方加草果6g，黄芩10g，知母10g。12剂，水煎服，日1剂。

三诊（2008年11月17日）：服上方40剂，胃胀减轻明显，夜间呼噜减轻有间歇，口干，小腿有暗紫斑点。纳可，不能多吃，眠可，大小便调。舌红，苔薄黄腻。

处方：制半夏10g，陈皮10g，茯苓10g，厚朴10g，炒苍术10g，藿香6g（后下），苏梗10g，炒神曲10g，炒麦芽15g，炒山楂15g，生甘草3g。12剂，水煎服，日1剂。

2. 胃胀案二

赵某某，男，33岁，商人，已婚。

初诊（2009年7月22日）：主诉：胃胀、胃痛半年。现病史：半年前常饮酒，渐出现胃胀胃痛，饭前饭后均不适。舌头涩，口中无味，有时便秘，大便2日1次，有时腹泻，便秘次数较多，有时反酸烧心，嗳气，食欲差，眠一般，小便正常，长期用中西药治疗，效一般，口干欲饮，不苦。2009年7月17日服孙玉信老师方上症稍好转。近半年体重下降10余斤。舌质淡红，苔薄白，舌底无迂曲，脉沉滞。胃镜示：胃黏膜毛糙，胃蠕动欠佳，胃窦部有少量液体反流。血糖6.43mmol/L↑，总胆红素21.6μmol/L↑，间接胆红素15.9μmol/L↑，谷丙转氨酶53U/L↑。证属木土壅郁，方以越鞠丸加减。

处方：川芎10g，炒苍术10g，炒神曲10g，制香附10g，栀子10g，清半夏10g，陈皮10g，茯苓10g，草果6g，决明子30g，杏仁15g，延胡索10g。10剂，水煎服，日1剂。

二诊（2009年8月15日）：服上药10剂，效可，胃痛胃胀消失，自述服药后腹痛腹泻。现症见：乏力，精神倦怠，口干，易上火。舌根痛，时有反酸（吃甜食为甚），偶打嗝，纳可，眠一般，偶有头昏沉，大便每日1次，质干，排便不顺畅，小便色黄。舌淡红，苔薄白，脉沉滞有力。治以解郁涤浊。

处方：上方去决明子、杏仁、延胡索，加荷叶30g，冬瓜仁30g，生薏仁30g。10剂，水煎服，日1剂。

3. 胃胀案三

张某某，女，73岁，退休，已婚。

初诊（2009年1月21日）：主诉：饭后胃气上顶9年，时反酸。现病史：患者有浅表性胃炎10余年，一直在治疗，曾服西药、中药效亦可，但现病理示黏膜肠化，欲调治。现症见：饭后胃气上顶，呃出则舒，时反酸，口干。纳可，眠一般，时差（自述有周期性），大便正常，尿频，夜尿4次。舌淡暗，苔白腻，脉沉弦。既往：①腔隙性脑梗死10年；②无高血压及糖尿病。现服克拉霉素、阿莫西林、埃索美拉唑镁。理化检查：2008年12月22日河南省人民医院电子胃镜示：①出血性胃底炎；②慢性红斑性胃体，胃窦炎。胃体病理示：黏膜慢性活动性炎伴中度肠化。幽门螺杆菌[14]C吹气试验：1294dpm/mmol↑。证属肝气犯胃，胃阴不足。

处方：北沙参15g，麦冬10g，白扁豆10g，桑叶6g，石斛15g，木瓜10g，龙胆草6g，炒麦芽15g，佛手6g，生甘草3g，蒲公英20g。20剂，水煎服，日1剂。

二诊（2009年2月18日）：服上药26剂，感觉效可，气稍顺，可下行，时矢气，现早饭后胃气上逆，时反酸，打嗝，呃出则舒，眠一般，仍口干，饮水多（夜口干甚），夜尿与饮水有关（饮水后1小时即尿），大便通畅，自述四肢凉月余，舌痛，舌尖点状痛，平素即有，近2日加重。舌尖红，苔薄白，脉细。理化检查：2008年12月22日做幽门螺杆菌 ^{14}C吹气试验：1294dpm/mmol↑。现（2月14日）46dpm/mmol，已正常。

处方：上方麦冬改为20g，加玉竹12g，通草6g，生地黄10g，竹叶10g。20剂，水煎服，日1剂。

三诊（2009年3月13日）：服上药20剂，效可。前天食饺子12个后，又出现反酸、打嗝、胀气及小腹痛，夜间口干甚，舌尖痛消失，但不适，尿频消失，大便通畅，手已不凉，足仍凉。舌质红，苔薄黄欠津，脉细。

处方：北沙参15g，麦冬15g，炒白扁豆10g，枇杷叶6g（炒黄），佛手6g，石斛15g，炒麦芽20g，蒲公英20g，小麦30g，茯神10g，炒枣仁15g，生甘草3g，丹参15g。20剂，水煎服，日1剂。

四诊（2009年4月10日）：服上药20剂，反酸、打嗝、胃胀明显减轻，现于饮食稍饱或稍多或稍快时微有上症，夜间9时以后反酸，半小时后消失，每日食大枣20～30个，分3次服，夜间口干如前，饭后偶有右胁不适。二便正常，眠较前改善，近期目黏。舌质红略暗，苔薄黄，脉细。

处方：上方去丹参加炒山楂10g，玉竹10g，香橼6g，菊花10g（后下）。20剂，水煎服，日1剂。

五诊（2009年5月18日）：服上药20剂，效可。反酸、胃胀大减轻。现症见：饭后稍不适，口干，时有反酸，胃胀。纳眠可，大便稍干，小便正常。舌质暗红，苔薄白，脉细。证属胆火犯胃，胃阴受损。

处方：黄连6g，吴茱萸1g，黄芩10g，北沙参15g，麦冬20g，石斛15g，炒麦芽15g，香橼10g，菊花10g（后下），生甘草6g，蒲公英15g。20剂，水煎服，日1剂。

4. 胃胀案四

杜某某，女，60岁，退休，已婚。

初诊（2009年12月11日）：主诉：胃脘撑胀、呃逆吐酸10年。现病史：10年前出现胃脘撑胀痛，呃逆吐酸，曾间断治疗，效差。胃镜示：浅表性胃炎。现症见：胃脘撑胀，呃逆、吐酸、烧心，大便稍干，纳差，食后感觉不消化，口干不欲饮，眠差、梦多，身沉困无力，眼干，头痛。舌淡红，苔白腻滑，花剥，脉沉滞。

处方：清半夏10g，陈皮10g，茯苓10g，炒枳实10g，竹茹20g，黄连3g，制香附10g，郁金10g，牡丹皮10g，栀子10g，谷精草30g，青葙子15g，决明子10g，生甘草3g。10剂，水煎服，日1剂。

二诊（2010年1月4日）：服上药16剂，胃脘部胀减轻，头不痛，现症见：胃脘部胀，口苦，口干，四肢无力，胃脘部有气，向上顶至喉咙，背脊疼痛，平素易外感。纳可，眠差，二便可。易打嗝，但嗝出不畅。舌暗红，苔黄腻，有片状剥苔，脉细。

处方：柴胡10g，陈皮10g，川芎6g，生白芍10g，炒枳实10g，制香附10g，牡丹皮10g，栀子10g，知母10g，生甘草6g，黄连3g。15剂，日1剂，两煎两服。

5. 胃胀案五

史某某，男，48岁，会计，已婚。

初诊（2010年3月1日）：主诉：脘腹胀5个月。现病史：患者脘腹胀5个月，时隐痛，打嗝，自觉饭后气不下行，自觉饭后脐上部（中脘穴）硬。纳少，二便可，口不苦，口稍干，饮水多，喜热饮。舌淡红，苔薄白。既往胆囊息肉病史。河南中医药大学第一附属医院胃镜示：①慢性食管炎；②慢性浅表性胃炎。证属肝胃失和。

处方：柴胡10g，生白芍10g，川芎6g，炒枳实10g，制香附6g，炒白术10g，砂仁3g（后下），木香6g，炒神曲10g，生甘草3g，黄连3g，黄芩6g，制半夏10g，生姜3片，大枣3个（切开）为引。12剂，水煎服，日1剂。

二诊（2010年3月12日）：脘腹撑胀减轻，纳食增加，打嗝减轻，脐上部仍硬。纳可，二便可。舌淡红，苔薄白，脉沉滞。

处方：炒枳实10g，炒白术10g，柴胡10g，木香6g，砂仁3g（后下），制半夏10g，炒苏子10g，党参10g，生姜3片为引。12剂，水煎服，日1剂。

---

3. 腹痛

【理论阐述】《山海经·北山经》曰："有鸟焉……名曰鹠，其音如鹊，食之已腹痛，可以止衕。"腹痛是指胃脘以下、耻骨毛际以上部位发生的疼痛，是临床常见的脾胃病症。龚信《古今医鉴》将本病病因归纳为寒、热、痰、血、虫，并提出"是寒则温之，是热则清之，是痰则化之，是血则散之，是虫则杀之"的治疗法则。唐宗海在《血证论》中认为"血家腹痛，多是瘀血"，并针对不同部位的瘀血，创立逐瘀系列方剂，沿用至今。

《医学真传》云："夫通则不痛，理也，但通之之法，各有不同。调气以和血，调血以和气，通也；下逆者使之上行，中结者使之旁达，亦通也。虚者，助之使通，寒者，温之使通，无非通之之法也。"张老结合"腑以通为顺""脾以运为健"的原则，立运通之法，并指出"脾虚不在补而在运，即使补也要晚补"之说，临床治疗脾胃疾病善用越鞠丸、大柴胡汤、小柴胡汤、逍遥散、柴胡疏肝散、丹参饮、二陈汤等运通疏达之剂。若肝强脾弱，肝气失疏而痛者，治宜疏肝解郁，养血健脾，方以逍遥散加减治之，若肝郁化火，则加牡丹皮、栀子，成丹栀逍遥散之方，以疏肝清热；肝脾不调，血瘀湿滞而痛者，治宜养肝活血，健脾祛湿，方以当归芍药散加减治之；气滞血瘀而痛者，治以活血行气止痛，方宜丹百汤或血府逐瘀汤加减治之，血瘀甚者，下瘀血汤合失笑散加减治之，化瘀止痛；肝气犯胃，腑气不通，少阳阳明合病者，治宜和解少阳，内泻热结，方以大柴胡汤加减治之；木土壅郁而痛者，治宜行气解郁止痛，方以越鞠丸化裁治之；肝寒凝滞而痛者，治宜暖肝温肾，行气止痛，方以暖肝煎加减治之；湿热内蕴而痛者，治宜清热化湿止痛，方宜三仁汤加减；瘀热内结而痛者，治宜利湿排脓，破血消肿，方以薏苡附子败酱散化裁治之；食积停滞而痛者消食化滞，理气和胃，方以保和丸加减治之，脾虚气弱，湿热滞留中焦而痛者，治宜益气升阳，清热除湿，方以升阳益胃汤加味治之。

【可视化图鉴】　通过对张老医案数据进行纳入排除筛选，得出治疗腹痛相关有效医案229条，经过分析挖掘，得到临证遣药关系如图2-14所示。湿热积滞，气滞血瘀，腑气不通，故见腹痛，黄芩、柴胡清热燥湿止痛，香附、延胡索、川楝子行气活血止痛，白芍、当归柔肝缓急止痛；肝郁化火，痰热内扰，故见眠差，栀子、牡丹皮、丹参清肝泻火，除烦安神，半夏、陈皮、茯苓健脾燥湿，化痰宁心；气滞热郁，湿阻食积，升降失司，腑气不通，故见腹胀，香附、川芎行气开郁，陈皮、苍术燥湿运脾，栀子清热泻火，神曲消食导滞；脾虚湿盛，故见腹泻，茯苓、白术、山药健脾燥湿，薏苡仁、泽泻、车前子渗湿止泻；腑气不通，升降失调，故见便秘，大黄、枳实泻热通腑，桃仁、决明子润肠通便，白术、当归健脾养血通便；脾虚气弱，故见乏力，白术、党参、茯苓、甘草、大枣、当归健脾益气生血；食积停滞胃肠，故见纳差，陈皮、山楂、麦芽、神曲、砂仁、莱菔子健脾化痰，消食导滞；肝郁化火，故见口苦，黄芩、柴胡、半夏、大黄、黄连、栀子清肝泻火；胃气停滞，不通则痛，故见胃痛，延胡索、川芎、川楝子、五灵脂、蒲黄行气活血，白芍缓急止痛。

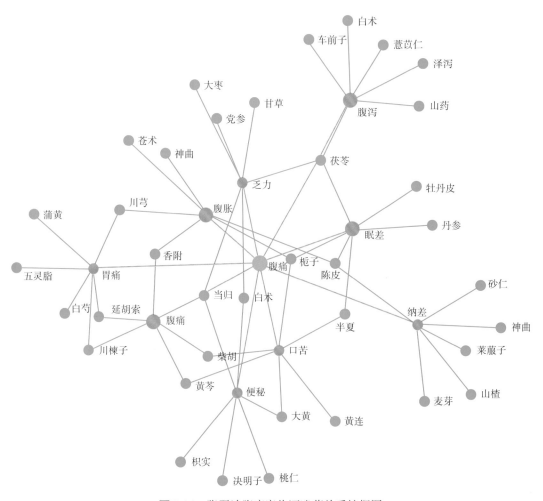

图2-14　张磊治腹痛案临证遣药关系挖掘图

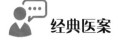 经典医案

1. 腹痛案一

常某某，女，34岁，会计，已婚。

初诊（2006年1月20日）：主诉：右腹部疼痛3年。现病史：3年前药物流产后，做电击治疗1次，右腹部疼痛，有压痛，右腹胀，颈椎、腰椎疼痛，右上肢、下肢疼痛，右下

股无力，不能独立站，大便每日2～3次，成形，有虚蹲现象，便前腹痛，便后痛减，小便正常，月经量多，经期7日，有黑血块，痛经，小腹凉，白带色黄。舌质红，苔黄厚腻，脉沉取则弦。既往痛经史（14岁开始），近3年来夫妇同房后右腹和小腹疼痛，2小时后消失。盆腔积液23mm。证属瘀热内结。方以薏苡附子败酱散合失笑散加减。

处方：生薏仁30g，冬瓜仁30g，败酱草30g，制附子10g（先煎），牡丹皮10g，桃仁10g，酒大黄10g，黄芩10g，五灵脂10g，蒲黄10g（包煎）。10剂，水煎服，日1剂。

二诊（2006年2月15日）：服上方右腹疼痛减轻，约去50%。舌质红，苔厚黄，脉沉有力。

处方：生薏仁30g，冬瓜仁30g，败酱草30g，制附子10g（先煎），牡丹皮10g，桃仁10g，酒大黄10g，黄芩10g，五灵脂10g，蒲黄10g（包煎），蒲公英30g，黄柏10g，茯苓10g，泽泻10g。15剂，水煎服，日1剂。

2. 腹痛案二

鄢某某，女，28岁，银行职员，已婚。

初诊（2006年3月24日）：主诉：一过性左侧腹痛5年余。现病史：因长期盆腔炎症致左腹痛，于2001年3月行右侧卵巢囊肿剥离手术，2002年8月因右侧卵巢囊肿行切除术，切除后仍左下腹疼痛，且触诊痛处有硬梗样形，于小便排泄前后位置上下稍变，患处发胀，原白带多，经在本院妇科治疗，白带量正常，大便量少，有排而不尽感，不干，时有腹泻，饮食可，无口干苦。舌质红，苔薄黄。结婚5年，无子。2005年8月17日在计划生育研究院查B超示：盆腔积液。2006年3月5日在计划生育研究院X线造影示：双侧输卵管重度粘连梗阻，右位子宫大小形态正常，右卵巢切除，左卵巢粘连。证属肝脾失调夹瘀，方以当归芍药散合失笑散加减。

处方：川芎10g，当归10g，生白芍15g，泽泻10g，炒白术12g，茯苓12g，五灵脂10g，蒲黄10g（包煎），延胡索10g，红花15g，白酒半盅为引。6剂，水煎服，日1剂。

二诊（2006年3月31日）：服药后胀痛好转，现脐部左下腹部梗痛不适，左小腹发胀，按之则痛，白带已减少，情绪不烦躁，纳可，易饥，眠可，大便稍干，解之不爽，1日1次，小便正常。舌质淡红，苔白稍腻，脉沉滞。

处方：照上方去红花，炒白术改为6g，加制香附12g，牛蒡子10g，桔梗10g，白僵蚕6g，黄芩10g，青皮6g。10剂，水煎服，日1剂。

三诊（2006年4月10日）：腹痛消失，喉咙已不痒痛，腹胀减轻，左少腹部似有梗形，2001年元月在当地医院曾行彩超检查未见阳性改变，近三四日早上觉手掌指发麻，头部不适，莫可名状，胃不适，欲时干呕，大便三四次，稍稀不成形，有解不尽感，口微干，多饮，小便正常。月经正潮，量中等，腹隐痛，白带不多。舌质淡红，苔薄白，脉沉滞。

处方：川芎6g，当归10g，生白芍15g，泽泻10g，炒白术10g，茯苓12g，牡丹皮10g，五灵脂10g，蒲黄10g（包煎），延胡索10g，制香附10g，黄柏6g。10剂，水煎服，日1剂。

四诊（2006年4月21日）：腹痛消失，左少腹部似有梗形，腹已不胀，不恶心，服药期间适逢经至，现仍净尽，色暗量少，无块，头部仍不适，莫可名状，口不苦，大便成形，每日三四次，量少，小便正常。舌质淡红，苔薄白，脉沉滞。

处方：熟地黄30g，茜草炭10g，煅乌贼骨30g，茯苓10g，生白芍10g，川断10g，炒白术10g，炙甘草6g。6剂，水煎服，日1剂。

3. 腹痛案三

郭某某，男，62岁，退休，已婚。

初诊（2006年7月3日）：主诉：脐部痛1周。现病史：近1周来脐部痛，以空腹时痛重，食后稍减，中午食后午休后则打嗝频繁，不吃午饭则打嗝稍轻，觉食物至胃不下行，大便稍干，1～2日1次，小便可，食欲差，稍食则饱，不知饥，患者从2004年7月至今持续消瘦40余斤，时两胁不舒，窜痛。舌质暗淡，苔白腻花剥，脉沉有弦象。胃镜示：慢性浅表性胃炎。胃镜示：慢性浅表性胃炎。结肠镜示：肠息肉1枚。已镜下切除。方以越鞠丸合下瘀血汤加减治疗。

处方：川芎10g，炒苍术10g，炒神曲10g，制香附10g，栀子10g，桃仁10g，大黄10g（后下），土鳖虫10g，当归10g，白芍10g。6剂，水煎服，日1剂。

二诊（2006年7月10日）：服上药脐部痛基本消失。现症见：左胁下不舒，纳呆，无食欲，时打嗝，血压偏低，105/58mmHg，头蒙，心率53次/分，体形瘦，面色不华，大便2日1次，气短，站起时头蒙，恶心。舌质暗淡，苔花剥润滑，脉中取则弦，按之则软。

处方：宗上方加生黄芪30g。6剂，水煎服，日1剂。

三诊（2006年9月12日）：现症见：胃部胀满隐痛，频繁嗳气，纳呆，少食即饱，大便干，2～3日1次，便时困难，小便正常，近2日来自服舒肝丸、四清丸有效，症状减轻，睡眠正常，2004年9月曾患脑梗死，治愈。舌质淡，苔花剥润滑，脉沉滞。

处方：柴胡10g，白芍15g，当归10g，薄荷3g（后下），茯苓10g，制香附10g，牡丹皮10g，栀子10g，决明子30g，杏仁15g，延胡索10g。10剂，水煎服，日1剂。

4. 腹痛案四

赵某某，女，65岁，退休，已婚。

初诊（2006年7月14日）：主诉：腹痛、右胁痛5年。现病史：患者腹痛、右胁痛5年，心烦，口苦，咽干，不欲饮水，纳可，大便易干，3～4日1次，常服通便药，不烧心，不泛酸，小便可，右胁疼痛部位灼热感。舌质红淡，苔根白厚，有裂纹，脉呈弦象。2005年9月28日检查：贲门多发息肉，红斑性胃窦炎，胃窦多发息肉，胃息肉已手术5次，术后复长。证属木土违和，腑气不通。

处方：柴胡10g，黄芩10g，制半夏12g，炒枳实12g，生白芍10g，大黄10g（后下），川楝子10g，延胡索10g，生姜3片，大枣3个（切开）为引。10剂，水煎服，日1剂。

二诊（2006年7月28日）：服上药后腹痛及右胁痛均已减轻，仍口干，口苦，大便偏干。舌质红，苔黄厚，中有裂纹，脉沉滞。

处方：上方加杏仁15g，炒白芥子6g，浙贝母10g，茯苓10g，桃仁10g。10剂，水煎服，日1剂。

5. 腹痛案五

袁某某，男，37岁，会计，已婚。

初诊（2008年6月27日）：主诉：脐周疼痛4年。现病史：4年前不明原因出现脐周疼痛，泛酸，烧心，至郑州市第五人民医院按十二指肠溃疡予以奥美拉唑口服后症状消失，但易反复，未服过中药。2008年4月25日至郑州市第二人民医院做胃镜示：反流性胃炎、反流性食管炎。又至河南中医药大学第一附属医院服西药后脐周疼痛消失，仍泛酸、烧心，纳眠可，二便正常。舌质淡红，苔白微厚，脉缓。证属肝脾失调，寒滞肝脉，方以当归芍药散合暖肝煎加减治疗。

处方：川芎10g，当归10g，生白芍30g，泽泻10g，炒白术10g，茯苓10g，炒小茴香10g，肉桂6g，枸杞子10g，乌药10g，木香10g。6剂，水煎服，日1剂。

二诊（2008年7月18日）：服上方10剂，脐周疼痛未作，泛酸、烧心症状未见改善，偶有傍晚胃胀不痛，纳眠可，二便可。舌质淡红，苔白微厚，脉沉滞。

处方：制半夏10g，陈皮10g，茯苓10g，煅瓦楞子15g，煅乌贼骨15g，黄连3g，香橼10g，炒麦芽15g，生甘草3g。10剂，水煎服，日1剂。

4. 泄泻

【理论阐述】 泄泻系指以大便次数增多、便质稀溏，甚如水样为主症的常见脾胃病证，以夏秋多见。《素问·气交变大论》中载有"鹜溏""飧泄""濡泄""注下"等病名。张仲景在《金匮要略·呕吐哕下利病脉证治》中所论之下利，为泄泻与痢疾的统称，并创治寒利之葛根汤、治热利之葛根黄芩黄连汤、治实滞之大承气汤及治虚利的四逆汤等，奠定了泄泻的辨治基础。

《医学入门·泄泻》："凡泻皆兼湿，初宜分理中焦，渗利下焦。久则升提，必滑脱不禁，然后用药涩之。"张老认为泄泻分新久，急性泄泻据其病因之别，治宜健脾、祛湿、消导、分利之法，若为肠胃湿热，治宜清热燥湿，分消止泻，方以葛根芩连汤加减治之；若为食滞肠胃，治宜消食导滞，和中止泻，方以保和丸化裁治之。慢性泄泻则治宜温补、升提之法，若为中气下陷，治宜益气升提，方用补中益气汤加减治之；若为脾胃虚弱，治宜益气健脾，和中止泻，方以参苓白术散加减治之；若为脾肾阳虚，治宜温肾健脾，固涩止泻，方以附子理中丸合四神丸化裁治之。泄泻之虚实两端，常相互兼夹转化，治宜补脾与祛邪兼顾，如脾胃气虚，又兼湿热内停者，治宜益气升阳，清热除湿，方用升阳益胃汤加味治之；若为脾胃虚弱，又有肠胃积热，治用燮理法，宜当先祛其积滞或湿热，后再议补，张老自拟经验方山前汤加减治之，生、熟药同用，补泻药同施，阴阳同调，积滞消除，脾胃健运，清浊有序，腹泻自愈，张老用此方治疗慢性泄泻，屡获良效。如症见腹痛而泻，泻后痛减者，合痛泻要方抑肝扶脾；如兼肠胃湿热者，则合葛根芩连汤或白头翁汤清热燥湿，疗效更佳。此外，张老亦常用自创小验方二味山药粥治胃弱腹泻，方用生山药1000g，鸡内金30g，共为细面，每次30g为粥，每早1次佐餐。制备简便，又可久服，最宜脾虚泄泻患者。

【可视化图鉴】 通过对张老医案数据进行纳入排除筛选，得出治疗泄泻相关有效医案272条，经过分析挖掘，得到临证遣药关系如图2-15所示。《素问·阴阳应象大论》曰："清气在下，则生飧泄……湿胜则濡泻。"脾胃虚弱，功能失调，运化无力，湿滞内生，清浊不分，混杂而下，遂成泄泻，治用燮理法，以炒车前子、生车前子、炒山楂、生山楂，生熟并用，阴阳并调，白术、陈皮健脾燥湿，重用山药一味，乃张老治泻一大特色，此法出自张锡纯，其在《医学衷中参西录·医方》中论及"一味薯蓣饮"时言："治劳瘵发热……致大便滑泻，及一切阴分亏，生怀山药（四两，切片）煮汁两大碗，以之当茶，徐徐温饮之。"张老常以此法，治疗久泻伤阴者，功能补脾养阴止泻。诸药共用，积滞得除，脾胃健运，清浊有序，腹泻自愈。肝气郁滞，不通则痛，或脾肾阳虚，不荣则痛，故见腹痛，白术、陈皮燥湿健脾理气，白芍养血柔肝，防风疏肝解郁散风，炮姜、吴茱萸温阳散寒止痛。心肝火旺，痰热内扰，或心神不养，故见眠差，黄芩、黄连、莲子、茯苓、白扁豆清热燥湿，除烦安神，大枣养血安神。脾虚湿盛，或阳虚水泛，风扰而动，故见肠鸣，陈皮、半夏健脾燥湿，附子、生姜温阳利水，羌活、防风既有风能胜湿之用，又有祛风息风之功，可消除肠鸣。胃寒气滞，痰湿中阻，故见腹胀，白扁豆、山药、炮姜、肉豆蔻之属健运脾阳，湿邪得化，腹胀自除，陈皮、半夏健脾燥湿，理气除胀。脾虚气弱，故见乏力，白术、党参、茯苓、甘草、大枣、黄芪以补脾益气。气血亏虚，卫表不固，故见汗出，防风、黄芪、白术、党参、五味子、当归以益气补血，固表敛汗。脾虚失运，或饮食积滞，故见纳差，山楂、麦芽、神曲、鸡内金、生姜、砂仁以健脾化湿，消食导滞。脾肾阳虚，失于温煦，故见怕冷，干姜、附子、吴茱萸、肉桂、肉豆蔻、补骨脂以温肾暖脾。

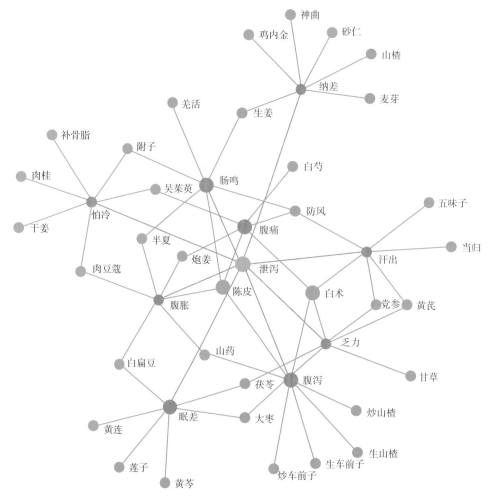

图2-15　张磊治泄泻案临证遣药关系挖掘图

经典医案 ━━━━━━━━━━━━━━━━━━━━━━━━━━

1. 泄泻案一

宋某某，男，72岁，退休，已婚。

初诊（2006年3月24日）：主诉：腹泻、乏力8个月。现病史：2003年5月因结肠腺瘤（良性）手术切除，后因发生肠粘连，2004年11月在郑州大学第一附属医院行第2次手术，术后2个月大便难，2005年4月因直肠弯曲，在河南中医药大学第一附属医院行矫治手术，至7月起，开始出现腹泻，泻后周身乏力，头晕，近期食后，腹中肠鸣，转矢气后，头晕，乏力，大便1次，服黄连素、肠康片、结肠炎丸等，饮食可，进食则肠鸣，乏力则汗出，服用补益剂则咽痛、咳嗽、不排气等，于郑州大学第一附属医院进行多项检查未见异常，口淡乏味。舌质淡，有小裂纹，苔黄稍腻，脉沉有力。曾因乏力注射胸腺肽、氨基酸等，无效。既往长期便秘，经过3次手术后仍然便秘，但不干结，自2005年7月开始腹泻，大便每日1～3次，稀溏，仍排之不畅，长时解不出，腹胀，肠鸣。2006年3月21日于肛肠病医院检查示：大肠手术吻合口处功能较差。证属木陷土中，肠中垢浊积滞，治以燮理法。

处方：炒山楂15g，生山楂15g，炒车前子15g（包煎），生车前子15g（包煎），羌活3g，独活3g，防风3g，木瓜10g。6剂，水煎服，日1剂。

二诊（2006年4月7日）：服上方，腹泄消失，打呃不利，自服多潘立酮无效，无矢气而产气过多，夜间不活动时重，无腹胀，纳可。舌质暗红，苔白，脉沉滞有力。

处方：制半夏10g，陈皮10g，茯苓10g，砂仁6g（后下），炒枳实10g，炒白术10g，木香10g，炒神曲10g，炒麦芽15g。3剂，水煎服，日1剂。

2. 泄泻案二

都某某，女，52岁，农民，已婚。

初诊（2008年7月23日）：主诉：大便溏10余年。现病史：10余年前因生气后出现大便溏，每日1次，病重时每日2～3次。经中西医治疗，时轻时重。现症见：晨起肠鸣，继之解大便，便溏，每日2～3次，稍有腹痛，伴乏力，肠鸣，自觉服药有效时，矢气多而肠鸣减轻，常口苦，不欲饮食，晨起双眼睑易浮肿，劳累后及上午双手易肿胀，冬天手足凉，夏天手足热躁。黄带，量不多，有秽味，断经6年，食凉东西后易腹泻，眠差多梦，入睡难，形体消瘦。舌质正红，苔薄黄，脉缓弱。方以升阳益胃汤加减。

处方：党参10g，生黄芪15g，炒白术10g，黄连3g，制半夏6g，陈皮6g，茯苓10g，泽泻6g，防风3g，羌活3g，独活3g，柴胡3g，生白芍10g，炙甘草3g，生姜3片，大枣3个（切开）为引。10剂，水煎服，日1剂。若有效，下次可用山药粥调之。

二诊（2008年8月6日）：服上方10剂，大便渐成形，每日1次，胃胀消失，大便时排气下行而嗳气消失，肠鸣已微，仍口苦，口酸，食欲差，有黄带，量不多，有秽味，多梦，走路及劳累后双手易肿胀。舌质淡红，苔薄黄，脉沉弱。

处方：①党参10g，茯苓10g，炒山药15g，炒白扁豆10g，炒莲肉10g，陈皮6g，砂仁3g（后下），桔梗6g，炙甘草6g，生姜3片，大枣3个（切开）为引。6剂，水煎服，日1剂。②生山药1000g，鸡内金30g，共为细面，每次30g，为粥食之，每早1次，与饭同用。

三诊（2008年11月19日）：服药16剂，诸症消失，继用生山药、鸡肉食为粥服用。2个月前可能因饮凉食不当出现每日2～3次稀便，胃胀，凌晨肠鸣严重，晨泄，伴见口苦，多梦，眠差，在当地诊所服用磺胺类西药无效，并出现纳差。黄带量不多，有秽味，晨起眼睑浮肿，劳累时双手发胀，小便可。舌淡红，苔薄白，脉沉弱。

处方：照首次方加煨肉豆蔻10g，补骨脂10g，五味子10g。12剂，水煎服，日1剂。

3. 泄泻案三

陶某某，女，27岁，职员，已婚。

初诊（2008年9月12日）：主诉：腹泻4个月。现病史：4个月前（怀孕7个月时）出现腹泻（疑因服补铁剂），大便每日3～4次，夹不消化食物，未予治疗，现产后已18日，产后食猪蹄炖汤后腹泻加重，大便每日6次，自服蒙脱石散后稍缓。现症见：腹泻，质稀不甚（服蒙脱石散），有完谷不化之象，有时夹风沫，脐周隐痛，便前腹痛，肠鸣，泻后痛减。有时后背凉，自觉有风，纳可，稍有恶心，小便正常。舌质红，苔根部黄腻，脉沉滞。

处方：陈皮10g，生白芍15g，炒白术10g，防风3g，黄芩10g，炒山楂15g，车前子15g（包煎），炒白扁豆15g，羌活3g。3剂，水煎服，日1剂。

二诊（2008年9月15日）：服上方3剂，腹泻次数减少，大便每日3次，第1次大便成形，第2次及第3次大便稀，便前腹痛，肠鸣，泻后痛减，较前稍减，稍恶心，饿时嗳气，蹲起后头晕目黑，乳汁少。舌质淡红，苔薄腻微黄，脉偏弱。

处方：上方加葛根10g，砂仁3g（后下），通草6g，炮干姜3g。6剂，水煎服，日1剂。

4. 泄泻案四

郭某某，男，45岁，企业管理，已婚。

初诊（2009年9月9日）：主诉：五更泻半年。现病史：患者半年前开始出现凌晨三四时腹胀痛，肠鸣，即急须如厕，泻如水样，泻后安，患者平素腹泻易发，无明显诱因，腹泻服蒙脱石散有效，但会出现右胁腹胀，近半年白天不腹泻。纳可，曾眠差，服谷维素后缓解，易饥饿，小便清白，平时怯冷，吃生冷食物即加重。舌淡有齿痕，苔薄白，脉沉弱。中医诊断为五更泻，证属脾肾阳虚。

处方：党参12g，炒白术10g，干姜6g，补骨脂10g，吴茱萸6g，煨肉豆蔻10g，五味子10g，煨诃子10g，肉桂3g，制附子6g，炙甘草6g，大枣6个（切开）为引。15剂，每服5剂，间歇1日续服，日1剂，两煎两服。

二诊（2009年10月9日）：服上药15剂，现大便正常，每日晨七八时大便，偶有稀便，近三四日便可。但患者自述服药后胀气很多。现觉身有力，气较足。纳眠可，小便可。舌红，少苔，脉沉弱较前轻。

处方：党参12g，炒白术10g，干姜6g，补骨脂10g，吴茱萸6g，煨肉豆蔻10g，煨诃子10g，肉桂3g，制附子6g，煨木香6g，炒麦芽15g，炙甘草6g，大枣4个（切开）为引。15剂，日1剂，两煎两服。

5. 泄泻案五

孟某某，女，55岁，退休，已婚。

初诊（2009年12月28日）：主诉：腹泻6年余，加重5日。现病史：腹泻6年余，近

5日加重，现大便每日5～6次，近几日便前腹痛，便色黄绿，不能进食辛辣、油腻，食之则腹泻甚，纳可，小便可，眠差，不易入睡，睡后易醒，须服安眠药，每晚服1片。舌淡暗，苔黄，脉沉乏力。腹泻未正规治疗，未服过中药汤剂。既往血脂偏高。

处方：葛根15g，黄芩10g，黄连6g，炒山楂15g，生山楂15g，炒车前子15g（包煎），生车前子15g（包煎）。10剂，日1剂，两煎两服。

二诊（2010年1月13日）：服上药12剂，服药期间大便稀稍好转，每日3次，便前有时腹痛，纳可，眠差同前，仍需服地西泮片，腹不胀，小便正常，无口干苦，不怕冷，近2年有时烘热，之后微汗。舌质正红偏暗，苔黄厚腻（今晨喝汤药），舌底脉络迂曲，脉沉滞。

处方：上方加炒山药15g，生山药15g，炮干姜6g，小麦30g，茯苓10g。10剂，日1剂，水煎服。

三诊（2010年1月25日）：服上药腹泻续见好转，睡眠已改善，烘热也减轻，现大便已变为每日2次，溏便，不肠鸣，时腹痛欲便，便后痛减，仍不敢吃油腻及辣食，纳可。舌质淡红，苔薄黄，脉沉弱。

处方：葛根15g，黄芩10g，黄连6g，生白芍10g，炒山楂15g，生山楂15g，炒车前子15g（包煎），生车前子15g（包煎），炒山药15g，生山药15g，炮干姜6g，石榴皮20g（炒黄），小麦30g，茯神10g，大枣3个（切开）为引。10剂，日1剂，水煎服。

5. 便秘

【理论阐述】 便秘是指以排便周期延长，大便干结难解，或虽频有便意而排便不畅为主要临床表现的病证。张仲景在《伤寒论》中则称便秘为"大便硬""不更衣""脾约""阴结""阳结"等，并设立了苦寒泻下之三承气汤，养阴润下之麻子仁丸，理气通下之厚朴三物汤，以及外用蜜煎导、猪胆汁导等塞肛通便诸法，为便秘辨证论治奠定了基础，且诸多方药沿用至今。

《临证指南医案·脾胃》说："脏宜藏，腑宜通，脏腑之用各殊也……即宗内经所谓六腑者，传化物而不藏，以通为用之理也。"便秘无论虚实，总以大肠传导失常所致，故张老治便秘时，仍以"通"立法，实证便秘，结合热、冷、气致秘之不同，分别施以泻热、温通、理气通便之法，胃肠燥热之热秘者，治宜泻热导滞，润肠通便，方以麻子仁丸加减治之；上中二焦火热致秘者，治宜泻火通便，清上泄下，方以凉膈散加减治之；肝气失疏，脾气失运致气秘者，治宜疏肝理气，导滞通便，方以逍遥散加减治之，若肝郁日久化火，则加牡丹皮、栀子以清热泻火；若见少阳阳明合病，邪入阳明，化热成实，腑气不通致秘者，治宜和解少阳，内泻阳明热结，方以大柴胡汤加减治之；若血瘀致秘，则治宜活血理气，祛瘀通便，方以血府逐瘀汤加减治之。便秘日久，虚证便秘，肠失濡润，推动无力，在润肠通便的基础上，依据其气血阴阳亏虚的不同表现，分别施以益气、养血、滋阴、温阳之法。若脾虚气弱而秘者，治宜补中益气，润肠通便，方以补中益气汤加减治之；精血亏虚而秘者，治宜养血滋阴，润燥通便，方以润肠丸化裁治之；阴虚火旺而秘者，治宜养血滋阴，润燥通便，方以六味地黄丸合增液汤加减治之；肠燥津枯而秘者，治宜润肠通便，行气导滞，方以经验方三子五仁汤加味治之，此方以五仁汤合三子养亲汤化裁而成，前方功善润肠通便，后者长于行气消痰。六腑以通为用，对于便秘日久，浊秽难出者，无论病机为何，张老常酌加少量大黄以通其气机，下其瘀浊，通利肠腑。

【可视化图鉴】　通过对张老医案数据进行纳入排除筛选，得出治疗便秘相关有效医案156条，经过分析挖掘，得到临证遣药关系如图2-16所示。便秘多为慢性久病，多见大便干结难解，润肠通便是便秘的基本治法，莱菔子、决明子、杏仁、火麻仁、桃仁之属，种仁类质润多脂，最善润燥滑肠；大黄可清热通腑，当归可养血润燥。肝郁化火，或阴虚火旺，火扰心神，故见眠差，栀子、柴胡、赤芍、生地黄、玄参、柏子仁清肝泻火，养阴安神。胃肠气滞，腑实不通，故见腹胀，莱菔子、紫苏子、杏仁、大黄、香附、枳实之属可行气通腑，化痰除胀。心肝火旺，胃热津伤，故见口干，知母、石膏、生地黄、麦冬、玄参、桔梗清心泻肝，养阴生津；心肝火旺，痰热上犯，故见口苦，栀子、柴胡、黄芩、陈皮、茯苓、瓜蒌清肝泄火，健脾化痰。脾虚不运，痰热阻滞，饮食不化，故见纳差，陈皮、茯苓健脾燥湿，紫苏子、莱菔子降气消食，瓜蒌、枳实清化痰热。《圣济总录·口齿门》曰："口者脾之候，心脾感热，蕴积于胃，变为腐臊之气，腑聚不散，随气上出，熏

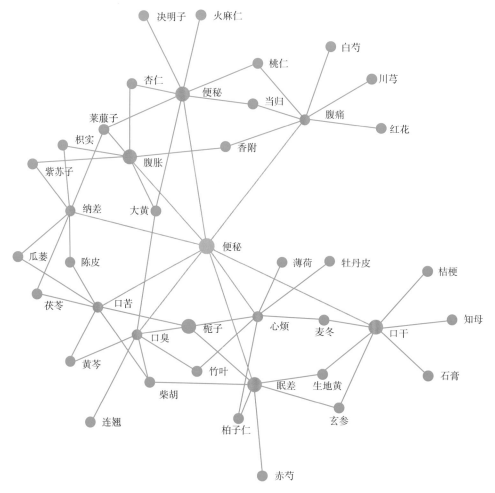

图2-16　张磊治便秘案临证遣药关系挖掘图

发于口，故令臭也。"心脾积热，故见口臭，栀子、竹叶、大黄、柴胡、黄芩、连翘清心泄脾除热。心肝火旺，或阴虚火旺，扰及心神，故见心烦，栀子、竹叶、牡丹皮、薄荷、柏子仁、麦冬清心除烦，养阴泻火。气滞血瘀，不通则痛，故见腹痛，当归、桃仁、白芍、红花、川芎、香附活血行气止痛。

经典医案

1. 便秘案一

谢某某，女，83岁，退休，已婚。

初诊（2017年1月25日）：主诉：便秘40余年。现病史：自诉年轻时便有排便困难，曾多方治疗，时好时坏。现症见：大便不服用通便药就无法排出，偏干，肛门处下坠感严重，小便可，自觉阴道干涩，疼痛，全身乏力，时有头晕，心中时有动悸，纳一般，眠可。舌红，苔白厚，脉细。既往冠心病30余年。治以润通，方以三子五仁汤加味（自拟方）。

处方：炒火麻仁30g，杏仁10g，桃仁10g，郁李仁30g，柏子仁10g，决明子20g，炒苏子10g，炒莱菔子10g，肉苁蓉30g，当归10g。10剂，日1剂，水煎服。

2. 便秘案二

邵某某，女，40岁，干部，已婚。

初诊（2009年11月18日）：主诉：便秘、眠差、脱发3年余。现病史：自诉生育后即眠差，便秘，脱发，平时劳心伤神，纳食难消，纳一般，易腹胀，大便干结，3～4日1次，小便正常，经期后错7日左右，量可，经前乳胀（有小叶增生），偶痛，腰痛，经色暗，有小血块，自觉阴部潮湿，无异味，现正服郑州市中医院调经方（四物汤加减），冬季手脚凉，其他季节手脚发热，服现中药效可。舌暗红，有齿痕，苔薄黄（染苔），脉细。证属精血不足，肠失其濡，方以润肠丸加味。

处方：当归尾15g，羌活10g，桃仁12g，炒火麻仁30g，大黄10g（后下），杏仁15g，郁李仁30g。10剂，日1剂，两煎两服。

3. 便秘案三

张某某，女，33岁，后勤工作者，已婚。

初诊（2017年3月29日）：主诉：便秘半年。现病史：因吃减肥药而便秘半年，经常上火，痤疮2个月，晨起口苦。入睡难，多梦，食少，小便正常，月经正常。舌红，苔薄黄。曾服药香丹清。婚后生一子已6岁。方以凉膈散加减治疗。

处方：栀子10g，连翘10g，黄芩10g，竹叶10g，薄荷3g（后下），槐角30g，大黄10g（后下），生甘草3g，蜂蜜一汤匙（调入）引。10剂。

4. 便秘案四

王某某，女，49岁，无业，已婚。

初诊（2008年6月4日）：主诉：便秘8年。现病史：2001年无明显原因出现左侧腰痛致起立困难，服中药多剂效不佳，后在检查治疗过程中发现糖尿病、肾结石，服中药汤剂后肾结石症状减轻，后一直服降糖药，控制可。现症见：常腹胀甚欲大便，但排便不畅，大便较干,甚则如栗,每日1次,小便可。纳可,眠浅。两足干燥起皮。月经周期正常,量色可,经至后常有赤带,常外阴瘙痒。咽部异物感,咯之不出,头蒙,视物模糊。舌质淡红略暗,苔薄黄乏津,脉细。

处方:生地黄20g,山萸肉10g,生山药15g,泽泻10g,牡丹皮10g,茯苓10g,决明子30g,生石膏30g,知母15g,竹叶10g,菊花10g(后下),石斛15g,生甘草6g。15剂,水煎服,日1剂。

二诊(2008年7月28日):服上方15剂,服药时大便正常,停药后仍便秘,大便干,每日1次。腰痛,目涩,目昏不欲睡,头蒙。咽部异物感消失。纳眠一般,小便正常。舌质淡红,苔微黄腻,脉细。

处方:生地黄20g,山萸肉10g,生山药15g,泽泻10g,牡丹皮10g,茯苓10g,石斛15g,决明子30g,生石膏30g,知母15g,生石决明30g(先煎),天花粉10g,生甘草6g。15剂,水煎服,日1剂。

三诊(2008年10月31日):服上药15剂,大便通畅。停药5日后,大便又秘结,自觉不如首诊方。20日前不明原因于夜2时心躁热而醒,难以入睡,汗出,持续2周,自服谷维素等药1周后症状消失。现症见:大便干结,每日1次,腹胀不适,目珠胀。舌质淡暗,苔薄白,脉细。治以从足少阳和足阳明经。

处方:生地黄20g,玄参30g,麦冬30g,怀牛膝15g,知母15g,生石膏30g,决明子30g,金钱草30g,大黄10g(后下),桃仁12g,夏枯草30g,生甘草6g,桑白皮10g,地骨皮10g。15剂,水煎服,日1剂。

5. 便秘案五

施某某,女,35岁,教师,已婚。

初诊(2009年11月20日):主诉:便秘10年余。现病史:便秘10年余,有痔疮史,半个月前在河南省中医院做手术。现症见:大便每日1次,质干,排出困难,长年"眼睛红"。自觉全身发胀,手脚凉,怕冷,以冬天为甚,急躁易怒,偶有眠时汗出。月经提前7日,量少,色可,无血块,经前无乳胀。纳可,易腹胀,眠可,小便可。眼圈发青,两颊褐斑2年余。易激动,心发慌。未经治疗。舌红,苔微黄,脉细。证属肝郁化火。

处方:柴胡10g,生白芍15g,当归10g,薄荷3g(后下),茯苓10g,制香附10g,牡丹皮10g,栀子10g,桑白皮10g,地骨皮10g,知母10g,木贼草10g,忍冬藤20g,通草6g,菊花10g(后下),玄参10g,生甘草3g。15剂,日1剂,两煎两服。

二诊(2010年1月11日):服上药腹胀消失,便秘好转,大便1日1次,稍干,面斑也减轻。现症见:自觉面部胀,双目干涩,干涩昏花。手胀减轻,但仍胀,时心慌,易急躁,易怒。月经周期可,经期3~4日,量少,色可,白带适中,手脚冰凉。舌质红略暗,苔薄白,脉细。

处方:当归10g,生地黄10g,桃仁10g,红花10g,赤芍15g,柴胡6g,川芎6g,桔梗6g,炒枳壳6g,怀牛膝10g,制香附10g,木贼草10g,决明子30g,生甘草6g。20剂,日1剂,水煎服。

三诊(2011年7月11日):服上药后便秘愈,腹胀偶有。服4个多月,后又服逍遥丸、六味地黄丸20余瓶。现:月经量少,周期可,经期3~4日,色暗,经期无腹痛,轻微腰痛,经期无特殊不适。双手胀，双目干涩发红。纳眠可，大便不干，每日1次，排便不畅，小便可。有面斑，双侧输卵管不通。舌质暗红，苔薄白，舌底脉络略迂曲，脉细。证属肝血不足。

处方：当归15g，生白芍30g，熟地黄10g，川芎6g，川牛膝10g，炒王不留行20g，益母草30g，制香附10g，制首乌15g，红花6g。20剂，日1剂，水煎服。

（四）肝胆系疾病

1. 头痛

【理论阐述】 头痛，亦称头风，既可单独出现，亦可伴见于多种疾病的过程中。张仲景在《伤寒论》中则结合六经辨证理论，提出了太阳头痛、阳明头痛、少阳头痛、厥阴头痛，并对各经头痛的症治进行论述，如《伤寒论·辨太阳病脉证并治中》曰："太阳病，头痛发热，身疼，腰痛，骨节疼痛，恶风，无汗而喘者，麻黄汤主之。"

张老认为，头部疾患，热证多而寒证少，实证多而虚证少，张老治疗外感头痛，临床最多见风热上壅清窍所致头痛者，故立轻清法，治以疏散风热、清利头目，张老自拟经验方谷青汤为主治之，每获良效。内伤头痛，多责之于气、血、痰、瘀、虚，致经气不通或经脉失养而发为头痛。若为肝阳上亢而痛者，治宜平肝潜阳，张老选三草一母汤加减治之；若少阳不解，经气不畅而痛者，则宜疏理少阳经气机，方以小柴胡汤加减治之；若肝郁化火上扰而痛者，治宜清肝泻火，方以丹栀逍遥散加减治之；若为瘀血阻络而痛者，治宜活血化瘀，方选血府逐瘀汤加减；若痰浊上扰清窍而痛者，治宜化痰降逆，方用半夏白术天麻汤化裁治之；若为气虚头痛者，治宜益气升清，方选补中益气汤加减治之；若为血虚头痛者，治宜滋阴养血，方用四物汤加减；如肾虚头痛者，则治宜补肾填精，方以六味地黄丸化裁治之。内伤诸因可单独为害，亦可相兼为因，朱丹溪《丹溪心法》曰："痰夹瘀血，遂成窠囊。"唐容川《血证论》言"痰亦可化为瘀"，痰瘀同源，常相兼为害，若见痰瘀互阻之头痛者，则宜燥湿化痰，活血化瘀，方以二陈汤和桃红四物汤加减治之；若气血俱虚之头痛者，则宜益气补血，方以补中益气汤合四物汤加减治之。此外，若见郁气不宣，风袭少阳所致之偏头痛者，则宜疏肝解郁，活血止痛，方选《辨证录》散偏汤加味治之，此方川芎用量较大，还须谨防过用之弊。

【可视化图鉴】 通过对张老医案数据进行纳入排除筛选，得出治疗头痛相关有效医案326条，经过分析挖掘，得到临证遣药关系如图2-17所示。头部病证热多寒少，实多虚少，风热上壅，郁火上炎，瘀阻脑络，脑窍被扰，故见头痛，谷精草、蔓荆子疏散风热，清利头目，青葙子、夏枯草清肝泻火，川芎、当归活血行气止痛。痰热扰神，肝火上犯，或阴虚火旺，心神不藏，故见眠差，黄芩、茯苓清热燥痰，栀子、赤芍清肝泻火、生地黄、玄参养阴宁心，诸邪得祛，则心神自安。风热上扰，肝阳上亢，或阴虚阳亢，风眩内动、清窍不宁，故发头晕，谷精草、蔓荆子疏风散热，清利头目，薄荷、菊花、夏枯草清肝泻火，平抑肝阳，怀牛膝能补益肝肾，又可引上走之气血下行。邪犯少阳，或痰热中阻，胃失和降，故见恶心，黄芩、柴胡和解少阳，茯苓、半夏、陈皮清热化痰和胃，麦芽升发少阳之气。阴虚火旺，心火上炎，故见口干，生地黄、玄参、麦冬、当归滋阴制火，润燥生津，桔梗宣肺利咽，使津上承，竹叶清热除烦，生津止渴。气血亏虚，心神不安，故见心悸，党参、茯苓、白术、甘草益气生血，牡蛎、龙骨镇纳潜阳安神。卫表不固，津液不藏，或阴虚火旺，迫液外出，故见汗出，黄芪、白术益气固表止汗，白芍、牡丹皮养阴清热止汗，牡蛎、龙骨潜镇固涩敛汗。心肝火旺，扰及心神，故见心烦，黄芩、柴胡、栀子、牡丹皮、玄参、竹叶清心泻火，除烦安神。气滞血瘀，或火热上炎，故见头胀，川芎、红花、桃仁、枳壳、香附行气活血，怀牛膝引气火下行，气机得顺，则胀自除。脾虚不运，痰湿中阻，饮食难消，故见纳差，半夏、陈皮、茯苓、白术、党参、麦芽健脾益气，化湿消食。

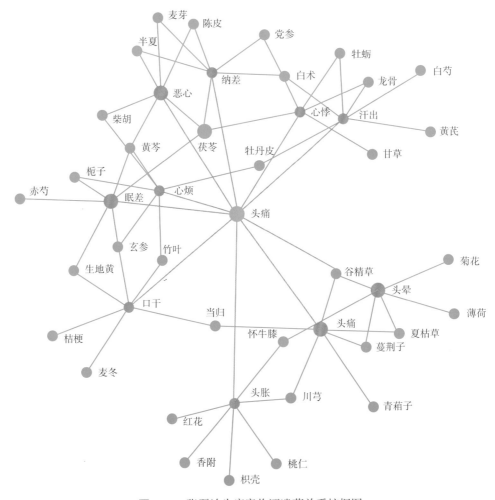

图2-17　张磊治头痛案临证遣药关系挖掘图

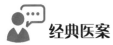 经典医案

1. 头痛案一

张某某，女，36岁，干部，已婚。

初诊（2006年6月5日）：主诉：头痛、失眠2年余。现病史：头痛发于左右后侧部，呈跳痛，时头晕，口苦，失眠，多梦，时心慌，不口渴，时感乳房胀痛，呈针刺样，月经2～6个月一潮，白带量多，色时白时黄，饮食及二便正常。面部少量褐斑，眼珠肿，见风流泪。舌质淡，苔白，脉细。既往额窦炎。2005年红外线乳腺检查示：乳房内有块状阴影。证属风火上壅。

处方：谷精草30g，青葙子15g，决明子10g，蝉蜕6g，薄荷10g（后下），菊花10g（后下），蔓荆子10g，酒黄芩10g，制香附12g，桃仁10g，红花6g，夏枯草15g，生甘草6g。15剂，日1剂，水煎服。

二诊（2006年7月17日）：服上药头痛失眠均减轻，现症见：睡眠时间可，唯梦多。头顶痛，膝怕冷，见冷则痛，双乳房夜间痛，压之痛。月经2～3个月一潮，经潮时腹痛，白带适中，纳可，大便稍干，2日1次。口不苦，心不烦，晨起面色萎黄。舌质红淡，苔薄白，脉细滞。

处方：上去桃仁、红花加生白芍15g，生地黄10g，麦冬15g，决明子改为20g，夏枯草改为20g。15剂，日1剂，水煎服。

2. 头痛案二

付某某，女，31岁，护士，已婚。

初诊（2006年7月17日）：主诉：头痛10余年。现病史：患者无明显原因出现头痛，部位不固定，多呈跳动性痛，多发生在月经前后，初持续数十个小时，渐至1日，现头痛发作靠口服止痛片止痛，头痛时伴恶心等症少，曾于2005年在河南省肿瘤医院行CT检查未见异常。现症见：头痛时伴头胀，无口干口苦，无目胀，后枕部疼痛不适，多在两颞侧痛，月经周期正常，经量偏少，来潮时腹痛、头痛，时有乳胀，经血带块（小块），经后头痛较重，白带正常，饮食及二便正常。舌质微红，舌体小，苔微黄而欠润，脉细滞。

处方：柴胡10g，白芍10g，当归10g，炒白术6g，茯苓10g，薄荷10g（后下），川芎10g，白芷10g，谷精草30g，青葙子15g，酒黄芩10g，蔓荆子10g，生甘草6g，桃仁10g，红花10g。10剂，日1剂，水煎服。

二诊（2006年8月7日）：服上方头痛减轻，发作次数减少，时间短，仍月经前后痛，后枕部痛，乳房胀，白带正常，纳可，夜寐安，二便正常。本次月经刚净，经前乳胀有减轻，量亦有增。舌淡红，苔薄白，脉细。

处方：照上方加菊花10g（后下），白僵蚕10g。15剂，日1剂，水煎服。

3. 头痛案三

齐某某，女，41岁，干部，已婚。

初诊（2006年7月28日）：主诉：反复头痛发作14年。现病史：1991年无明显原因头胀，头痛如裂，检查未发现病灶，经服药及按摩休息10余日缓解。1999年又发作同前，用针灸、按摩、口服藿香正气水2个小时缓解。今年2月15日住院治疗，反复发作，检查未明原因。现无明原因颈部血管胀硬，血液向上涌，眼眶痛，眼球突出感，耳膜外鼓，耳响如心跳声，犯病时呕吐，呕吐物为胃内容物。入睡困难，易醒，易烦躁，手足心热，大便干，小便可。心电图示心肌缺血，颈椎片示颈椎曲度变直，自人工流产术后月经数月未来。舌质略暗，苔薄白，脉细滞。证属肝胃气火上攻，气火上升，方以大柴胡汤加减治疗。

处方：柴胡10g，黄芩10g，制半夏12g，生白芍12g，炒枳实12g，大黄10g（后下），夏枯草30g，代赭石30g。10剂，日1剂，水煎服。

二诊（2006年8月11日）：服上药效佳，头痛未反复，精神增加，乏力好转。现症见：纳可，二便可，寐少，余无明显不适，冬天手脚凉，月经已来，3日洁净，量少，有血块。舌质淡红，有齿痕，苔薄白腻，脉沉滞。

处方：上方加桃仁10g，红花10g，炒枣仁20g，茯苓10g。10剂，日1剂，水煎服。

4. 头痛案四

常某某，女，61岁，退休，已婚。

初诊（2009年8月26日）：主诉：头痛，见风或太阳晒后痛甚20余年。现病史：20年前无明显原因出现见风后或太阳晒后头两侧及前额部痛，维持至今，痛如针刺。纳眠可，二便正常。冬天怕冷，夏天怕热。舌红，苔白腻（中部），脉沉弱。断经16年余，白带无。因病不重故病后未曾服药治疗，病发时热敷则轻。既往肺结核（已愈）。

处方：党参15g，生黄芪30g，炒白术10g，当归10g，陈皮6g，升麻10g，柴胡10g，蔓荆子10g，羌活3g，川芎6g，白芷3g，炙甘草6g，延胡索10g，牛蒡子10g，菊花10g（后下），生姜3片，大枣3个（切开）为引。7剂，日1剂，水煎服。

二诊（2009年9月21日）：服药20剂，有稍腹痛症状，头仍痛，头晕，喜长叹气，耳鸣，纳眠可，但梦多，二便可。舌红，苔白厚腻，脉缓弱。方以圣愈汤加减。

处方：熟地黄10g，当归10g，生白芍15g，川芎10g，党参10g，生薏仁15g，羌活10g，细辛3g，蔓荆子10g，陈皮6g，磁石20g（包煎）。8剂，日1剂，水煎服。

三诊（2009年10月26日）：服上药20余剂，头晕、头痛稍减轻，2009年10月21日经颅多普勒（TCD）示：①右侧椎动脉血流连续增快；②右侧颞窗未探测到大脑动脉血流信号。上周二头晕发作，较剧烈。现症见：头痛，头晕，喜长叹气，耳鸣，纳可，眠可，但是梦多，二便可。冬天凉风、夏天太阳晒皆可加重。舌红，苔黄腻，脉沉，偏弱。以久病入络为治。

处方：当归10g，生地黄15g，桃仁10g，红花10g，赤芍15g，柴胡6g，川芎6g，桔梗6g，炒枳壳6g，怀牛膝10g，生黄芪30g，防风10g，生甘草6g。8剂，日1剂，两煎两服。

四诊（2009年12月7日）：服上药30余剂，效可，头痛、头晕减轻了许多，偶有头隐痛，耳鸣，喜长叹气，纳可，眠可，二便可。舌淡胖，苔白腻，边有齿痕，脉沉弱。

处方：当归10g，生地黄10g，桃仁10g，红花6g，赤芍10g，柴胡3g，川芎3g，桔梗3g，炒枳壳3g，怀牛膝10g，生黄芪30g，制川乌6g，防风10g，生甘草6g，白僵蚕10g。10剂，日1剂，两煎两服。

5. 头痛案五

江某某，女，65岁，退休，已婚。

初诊（2016年5月11日）：主诉：左偏头痛时轻时重已40余年，加重2年余。现病史：40年前出现因生气或上火都会引起左侧偏头痛，跳痛，耳上痛有定处，曾服震天丸，效不佳。现症见：仍有生气或上火时左侧偏头痛，伴见烘热汗出，失眠，眼干涩，不渴，不呕，纳一般，大便干，两三日一次，小便正常，口干，咽干，喝水不多。舌质红，苔黄厚燥，脉细滞。既往服维生素，改喝王老吉、夏桑菊皆会上火，易致流鼻血。B超：慢性胆囊炎，浅表性胃炎。高血脂。中医诊断为瘀热头痛。

处方：当归6g，生地黄15g，桃仁10g，红花6g，赤芍10g，柴胡3g，川芎3g，桔梗3g，炒枳壳3g，怀牛膝10g，黄芩10g，大黄3g，谷精草30g，生甘草3g。10剂，日1剂，水煎服。

二诊（2016年9月30日）：服上药100剂，效佳，头痛大便均好转，现仍有左侧头痛，阵发性跳痛，眠差，生气、急躁时加重，头痛时左侧大牙亦痛，平时易急躁，时有心慌，无胸痛，身力可，口干苦不渴，饮水一般，晨起时咽中有黏黄痰，偶有干咳。眠差，易醒，纳可，大便每日1次，偏干，小便稍黄。舌淡红，苔黄腻，脉细有力。手脚心热。

处方：上方去谷精草加生石膏30g，玄参30g，赤芍改为15g。15剂，日1剂，水煎服。

2. 眩晕

【理论阐述】 眩晕以目眩与头晕为主要表现。《说文》："眩，目无常主也。"目眩以眼花或眼前发黑，视物模糊为特征，头晕是指感觉自身或外界景物旋转，站立不稳。二者时常同时并见，故统称为眩晕。

眩晕病因多端，张老临证治眩，审因论治，方法灵活，尊古不泥，时有创思。《素问玄机原病式·五运主病》中言："风火皆属阳，多为兼化，阳主乎动，两动相搏，则为之旋转。"故张老以疏风清热法，适宜风热上攻，头目不清而眩者，张老自拟经验方谷青汤化裁治之；清肝泻火法，适于肝郁脾虚，化火上犯而眩者，方选丹栀逍遥散加减治之；平肝息风法，适宜肝阳上亢而眩者，方以镇肝熄风汤加减治之；和解少阳法，适宜邪犯少阳致眩者，方以小柴胡汤加减。"久病入络"，活血通窍法，适宜瘀血阻窍而眩者，方以血府逐瘀汤化裁治之。《丹溪心法·头眩》云"无痰不作眩"，故张老以燥湿祛痰法，适于痰湿阻络而眩者，方以半夏白术天麻汤合泽泻汤加减；清热化痰法，适于痰热上扰而眩者，方以黄连温胆汤加减治之；泻热涤浊法，适宜浊热内蕴，阻遏上扰清阳而眩者，方用涤浊汤合二陈汤、三仁汤化裁；解郁化痰法，适宜气郁痰阻而眩者，方以越鞠丸加减；《景岳全书·眩运》云"无虚不能作眩"，故张老以益气升清法，治疗脾虚气弱，清阳不升而眩者，治宜补中益气汤；健脾化痰法，适宜脾虚痰扰清窍而眩者，方以六君子汤加减；养血活血法，治疗肝虚血瘀则眩者，方宜桃红四物汤加减；填精益肾法，适宜肾精不足而眩者，方以六味地黄丸加减；滋阴补肾法，适于肝肾阴虚而眩者，方以左归丸加减；温阳利水法，适合于脾肾阳虚水泛而眩者，方以真武汤化裁治之。

【可视化图鉴】 通过对张老医案数据进行纳入排除筛选，得出治疗眩晕相关有效医案573条，经过分析挖掘，得到临证遣药关系如图2-18所示。风热上壅，肝阳上亢，痰浊蒙蔽，致风眩内动，清窍不宁，故见头晕，蔓荆子、谷精草疏散风热，菊花、薄荷清肝平肝，半夏、泽泻祛痰渗湿泻浊，泽泻即有泽泻汤之义，《金匮要略·痰饮咳嗽病脉证治》曰："其人苦冒眩，泽泻汤主之。"风火上攻，痰浊中阻，故见目眩，谷精草、青葙子、夏枯草祛风清火，半夏、白术、天麻燥湿化痰息风。血虚肝旺，心火痰浊内扰，心神不藏，故见眠差，酸枣仁、五味子养血补肝，宁心安神，黄芩、丹参有清心除烦之功，茯苓、陈皮可燥湿化痰，宁心安神。气血亏虚，鼓动无力，故见乏力，党参、茯苓、白术、甘草健脾益气，当归、白芍补养阴血。心虚胆怯，心脾两虚，或阴虚火旺，致心神失养，故见心悸，龙骨、牡蛎有潜镇安神之功，麦冬、党参、五味子、生地黄可益气养血，滋阴宁心。胃热津亏，或气阴不足，津不上承，故见口干，生地黄、玄参、麦冬、天冬、山药、山萸肉补气养阴，益胃生津。心火亢盛，痰热内扰，故见心烦，菊花、竹叶、丹参、玄参、牡丹皮、小麦清心化痰，除烦安神。邪犯少阳，痰湿中阻，胃气不利，故见恶心，黄芩、柴胡和解少阳，陈皮、茯苓、麦芽、生姜健脾化湿，消食开胃。肝火上扰，或肾虚肝亢，故见耳鸣，蝉蜕、牡蛎、柴胡、黄芩、山萸肉、怀牛膝清肝泻火，补肾抑肝，耳鸣自息。

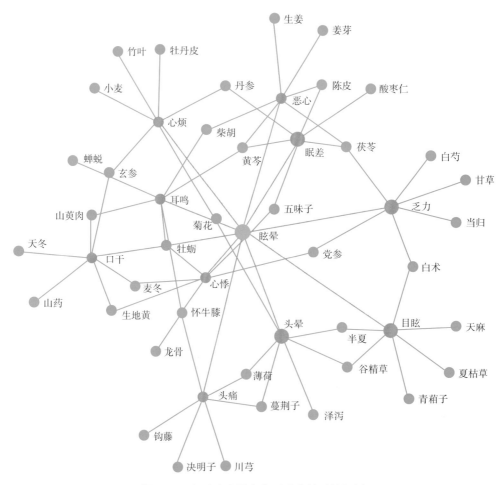

图2-18　张磊治眩晕案临证遣药关系挖掘图

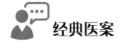 **经典医案**

1.眩晕案一

徐某某，男，68岁，退休，已婚。

初诊（2006年1月4日）：主诉：阵发性头晕近1年。现病史：原有高血压、髂动脉硬化病史。近1年出现阵发性头晕，多于起床、站起、走路时出现，伴目眩，甚至摔倒，无恶心呕吐，双腿乏力，大便不干，小便夜频，纳眠可，有时吃饭发呛。舌质红，苔黄薄，脉弦数。血压143/75mmHg。2004年3月CT报告示：脑萎缩，多发性腔隙性脑梗死。

处方：制半夏10g，陈皮10g，茯苓10g，炒白术6g，天麻6g，泽泻15g，钩藤30g（后下），黄芩10g，生龙牡各30g（先煎），夏枯草30g，桑叶10g，生甘草6g。10剂，日1剂，水煎服。

二诊（2006年1月16日）：服上药症状有所缓解，阵发性头晕稍轻，双下肢无力，行走时明显，饮食及二便正常。舌质红，苔薄黄，脉弦。

处方：照上方加海浮石30g（包煎），川芎10g。15剂，日1剂，水煎服。

三诊（2006年2月6日）：服上药阵发性头晕减轻，仍双下肢无力，遗尿2次，大便不干，纳眠可。舌质红，苔黄，脉中取则软，沉取则弦。血压150/95mmHg。

处方：制半夏10g，陈皮10g，茯苓10g，炒白术6g，天麻6g，黄芩10g，怀牛膝10g，川牛膝10g，丹参30g，桃仁10g，红花10g，炒杜仲10g，川断10g，山萸肉10g，益智仁10g，生甘草6g。15剂，日1剂，水煎服。

四诊（2006年3月8日）：今血压高，161/101mmHg，自诉这几日血压不稳，头晕，下肢乏力，眠可，心不烦，口不干，尿急，尿频。舌质暗，苔黄，脉弦。

处方：制半夏10g，陈皮10g，茯苓10g，炒白术10g，天麻6g，炒杜仲10g，怀牛膝10g，桑寄生30g，桃仁10g，红花10g，赤芍15g，菟丝子30g，桑螵蛸30g，生甘草6g，五味子10g。15剂，日1剂，水煎服。

五诊（2006年3月27日）：上方加石菖蒲10g，4剂。

六诊（2006年3月31日）：头晕减轻，心慌，无胸闷，尿急、尿频稍好，双腿发软无力，咳嗽，吐白稠黏痰，咳吐不利。食欲可，大便正常。血压145/90mmHg。舌质暗，苔黄，脉弦细。

处方：上方加胆星6g，竹茹10g，10剂。

2. 眩晕案二

王某某，女，78岁，退休，已婚。

初诊（2006年3月22日）：主诉：头晕10年，加重1年。现病史：10年前始偶有头晕，近1年来加重。晨起、午睡起头晕甚，伴呕吐，恶心甚，无眩，持续1～2小时缓解，近1年发作3次，曾查椎基底动脉供血不足，服银杏叶片、氟桂利嗪片等好转，现头昏沉，入睡难或易醒，纳食可，二便调，发作头晕时出汗，头晕时欲呕欲便，体位变动时发作，曾做检查，颈椎间距不大，血压高，偶有幻听，常口腔溃疡，反复尿路感染。舌质淡红，苔薄白，脉结。既往冠心病、心肌缺血20年，腰椎间盘突出症10余年，咽炎、慢性结肠炎7年余。血压150/85mmHg。证属肝疏泄功能过强，致上逆下迫。

处方：生白芍30g，怀牛膝15g，天冬10g，生麦芽15g，代赭石20g，玄参15g，茵陈10g，生龙牡各30g（先煎），菊花10g（后下），生地黄10g，丹参30g，小麦30g，生甘草6g。15剂，日1剂，水煎服。

二诊（2006年4月12日）：头已不晕，亦不恶心，自测血压128/70mmHg，但服上药大便次多。舌质偏暗，舌苔略白厚，脉弱未见结象。鉴于上药已中的，今以心脏为主治之。

处方：党参15g，麦冬10g，五味子10g，山萸肉10g，炒山药30g，小麦30g，丹参

30g，炙甘草6g，炒麦芽15g，大枣6个（切开）为引。10剂，日1剂，水煎服。

3. 眩晕案三

梁某某，男，8岁，学生。

初诊（2009年7月31日）：主诉：头晕、头痛3月余。现病史：因鼻窦炎引起头晕、头痛。现症见：头晕，头痛，打喷嚏，鼻流清水，眼睛畏光。手心发热，汗多。纳眠可，二便正常。舌红有点刺，苔黄腻，脉有力。

处方：谷精草20g，青葙子10g，决明子6g，蝉蜕3g，薄荷4g（后下），菊花6g（后下），蔓荆子6g，酒黄芩6g，蒲公英15g，白芷4g，生甘草3g，石斛10g。15剂，水煎服，日1剂。

二诊（2009年9月25日）：服上药30剂，效好，头痛、头晕减轻了许多。现症见：停药后偶有头晕头痛，鼻塞重，流清涕，易打喷嚏，从小面部就有针尖大小的小疙瘩。双眼结膜炎，充血。汗多。纳眠可，二便可。舌红少苔，舌尖有点刺，脉有力。

处方：炒苍耳子6g，辛夷2g，防风6g，谷精草20g，青葙子6g，薄荷3g（后下），桑叶6g，白僵蚕6g，连翘6g，菊花6g（后下），牡丹皮6g，蔓荆子6g，生甘草3g，木贼草6g，赤芍6g。15剂，日1剂，两煎两服。

三诊（2010年8月6日）：服上药50剂，诸症基本愈，未继服。现症见：鼻甲肿大，经常打喷嚏，流清涕，鼻腔内有许多白色黏膜，咽部不舒，喜清嗓子。纳眠可，二便调。舌质红，舌根处苔黄厚，脉数。

处方：谷精草20g，青葙子10g，决明子6g，酒黄芩6g，金银花6g，连翘6g，炒苍耳子6g，辛夷3g，白芷4g，桑叶6g，生甘草3g，桔梗6g，牛蒡子6g。10剂，日1剂，水煎服。

4. 眩晕案四

彭某某，女，24岁，职员，未婚。

初诊（2009年12月14日）：主诉：头晕、腹痛7月余。现病史：无明原因出现头晕、乏力，现症见头晕乏力，易疲劳，腹痛，月经周期正常，量少，痛经，经前乳稍胀，纳可，饭后易呕吐，眠差，睡眠质量不高，梦多，大便2日1次，质可，小便可，未治疗过。舌淡红，舌体大，边齿痕，苔略黄，有裂纹，脉沉滞。既往胃炎。证属肝气不疏，血气瘀滞。

处方：柴胡10g，生白芍15g，当归10g，茯苓10g，薄荷3g（后下），制香附12g，陈皮10g，炒枳实10g，竹茹20g，桃仁10g，红花6g，生甘草6g，牡丹皮10g，栀子6g。12剂，日1剂，水煎服。

二诊（2010年1月11日）：服上药头晕明显减轻，乏力好转，现症仍稍有头晕，经前乳房胀消失，饭后恶心消失，小腹痛胀时轻时重，经前小腹胀，经期腹痛，月经周期可，经期3～4日，量可，白带适中，纳可，大便稍干，2日1次。舌质淡暗，苔薄白，脉细滞。

处方：川芎10g，当归10g，生白芍20g，泽泻10g，炒白术10g，茯苓10g，陈皮6g，青皮6g。10剂，日1剂，水煎服。

5. 眩晕案五

金某某，男，69岁，退休，已婚。

初诊（2017年1月20日）：主诉：头晕、恶心、呕吐10余年。现病史：近10余年出现头晕，恶心，呕吐，口涎较多，口不干苦不渴，无视物旋转。头不痛，身力可。时烘热汗出，心慌，心烦急躁。食欲可，纳少，吃多则胃脘痛，恶心呕吐，二便正常，眠可。平时怕冷，手足凉。舌淡，苔白，脉细。体偏瘦，面色暗，精神可。2017年1月20日B超示：肝囊肿，胆囊炎，肝内外胆管扩张。证属胃口伏热。

处方：黄芩10g，黄连6g，党参10g，干姜3g，竹茹30g，陈皮10g，清半夏10g。15剂，日1剂，水煎服。

二诊（2017年2月27日）：服药15剂，恶心减轻，无头晕，现上颌有疾，夜晚流口水，口臭。二便正常，眠可。舌质暗淡，苔白滑，脉沉有力。

处方：柴胡10g，黄芩10g，清半夏10g，炒枳实10g，竹茹10g，黄连6g。10剂，日1剂，水煎服。

3. 中风

【理论阐述】　中风，又称卒中，临床以突然昏仆、半身不遂、偏身麻木、口舌歪斜、言语謇涩为主症的一种常见、多发病证，发病骤急，变化迅速。对中风的认识，唐代以前以"内虚邪中"立论，如陈言《三因极一病证方论·叙中风论》言："如其经络空虚而中伤者，为半身不遂……"唐宋以后，始有"内风"立论。王履则在《医经溯洄集·中风辨》中言："因于风者，真中风也。因于火、因于气、因于湿者，类中风。"提出了"真中""类中"之别。

张老认为"中风"一证，病因虽繁，总归风、火、痰、瘀、虚五端，治疗虽难，临证之谨慎辨证，缓缓图之，可获良效，切不可急功近利，大剂猛攻。中风多本虚标实，虚实夹杂之证，急性期多标实，常见风痰上扰、风火相扇、痰瘀互阻、气血逆乱之象，恢复期及后遗症期则以虚中夹实为主，多见气虚血瘀、阴虚阳亢，或血少脉涩、阳气衰微等象。故张老以清肝息风潜阳法，治疗肝阳偏亢，风火上扰证，方以天麻钩藤饮加减治之；息风化痰通络法，治疗风痰阻络证，方以半夏白术天麻汤化裁；涤痰化瘀通络法，治疗痰瘀阻络证，方以温胆汤为主，酌加活血化瘀之品；涤痰开窍法，适宜痰迷心窍之中风，方以涤痰汤加减；补气活血通络法，治疗气虚血瘀证，方以补阳还五汤加减；育阴潜阳息风法，治疗肝肾阴虚，阳亢化风证，方以镇肝熄风汤加减；滋阴化痰通络法，适宜治疗肝肾不足，筋脉失养之舌强不能言，足废不用，方选地黄饮子加减。此外，久病多瘀，故张老常嘱患者配服活血通脉胶囊，此药仅一味水蛭组成，水蛭为活血之要药，故治疗干血、久瘀方面效极佳，且成药方便，适宜久服。

【可视化图鉴】　通过对张老医案数据进行纳入排除筛选，得出治疗中风相关有效医案208条，经过分析挖掘，得到临证遣药关系如图2-19所示。痰瘀阻络，经络不通，故见半身不遂，桃仁、红花、川芎、赤芍之属活血祛瘀，天南星善祛风痰、温行经络、地龙通经活络，力专善走，并引诸药之力直达络中。风火上扰，痰瘀痹阻，上犯于脑，脑脉闭塞，故见言语謇涩，桃仁、红花活血化瘀，天南星、石菖蒲清热化痰，地龙息风定惊、橘络化痰通络。痰去、瘀消、络通，则言语自利。《医学正传》引丹溪之言曰："麻是气虚，木是湿痰死血。"气虚痰瘀，经脉痹阻，气血不行，故见偏身麻木，当归、白芍、丹参补血活血，通络而不伤血；黄芪一味，甘温补气，气旺血行，瘀去络通，桑枝、姜黄善祛湿通络除痹。风痰瘀血，阻滞脉络，故见口眼歪斜，防风、威灵仙、薏苡仁、土鳖虫、蜈蚣、钩藤祛风除痰，化瘀通络而救偏。肝肾亏虚，痰湿阻络，故见行走不稳，川牛膝、怀牛膝、熟地黄补益肝肾，善行于下，桑枝、姜黄祛湿通络，善走于上。阴虚失润，推动无力，痰热腑实，气机不通，故见便秘，决明子、桃仁、柏子仁润肠通便，枳实、大黄、黄芩泻热通腑。痰热肝阳，上扰心神，故见眠差，石菖蒲、胆南星、郁金、牡蛎、龙骨、柏子仁清热涤痰，潜镇安神。阳亢痰浊，风眩内动，故见头晕，川牛膝、天麻、钩藤平肝息风，引火下行；陈皮、半夏、胆南星健脾燥湿，清热化痰。风痰入络，瘀血阻滞，咽喉不利，故见呛水呛食，橘络、威灵仙、防风、薏苡仁、蜈蚣、钩藤祛痰息风，化痰通络。

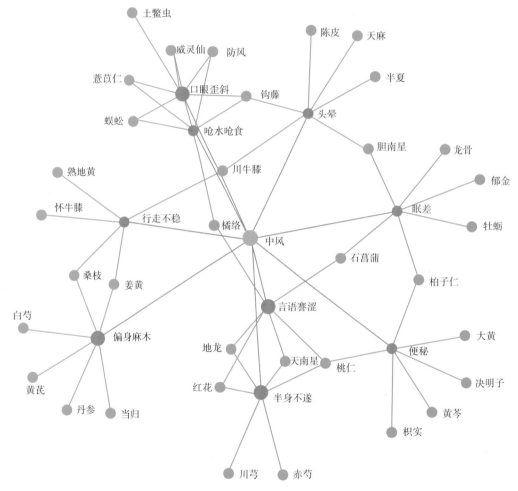

图2-19　张磊治中风案临证遣药关系挖掘图

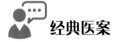 **经典医案**

1. 中风案一

刘某某，男，78岁，退休，已婚。

初诊（2009年7月13日）：主诉：脑梗死40日。现病史：患者6月2日晨起做饭生火时忽昏倒，但头脑清醒，右侧肢体不能动，言语尚可，1年前曾患手麻不自主，输液后缓解，此次因农忙收麦，患前亦有手麻，在尉氏县人民医院检查示左脑大面积梗死。现症见：右侧肢体偏废，咳嗽时不自主抬右腿，甚则腿抬高，左上肢亦动，现不能行走，大脑时清醒时昏，言语稍可，认人尚可。纳可，眠多，白天多在上午嗜睡，大便1日1次，小便可，夜尿时不自制。曾在尉氏县人民医院住院20日，未服过中药煎剂，在诊所用过华佗再造丸1盒。既往劳累后眩晕症近8年，无高血压病史。舌红，苔根部白，前部无苔，脉举之则弦，按之则软。方以补阳还五汤加减。

处方：生黄芪30g，当归尾10g，干地龙10g，川芎10g，赤芍15g，桃仁10g，红花10g，川牛膝10g，陈皮3g。10剂，3日服2剂，水煎服。山西云中活血通脉胶囊0.25g×72粒×1盒，每次服3颗，1日2次，随汤药服下。

二诊（2009年9月21日）：服上药20剂，右侧上肢稍减轻，大脑较原来清醒。现症见：肢体不能移动，须人扶走，咳嗽，白痰，量多，易咯出，咳嗽时肢体抖动，言语可。纳眠可，眠过多，大便可，夜尿多，每夜4～5次。舌绛，苔白腻，脉弦数，按之无力。

处方：熟地黄10g，当归10g，酒芍药15g，川芎10g，党参10g，炒白术10g，茯苓10g，桂枝10g，生黄芪15g，桃仁10g，红花10g，陈皮10g，桑白皮10g，桔梗10g，通草6g，生姜3片，大枣3个（切开）为引。20剂，日1剂，水煎服。

2. 中风案二

侯某某，男，51岁，农民，已婚。

初诊（2009年8月26日）：主诉：脑梗死后左侧肢体瘫痪8月余。现病史：患者于8个月前干农活时突然出现口歪，眼斜，突然大量流口水，继则左侧肢体不灵活。现症见：口歪，眼歪，左上肢瘫痪，左下肢活动不灵，行走时向左歪，左半侧身汗多，患肢觉凉，在县医院治疗，稍好转，现生活能自理，纳可，眠可，二便正常。舌红少苔，脉左沉滞，右沉弦。既往患高血压、高血脂、流行性出血热。

处方：清半夏10g，陈皮10g，茯苓10g，制南星6g，橘络6g，酒桑枝30g，姜黄6g，威灵仙10g，通草6g，鸡血藤15g，炒白术10g，川牛膝10g，生甘草6g，桂枝6g，生白芍10g，生姜3片，大枣3个（切开）为引。20剂，日1剂，水煎服。活血通脉胶囊，0.25g×72粒×3盒，每次3粒，早晚各1次。

二诊（2009年10月9日）：服上药20剂，效可，现左侧肢体活动较以前灵活，走路可，左半身汗出停止，情绪也较前好转。现症见：口歪，眼歪，左上肢仍活动不灵，但较前好转，纳眠可，二便可。舌绛，少苔，脉沉弦。服药后左手紧握，掰不开，现可以掰开，手不灵，大拇指可以微动。证属痰瘀阻经络为主，并调和营卫。

处方：清半夏10g，陈皮10g，茯苓10g，制南星10g，橘络6g，酒桑枝30g，姜黄6g，威灵仙10g，通草6g，鸡血藤15g，桂枝10g，生白芍10g，川牛膝10g，生地黄10g，生甘草6g，生姜3片，大枣3个（切开）为引。20剂，日1剂，两煎两服。活血通脉胶囊0.25g×72粒×3盒，每次3粒，早晚各1次。

3. 中风案三

付某某，女，74岁，退休，已婚。

初诊（2009年12月28日）：主诉：脑梗死1年余。现病史：患者1年余前突发脑梗死，初见视物模糊，反复后加重，症见言语不清，双腿均行走不便，当地医院诊为脑干梗死，治疗效不佳，未服过中药。现症见：言语不利，行走不便，纳一般，眠可，大便干，3～4日1次，现服药不详，质正常，仍数日1次，饮食、饮水时易呛，口干。舌红，苔白腻，脉沉弦。既往脑萎缩2年，高血压2年。仿十味温胆汤方义。

处方：制半夏10g，陈皮10g，茯苓10g，炒枳实10g，制南星6g，丹参15g，川芎6g，桃仁10g，红花6g，炒枣仁15g，远志10g，节菖蒲6g，决明子30g，生甘草3g。15剂，日1剂，两煎两服。

4. 中风案四

冉某某，女，58岁，退休，已婚。

初诊（2010年4月30日）：主诉：头不适、左侧肢体乏力、活动不利、言语不利4年。现病史：近10年来常头痛，近4年头痛不明显，但总觉头顶不适，不头晕，不明原因渐出现右侧肢体乏力，活动不利，言语不利，饮水不呛。MRI检查示：双侧放射冠区腔隙性脑梗死，双侧筛窦慢性炎症。服中药治疗效果差，上症日渐加重，故从贵州专程来诊。现症见：右上肢最高举到头部，右下肢迈步困难，语言欠清晰，头顶不适。纳眠可，性情平和，二便调。不怕冷，出汗口干情况正常，偶觉心慌。曾服多巴丝肼先有效后无效（症似帕金森）。2年前发现高血压，服药控制，后血压不高，偶尔服降压药，控制平稳。舌质略暗，舌苔薄少，脉细滞。血脂、血糖均正常。证属肝肾不足，筋脉失养失和。方以地黄饮子加减。

处方：生地黄10g，茯苓10g，肉苁蓉10g，麦冬10g，五味子10g，远志10g，节菖蒲6g，巴戟天10g，石斛15g，薄荷3g（后下），通草6g，当归10g，丹参15g，川牛膝10g，干地龙10g。20剂，日1剂，水煎服。

5. 中风案五

李某某，男，65岁，退休，已婚。

初诊（2017年2月8日）：主诉：脑梗死10个月。现病史：脑梗死10个月，于河南省人民医院行开颅手术治疗。现症见：记忆力减退，神志清，左侧肢体活动受限，纳可，眠安，大便干，需用开塞露，夜尿频，每晚7～8次，大小便感觉差。今测血压144/100mmHg，此是第三次脑梗死。既往高血压、高脂血症20余年，常服西药。方以建瓴汤加减治疗。

处方：生白芍30g，怀牛膝30g，干地龙10g，生地黄30g，生龙牡各30g（先煎），柏子仁10g，制南星10g，橘络3g，通草6g，陈皮10g，牡丹皮10g，桃仁10g。15剂，水煎服。

4. 胁痛

【理论阐述】 胁位于侧胸部，即包括腋以下至第12肋软骨部分，故胁痛指以一侧或两侧胁肋部位疼痛为主要表现的病证。张介宾在《景岳全书·胁痛》中说："胁痛有内伤外感之辨，凡寒邪在少阳经……然必有寒热表证者方是外感，如无表证，悉属内伤。"将胁痛病因分为外感、内伤两类。清代李用粹在前人基础上归纳了胁痛的治疗原则，《证治汇补·胁痛》曰："治宜伐肝泻火为要，不可骤用补气之剂，虽因于气虚者，亦宜补泻兼施……故凡木郁不舒……又当疏散升发以达之，不可过用降气，致木愈郁而痛愈甚也。"

足少阳胆经"循胁里"，足厥阴肝经"布胁肋"，故胁痛主要责之于肝胆，或邪郁肝脉，不通则痛；或肝脉失养，不荣则痛。张老临床治疗胁痛，或行，或活，或清，或利，或涤，或和，或补，因证施治。若见气机郁滞而痛，则施以达郁法，因肝郁气滞而痛，治宜疏肝理气，方以越鞠丸或逍遥散加减治之；《灵枢·经脉》曰："胆足少阳之脉……以下胸中，贯膈，络肝，属胆，循胁里，出气冲。"故若邪郁少阳而痛者，治宜和解少阳，方选小柴胡汤化裁治之；血瘀阻络而痛者，治宜活血通络，方宜丹参饮合金铃子散加减治疗；若肝胆湿热而痛者，治宜清热利湿，方以茵陈四苓散加减；痰浊阻滞而痛者，治宜涤浊法，方以经验方涤浊汤化裁治之；若少阳阳明合病者，治宜疏泄肝胆，泻热通腑，方以大柴胡汤为主治之，肝火甚者，可合左金丸清泻肝火，气滞甚者，合金铃子散疏肝达气，活血止痛。若肝肾阴亏，肝失所养而见胁痛绵绵者，治宜滋养肝肾，柔肝止痛，方用一贯煎加味治之。此外，张老亦常用自拟小验方治胁痛，以葱白120g，生姜60g，白萝卜500g，共捣烂炒热，分作两包，趁热敷于胸胁疼痛处。2包轮流交换敷之，冷即换，久之汗出，则痛可止。

【可视化图鉴】　通过对张老医案数据进行纳入排除筛选，得出治疗胁痛相关有效医案176条，经过分析挖掘，得到临证遣药关系如图2-20所示。尤怡在《金匮翼·胁痛统论》中说："肝郁胁痛者，悲哀恼怒，郁伤肝气。"《临证指南医案·胁痛》又曰："久病在络，

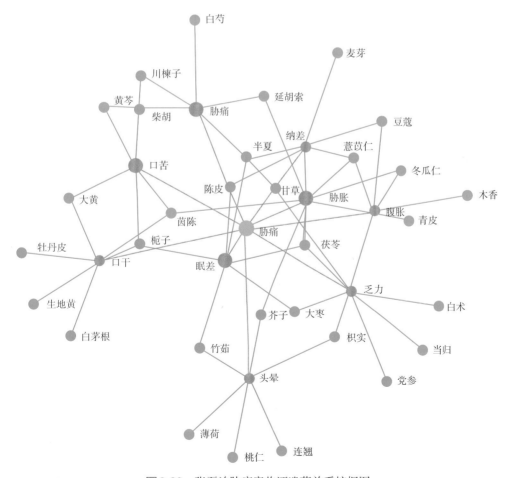

图2-20　张磊治胁痛案临证遣药关系挖掘图

气血皆窒。"肝郁气滞，郁久化热，或久病瘀血，不通则痛，故见胁痛，延胡索、川楝子行气活血，柴胡、黄芩疏肝泻热，白芍、甘草柔肝止痛，诸药治胁痛，亦合《金匮要略》"夫肝之病，补用酸，助用焦苦，益用甘味之药调之"的治肝原则。湿热痰浊阻滞，肝气不畅，故见胁胀，茵陈、延胡索、薏苡仁、冬瓜仁、芥子、青皮清热利湿，化痰涤浊，疏肝达气。肝胆火旺，湿热内蕴，故见口苦，柴胡、黄芩、大黄、栀子、川楝子、茵陈疏肝利胆，泻热利湿。痰热内扰，故见眠差，半夏、陈皮、茯苓、竹茹四药具温胆汤之意，功能理气化痰、清肝和胃，栀子清热泻火，大枣补虚安神。肝胃不和，痰湿中阻，饮食不消，故见纳差，半夏、陈皮、薏苡仁、茯苓、豆蔻健脾化湿和胃，麦芽既可消食，又可透达肝气。湿浊中阻，腑气不利，升降失和，故见腹胀，薏苡仁、冬瓜仁、豆蔻、枳实、木香、青皮祛湿涤浊，理气消胀。气血亏虚，故见乏力，党参、茯苓、白术、甘草、大枣、当归健脾益气，补血养阴。阴虚液耗，或湿热中阻，津不上承，故见口干，生地黄、牡丹皮、白茅根、茵陈、栀子、大黄滋阴生津，清热利湿。肝胆火旺，或痰浊上犯，故见头晕，连翘、薄荷、竹茹、枳实、桃仁、芥子清肝泻火，利湿涤浊，肝火得清，痰浊得祛，则头晕自止。

经典医案

1. 胁痛案一

褚某某，男，32岁，教师，已婚。

主诉：右胁疼痛（胆囊区）6年，性功能低下1年。现病史：右胁胀痛，憋闷，晨起重，活动后减轻，食欲欠佳，胃怕凉，嗳气，口不干苦，大便正常，性功能低下，乏力，小便分叉，膝酸软，腰酸，尿等待，有解不尽感，精神不振。舌质淡红，苔薄白微兼黄，脉沉滞有力。既往慢性咽炎病史，声带小结，咽痛喑哑。证属脾湿胆热，湿热下注，夹瘀。治以涤浊法，涤中下焦之浊。

处方：茵陈30g，茯苓10g，泽泻10g，猪苓10g，炒白术10g，连翘10g，赤小豆30g，冬瓜仁30g，生薏仁30g，木蝴蝶10g，桔梗10g，金银花10g，生甘草6g，栀子10g，赤芍10g，牡丹皮10g，郁金10g。10剂，日1剂，水煎服。

2. 胁痛案二

史某某，男，42岁，公务员，已婚。

初诊（2008年5月5日）：主诉：右胁胀痛、乏力、尿黄11年，加重2年。现病史：11年前出现右胁胀痛、乏力、尿黄，查乙肝五项示"大三阳"，当时未予治疗。1992年肝功能异常，住院治疗后肝功能正常。近2年症状加重，查肝功能异常。现症见：右胁胀痛，劳累后加重，乏力，尿黄，大便稀，日行3～4次，晨起即泄，腹胀，便前腹痛，便后痛止，纳差，厌油腻，面色略暗，睡眠浅，入睡难。舌质暗红，苔黄厚，脉细。理化检查：2008年4月18日于太康县人民医院查肝功能：谷草转氨酶29U/L，谷丙转氨酶51U/L；B超：肝脏轻度弥漫性回声改变，胆囊壁毛糙；乙肝五项示"小三阳"；HBV-DNA：＜1000拷贝/毫升。证属脾虚肝郁，湿热蕴结。鉴于患者脾虚转为主要矛盾，故先服理脾方。

处方：①白茅根30g，冬瓜仁30g，生薏仁30g，郁金15g，牡丹皮10g，生白芍20g，浙贝母10g，生地黄10g，生山药30g，炒白术10g，生麦芽15g，柴胡10g，黄芩10g，茯苓10g，茵陈15g，党参10g。15剂，日1剂，水煎服。②党参15g，茯苓10g，炒山药30g，炒白术10g，炒莲肉15g，炒白扁豆15g，陈皮10g，砂仁3g（后下），防风6g，生白芍15g，炙甘草6g，白蔻6g（后下），黄芩10g，大枣4个（切开）为引。10剂，日1剂，水煎服。

二诊（2008年6月11日）：先服①方，后服②方共31剂，大便次数稍减，现每日1～2次，稀，便前腹痛，便后痛止，右胁胀痛减轻，纳可，厌油，闻油气即烦。睡眠浅较前改善，小便黄，口稍干，口淡无味。舌质红略暗，苔薄黄，脉沉乏力。只服中药未服任何西药。理化检查：2008年6月3日太康县人民医院查肝功能；谷草转氨酶30U/L，谷丙转氨酶39U/L；B超：胆囊壁毛糙，脾厚约32mm（2008年3月18日查B超示脾厚34mm）。

处方：党参15g，炒白术10g，炒山药30g，柴胡10g，生白芍30g，郁金15g，延胡索10g，牡丹皮10g，白茅根30g，制香附6g，生甘草6g。23剂，水煎服，日1剂。

三诊（2008年7月25日）：服上药23剂，效可，右胁胀痛续减。纳食改善，睡眠浅，入睡难，大便稀，每日2～3次，便前腹坠痛，便后痛止，肠鸣，胃胀，夜间甚，身困乏力。舌质红略暗，苔薄黄，脉沉弱。理化检查：2008年7月9日南阳市中心医院生化：总蛋白70.1g/L，白蛋白39.9g/L，总胆红素11.79μmol/L，直接胆红素2.58μmol/L，谷丙转氨酶27U/L，谷草转氨酶17U/L，谷氨酰转移酶61U/L↑，碱性磷酸酶70U/L。2008年7月6日太康县人民医院B超：肝脏轻度弥漫性回声改变，脂肪肝，胆囊壁毛糙。

处方：柴胡10g，黄芩10g，党参10g，生白芍10g，炒山药15g，生山药15g，郁金10g，延胡索10g，牡丹皮10g，川楝子6g，茵陈15g，连翘10g，赤小豆30g，车前草30g，生甘草6g，生姜3片，大枣4个（切开）为引。20剂，日1剂，水煎服。

四诊（2008年9月3日）：服上药26剂，纳食改善，较前有食欲，右胁胀痛又减，但感冒后加重，易受凉感冒，小便黄，下午口淡无味。弯腰时右上腹痛作。大便稀，每日2～3次，便前腹坠痛，较前均减轻。舌质正红，苔白稍腻，脉沉有弦象。理化检查：2008年8月15日查肝功能：谷氨酰转移酶67U/L，余各项正常。2008年8月15日彩超：肝实质回声不均匀。证属肝强脾虚之候。

处方：柴胡10g，生白芍15g，当归6g，炒白术10g，茯苓10g，郁金15g，延胡索12g，白茅根30g，冬瓜仁30g，生薏仁30g，车前子15g（包煎），炒麦芽15g，炒山药30g，生甘草6g，茵陈15g，生姜3片，大枣4个（切开）引。20剂，日1剂，水煎服。

3. 胁痛案三

王某某，女，46岁，开票员，已婚。

初诊（2008年8月13日）：主诉：右肋间隐痛1年。现病史：1年前无明原因出现右肋间隐痛，有时刺痛，阵发性。腰酸，强硬痛，服中药12剂，初有效，续服效不显。现症见：右肋间阵发性隐痛，有时刺痛，腰酸，强硬痛。纳可，眠一般，尿有余沥不尽感，大便正常。月经提前1周，量色可。既往两腿静脉曲张，右腿重，左腿轻，腿部热胀。舌质淡红，苔薄黄，脉细滞。证属肝胆之气失疏。

处方：柴胡10g，黄芩10g，制半夏10g，党参10g，连翘10g，川楝子6g，延胡索10g，炒白芥子10g，广木香10g，青皮10g，知母10g，黄柏6g，生甘草6g。10剂，日1剂，水煎服。

4. 胁痛案四

屈某某，女，27岁，餐饮从业人员，已婚。

初诊（2008年12月3日）：主诉：右胁肋痛2年余。现病史：患者2年前开始右胁腹部痛，时轻时重，疼痛无明显特点或相关因素，自述B超示胆囊有炎症。现症见：患者2日前感觉右后背麻感，现右肋下疼痛若针滚动感，刺痛。眠可，纳可，大小便正常。月经每次提前1周，来月经前双乳胀，量少，开始色黑，后土黄色约七八日方止，现仍左胸一直痛（乳腺增生），现正值月经期，平时白带多色黄。嗜辛辣。舌淡红，苔薄白，脉细。

处方：柴胡10g，生白芍15g，当归6g，茯苓10g，薄荷3g（后下），制香附10g，川楝子6g，延胡索10g，牡丹皮10g，栀子10g，生甘草6g。7剂，水煎服，日1剂。

二诊（2008年12月12日）：服上方7剂，右胁腹痛未作，左乳房痛1次。白带多色黄，有秽味。纳眠可，二便可。每次月经提前6～7日，量少。舌质红，苔薄白，脉细滞。

处方：上方加知母10g，黄柏6g，白蔹10g，金银花10g。10剂，水煎服，日1剂。

5. 胁痛案五

任某某，女，55岁，财务，已婚。

初诊（2017年1月9日）：主诉：肝区胀痛30余年。现病史：30年来反复发作肝区胀痛，时轻时重。2016年12月在消化科住院，治疗有效。现症见：最近因家庭琐事生气导致胀痛复发，矢气较多，大小便均可，食少，纳差，睡眠质量差，时间短。月经紊乱，3～5个月一次，经前反应不大。舌淡，苔薄白，舌下脉络明显，脉细滞。

处方：丹参30g，檀香3g（后下），砂仁3g（后下），槟榔10g，延胡索12g，大黄6g（后下）。10剂，日1剂，水煎服。

5. 鼓胀

【理论阐述】 鼓胀，又称"单腹胀""臌""蜘蛛蛊"，是指以腹部胀大如鼓，皮色苍黄，脉络暴露为特征的一类病证。《黄帝内经》中首载"鼓胀"之名，并载有治疗本病最早方剂"鸡矢醴"。清代程国彭在《医学心悟·肿胀》中指出了水肿、鼓胀的鉴别要点，其曰："目窠与足先肿，后腹大者，水也；先腹大，后四肢肿者，胀也。然水肿亦有兼胀者，胀亦有兼水者，须按其先后多寡而治之，今分为两门。"

张老治疗本病，强调以中医辨证为主，兼参现代医学的检验检查结果，病证结合，立法处方，随证加减，缓缓图之，自能见效。若见肝胃失和，气滞湿阻者，方以柴胡疏肝散为主，疏肝理气，除湿散满；若水湿困脾者，方以实脾饮为主，以温中健脾，行气利水；若见水蓄下焦、气化失司之象，方用五苓散为主，以化气利水；若湿热蕴结者，方以茵陈四苓散合三仁汤化裁，以清热利湿，攻下逐水；若见水停气滞明显者，方以五皮饮为主，以行气利水消肿；若见肝热脾湿，浊邪积着者，则以张老自拟涤浊汤加味，以清肝利湿，荡涤浊邪。若有脾虚湿盛者，则以参苓白术散或香砂六君子汤为主，以健脾利湿；若兼脾肾阳虚者，则予附子理苓汤以温补脾肾，化气利水；若兼肝肾阴虚者，可用六味地黄丸以滋肾柔肝，养阴利水。

【可视化图鉴】 通过对张老医案数据进行纳入排除筛选，得出治疗鼓胀相关有效医案

79条，经过分析挖掘，得到临证遣药关系如图2-21所示。《医门法律·胀病论》言："胀病亦不外水裹、气结、血凝。"脾虚湿蕴，瘀湿内盛，停滞腹内，故见腹部胀大，茯苓、陈皮、白术、薏苡仁健脾利湿，大腹皮、牵牛子，攻下逐水，化瘀消胀。脾虚湿盛，困阻气机，故见乏力，党参、茯苓、陈皮、白术、薏苡仁、黄芪健脾益气化湿。脾虚湿盛，运化无权，故见纳差，莱菔子、麦芽、砂仁、生姜、紫苏叶、豆蔻消食健脾祛湿，消食和胃。气滞血瘀，湿浊困阻，不通则停，故见腹痛，延胡索、桃仁活血化瘀，陈皮、砂仁祛湿行气，甘草、白芍缓急止痛。水湿内停，泛溢肌肤，故见下肢浮肿，益母草、牵牛子、大腹皮、茯苓皮行气利水消肿，生姜皮散皮间水气，桑白皮宣肺利水，有提壶揭盖之效。湿热内盛，下注膀胱，故见小便黄，郁金、茵陈、大黄、泽泻、猪苓、赤小豆清化湿热。湿热上炎，故见口苦，郁金、茵陈、大黄、半夏、柴胡、滑石清热利湿。湿内蕴，气化不利，故见小便少，益母草、泽泻、猪苓、冬瓜仁、玉米须、赤小豆渗湿利水。脾虚湿盛，故见腹泻，党参、茯苓、白术、杏仁、豆蔻、苍术健脾燥湿止泻。

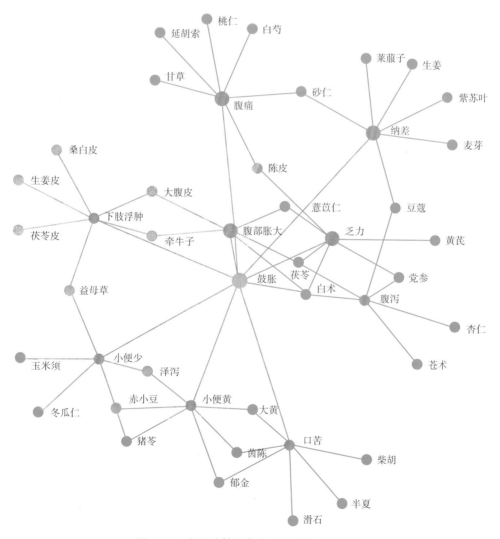

图2-21　张磊治鼓胀案临证遣药关系挖掘图

经典医案

1. 鼓胀案一

耿某某，男，43岁，农民，已婚。

初诊（2006年4月10日）：主诉：腹水1年。现病史：肝硬化5年，腹水1年，曾在省医院及本院治疗，现腹围增大，腹水多，1个月前曾服本室药物，腹水大消，近10日来因腹痛、发热、蛋白值低，腹水量又反复，时口干苦，面色青黄而暗滞，乏力，饮食可，大便每日2～3次，色黄，成形。夜间体温37.2～37.3℃，白天低于37℃。舌体大，舌质嫩红，苔薄白，脉弦细。既往乙肝病史。2006年4月8日胆囊切除。彩超示：①脾大；②腹水大量；③肝硬化；④门静脉宽。治以行气行水，导瘀下行。

处方：生黄芪30g，茯苓30g，泽泻15g，泽兰30g，郁金15g，延胡索15g，黄芩10g，茵陈30g，桃仁10g，大腹皮10g，莱菔子30g，生麦芽20g，鸡内金10g。15剂，日1剂，水煎服。

2. 鼓胀案二

金某某，男，63岁，工人，已婚。

初诊（2008年5月5日）：主诉：间断腹胀1年半余。现病史：患者1年半前出现腹胀，今并消化道出血，当地医院查B超示：①肝硬化；②腹水。胃镜示：胃溃疡。经住院治疗，症状好转出院。1个月前又出现腹胀症状，当地医院查CT示：①左肺下叶小结节，性质待定；②肝硬化，脾大，腹水，并门脉高压。B超示：肝硬化，腹水，门脉高压。住院治疗后症状消失。现症见：无腹胀，自觉行走后双下肢肿胀，睡眠后症状缓解，夜间小便量多，每夜2～3次，大便正常。舌质红，苔薄白，脉弦。既往有乙肝病史20余年。

处方：党参10g，茯苓30g，炒白术10g，陈皮10g，制半夏10g，砂仁3g（后下），郁金15g，延胡索15g，土鳖虫6g，牡丹皮10g，赤小豆30g，槟榔10g，炒二丑6g，鸡内金10g，炙甘草6g，麦冬15g，生白芍15g。15剂，日1剂，水煎服。

二诊（2008年5月26日）：服上方15剂，腹胀症状消失，双下肢指凹性水肿不减。纳食一般，夜寐可，大便溏，每日2～3次，夜间尿频，尿急，每夜2～3次。舌质红，苔微黄，脉沉弦。证属脾虚肝郁之候。

处方：党参10g，炒白术10g，茯苓10g，砂仁3g（后下），木瓜30g，生薏仁30g，郁金15g，延胡索15g，土鳖虫6g，炒麦芽15g，炙甘草6g，生白芍15g，生姜3片，大枣4个（切开）为引。15剂，日1剂，水煎服。

3. 鼓胀案三

李某某，女，65岁，退休，已婚。

初诊（2009年4月6日）：主诉：腹胀10个月。现病史：患者2008年6月5日至14日连续2次腹痛确诊为胰腺炎及胆石症行胆囊切除术，术后3个月腹胀，腹水（查血性），在郑州大学第一附属医院住院治疗，诊断为：①腹水待查，腹腔感染；②丙肝肝硬化，失代偿期。现症见：腹胀，晨起头晕，腰骶部痛，手脚肿。纳可，眠差，情绪不稳定，大便不爽，每日1次，小便正常（服呋塞米、螺内酯），现服鳖甲软肝片。舌质红，苔白厚腻，脉沉弱。身酸困痛，右上肢抬举困难，右下肢活动不便。既往2005年头颅外伤昏迷史，2008年胆囊切除史，本病抽过2次大量血性腹水，未服过中药汤剂，常服西药利尿剂。2009年2月14日检查示：谷丙转氨酶107U/L↑，谷草转氨酶65U/L↑，谷氨酰转移酶99U/L↑，白细胞计数$3.1×10^9$/L↓，红细胞计数$3.29×10^{12}$/L↓，血红蛋白114g/L↓，血小板$42×10^9$/L↓，中性粒细胞$1.9×10^9$/L↓（$2～7.5×10^9$/L）。B超：肝、胰、脾、双肾未见异常。

处方：茯苓皮30g，陈皮6g，大腹皮10g，桑白皮10g，大黄6g（后下），炒二丑10g，紫苏叶10g（后下），杏仁10g，冬瓜仁30g，生薏仁30g，桃仁10g，党参15g，益母草30g，郁金15g，延胡索10g，泽泻10g，桂枝3g，生黄芪20g，生姜皮（一撮）为引。10剂，日1剂，水煎服。

二诊（2009年4月22日）：服上药10剂，饮食好转，腹胀好转，体重增加3.5kg。现症见：口干，头晕，手脚肿。纳可，眠稍好转，大便每日1次，不爽，小便可。现西药利尿药已停，情绪不稳定，易急躁。舌质红，苔薄白，脉沉乏力。

处方：上方大黄改为10g（后下），黄芪改为30g，泽泻改为30g，加黄芩10g。15剂，日1剂，水煎服。

4. 鼓胀案四

刘某某，男，75岁，退休，已婚。

初诊（2009年6月19日）：主诉：肝腹水2个多月。现病史：1973年发现乙肝，腹水已2个月，曾抽腹水1次，常服利尿药，不欲食，大便2～3日1次，稀糊状，小便色黄，服利尿药解小便多，腹胀，右胁时痛。舌质红略暗，舌苔薄微有黄色，脉弦数，偶有洪象。既往2009年6月9日砀山县人民医院B超示：肝实质弥漫性回声改变，脾大，腹水，胆囊结石并胆囊炎性变。肝功能：谷丙转氨酶21U/L，谷草转氨酶28U/L，白蛋白37.4g/L，白球比1.24，总胆红素23.0μmol/L，乙肝表面抗原（＋）。证属脾虚肝郁，肝强脾弱，水气内停。

处方：党参20g，炒白术10g，茯苓10g，猪苓10g，泽泻10g，大肚皮10g，枣仁10g，紫苏叶6g（后下），益母草30g，玉米须60g，陈皮10g，生山药15g，炒二丑6g，炙甘草3g，大黄3g，生姜3片，大枣4个（切开）为引。先煮玉米须水冷后煎药。25剂，日1剂，水煎服。

5. 鼓胀案五

沈某某，女，47岁，农民，已婚。

初诊（2009年12月4日）：主诉：腹水2个月。现病史：腹水2个月，原因未查明，在抗结核治疗无效后去河南省人民医院治疗，原因仍未查明，现仍进行抗结核治疗。现症见：腹胀，偶隐痛，纳可，眠可，小便少，大便可，身乏力，近身消瘦，曾抽水4次，月经正常。已排除结核。舌绛，苔白腻，舌尖红刺，脉沉滞。既往陈旧性胸膜炎，已愈。2009年11月23日在郑州大学第三附属医院查腹部B超示：①肝实质回声弥漫性改变；②腹腔大量积液。河南省人民医院查CT示：①子宫右侧低密度影；②盆腔积液。

处方：茯苓皮30g，陈皮15g，桑白皮30g，大腹皮30g，紫苏叶10g（后下），玉米须30g，益母草30g，冬瓜皮30g，生姜皮一撮引。10剂，日1剂，两煎两服。

（五）肾系疾病

1. 水肿

【理论阐述】 水肿指水液代谢失常，水湿内停，泛滥于肌肤所致，以头面、眼睑、四肢、腹背，甚至全身浮肿为临床特征的一类肾系病证。早在《黄帝内经》中就提出了"风水""石水""涌水"等名称，《素问·汤液醪醴论》提出治疗水肿病的"平治权衡，去菀陈莝""开鬼门，洁净府"治疗大法，至今仍指导临床水肿辨治。张仲景在《金匮要略·水气病脉证并治》中将水肿分为风水、皮水、正水、石水、黄汗五型，提出"腰以下肿当利小便，腰以上肿当发汗"的治法，并创越婢汤、越婢加术汤、防己黄芪汤、防己茯苓汤等方，一直沿用至今。

张老治疗水肿病，若见营卫不和，三焦气化功能失调而肿者，则方以桂枝汤合小柴胡汤化裁，前方调和营卫，后方和解三焦。若风水相搏而肿者，治宜疏风利水，方以越婢加术汤，若兼有表虚者，方宜防己黄芪汤加减，以益气固表，行水消肿。若脾虚水湿不化、气机阻滞而肿者，张老提出半疏半补法治疗，方以张老自拟验方半疏半补方化裁。若肝郁脾虚，水湿内停而肿者，治宜疏肝健脾，利湿通络法，方以逍遥散化裁治之。唐容川在《血证论·脏腑病机论》中曰："血结亦病水，水结亦病血。"瘀水互结而肿者，治宜活血祛瘀，利水消肿，张老常选桃红四物汤合五苓散化裁治之。若湿热壅盛者，治宜分利湿热，方以鸡鸣散合二妙散加减。若痰湿热瘀阻，水液不输而肿者，治宜化痰通络法，方以温胆汤加味治之。若水湿浸渍而肿者，治宜通阳利湿化水，方用五皮饮合胃苓散加减。浊邪中阻，脾失其运致肿者，治宜涤浊法，荡涤中焦浊邪。若脾肾阳虚水泛而肿者，治宜温阳利水消肿，方以真武汤加减。

【可视化图鉴】 通过对张老医案数据进行纳入排除筛选，得出治疗水肿相关有效医案230条，经过分析挖掘，得到临证遣药关系如图2-22所示。《素问·至真要大论》曰："诸湿肿满，皆属于脾。"脾虚失运，水湿内停，湿为阴邪，其性趋下，故见肢体浮肿，薏苡仁、木瓜、茯苓健脾除湿，苍术、赤小豆、冬瓜仁清热利湿，湿去则肿消。风为阳邪，易袭阳位，若肺脾气虚，复感外邪，风水泛溢，故多先见颜面浮肿，黄芪、白术、甘草健脾益气，利水祛湿，防己祛风胜湿，桂枝、紫苏叶辛温解表，有"提壶揭盖"之意，桂枝又可温阳，紫苏还能行气，以助膀胱气化之功。湿热水气凌心扰神，故见眠差，陈皮、半夏、茯苓、竹叶、丹参、酸枣仁健脾祛湿，清热除烦，宁心安神。脾虚湿困，水瘀互结，胸中气机不利，故见胸闷，陈皮、半夏健脾除湿，丝瓜络、忍冬藤、香附、丹参行气活血通络。肝火上炎，或肝肾阴虚，肝阳上亢，故见头晕，蝉蜕、柴胡、黄芩清肝泻火，山药、山萸肉、生地黄补养肝肾，三药颇有六味地黄丸"三补"之意。气阴两虚，心神失养，或脾虚湿盛，水气凌心，故见心悸，党参、麦冬、五味子三药，一补一润一敛，既补气阴之虚，又敛气阴之散，茯苓、白术、甘草健脾利水，安神定悸。气血亏虚，生化乏源，故见乏力，党参、黄芪、麦冬、五味子、当归、白芍补气养血。浊在下焦，膀胱气化不利，故见小便不利，薏苡仁、通草、冬瓜仁、桃仁、赤小豆、泽泻荡涤下焦浊邪。肝火上炎，或气滞血瘀，脑窍壅滞，故见头痛，决明子、柴胡、夏枯草、黄芩清肝泻热，当归、白芍补血活血，养肝体以助肝用。脾虚湿盛，水气凌心射肺，故见气喘，茯苓、猪苓、泽泻、白术、桂枝、桃仁健脾渗湿，温阳利水。

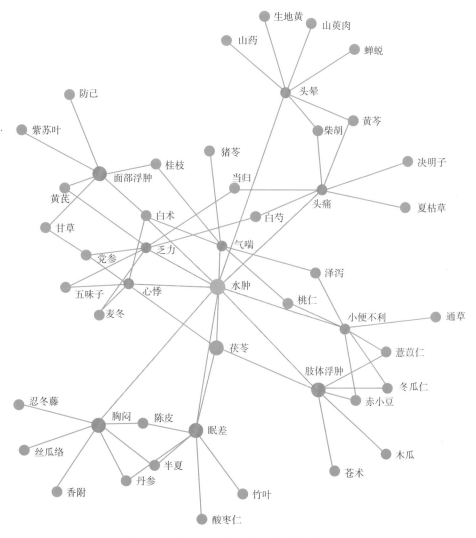

图2-22 张磊治水肿案临证遣药关系挖掘图

经典医案

1. 水肿案一

张某某，女，24岁，学生，未婚。

初诊（2006年3月8日）：主诉：视昏45日左右，双下肢浮肿2年，复发1周。现病史：患者视昏45日左右，时头痛，腰部胀热酸困，双下肢酸软无力、浮肿，下午重，怕冷，手脚凉，时时微汗，全身乏力，纳可，二便可，月经可，白带适中，晨起面部有时浮肿，眼珠胀，视瞻昏渺。舌质淡，苔薄白，脉沉滞。患者3年前检出IgA肾病，高血压1月余，1月余前发现眼底出血。证属肝热脾虚，湿热瘀阻于中下焦。

处方：白茅根30g，冬瓜仁30g，生薏仁30g，桃仁12g，连翘15g，赤小豆30g，白蔻10g（后下），夏枯草30g，牡丹皮10g，赤芍15g，地肤子15g，紫苏叶10g（后下），蝉蜕6g，瞿麦15g，桑白皮12g，黄柏10g，车前子15g（包煎）。12剂，日1剂，水煎服。

二诊（2006年3月24日）：精神佳，仍觉视昏，腰部胀热酸困有紧缩感，双下肢浮肿减轻，仍觉全身乏力，尿验示：白细胞（＋），蛋白（＋＋＋），血压150/95mmHg，时有流鼻血，晨起面部浮肿，胃纳好，服上药身有微汗，汗出觉舒，小便不黄，大便不干。舌质略暗，苔薄白，脉沉滞。

处方：白茅根30g，冬瓜仁30g，生薏仁30g，桃仁10g，连翘10g，赤小豆30g，夏枯草30g，牡丹皮10g，赤芍10g，地肤子15g，紫苏叶10g（后下），蝉蜕6g，桑白皮10g，栀子10g，瞿麦15g，生甘草6g。12剂，日1剂，水煎服。

2. 水肿案二

郑某某，女，38岁，职工，已婚。

初诊（2008年10月29日）：主诉：劳累后两下肢肿胀2年。现病史：2年前劳累后出现两下肢肿胀，查肾功能示肾功能减退，服中药后两下肢肿胀减轻，服中药汤剂半年后改用丸药口服。现症见：两下肢劳累后肿胀，饮食不当后胃部疼痛，纳眠可，大小便正常，小便热。月经提前，经前乳房胀痛，月经有血块，色发暗，现正潮，量较大，月经多时会阴部疼痛，白带多色黄，曾尿检无异常。舌淡红，苔薄黄，脉细滞。其母患尿毒症、高血压。既往胃腹部撑胀、不放屁15年，服中药后愈，平时性格内向易生气。证属血虚有瘀。

处方：熟地黄10g，制首乌15g，生白芍15g，大黄炭3g，山楂炭15g，红花炭3g，丹皮炭10g，车前草20g，地榆炭30g，生甘草6g。10剂，日1剂，水煎服。

二诊（2008年11月10日）：服10剂，下肢浮肿消失，稍有右肋不适。

处方：上方加制香附6g。

3. 水肿案三

薛某某，女，42岁，企业管理人员，已婚。

初诊（2008年10月29日）：主诉：间断出现双下肢浮肿4个月。现病史：4个月来，每于久坐及久行后出现双下肢浮肿沉重，化验尿常规（－），休息后稍缓解，发病以来，伴劳累后头痛，后枕部痛木，腰痛，眼干涩，精神欠佳，纳眠可，有时便秘，小便正常，周身、耳朵、颈部时有一过性痛。月经平素规律，色量正常，上次月经（9月23日）（疑为经期爬山）持续20余日，西医打止血药后方止，白带正常。面色萎黄。舌质正红，苔薄黄，舌底脉络无迂曲，脉沉有力。既往慢性胃炎，胃下垂20年，现基本痊愈。贫血1年。妇科B超示：盆腔积液，宫颈小囊肿。血常规：血红蛋白95g/L。

处方：熟地黄10g，山萸肉10g，生山药10g，泽泻10g，牡丹皮10g，茯苓12g，桂枝3g，猪苓10g，决明子20g，木瓜30g，生薏仁20g，炒陈皮10g。10剂，日1剂，水煎服。

4. 水肿案四

李某某，男，61岁，退休，已婚。

初诊（2009年4月17日）：主诉：双下肢肿10日。现病史：患者1991年脑梗死史，并发高血压，1999年脑梗死复发，2000年患糖尿病，2005年患冠心病多次住院治疗。现症见：双下肢肿，胸闷，咳嗽，痰少，色黄。纳眠可，大便正常，小便尿不尽感（前列腺炎史）。高血压、糖尿病控制可。舌质暗红，苔薄白，脉弦大。行走正常，稍走长时小腿痛。脑梗死出现于双侧丘脑、双侧基底节。据述转氨酶高，否认乙肝。治以化瘀涤浊，廓清内景。

处方：当归10g，生地黄20g，桃仁10g，红花10g，赤芍15g，柴胡6g，川芎6g，桔梗6g，炒枳壳6g，怀牛膝15g，冬瓜仁30g，生薏仁30g，赤小豆30g，生甘草3g。15剂，日1剂，水煎服。

5. 水肿案五

宋某某，女，74岁，退休，已婚。

初诊（2009年7月22日）：主诉：颜面下肢浮肿1个月。现病史：近1个月出现不明原因周身疲乏，颜面、双下肢可凹性浮肿，于晨起、下午明显，有时心慌、胸闷、头晕，无视物旋转，夜尿5次，量多，带泡沫，化验尿有白蛋白。经在张师处诊治2次，食欲转佳，有时嗳气，胃脘略不适，不胀不痛。大便调，有时偏干，眠安。舌质红暗，舌苔厚黄，脉弦左反关。既往冠心病、十二指肠球部溃疡、胆囊炎、肾结石、颈椎病、腰椎间盘突出（长期腰痛）、双侧颈动脉粥样斑块形成；高血压7年，长期服药，血压控制在（140～150）/（70～80）mmHg。理化检查：甘油三酯、胆固醇均高，血糖正常。心电图：ST段下移。证属湿热痰瘀互结。

处方：冬瓜仁30g，生薏仁30g，桃仁10g，泽泻15g，连翘10g，炒苍术12g，白蔻10g（后下），清半夏10g，茯苓12g，党参10g，丹参30g，决明子20g，小麦30g，炒枣仁30g，通草6g，生甘草3g。10剂，日1剂，水煎服。

二诊（2009年8月5日）：服上药10剂，效可。现症见：颜面及下肢浮肿，较上次减轻，按之凹陷，晨起明显，心慌，胸闷，头晕。夜尿多，每晚5次，尿中有泡沫，色黄。颈胸腰椎均不好，行动不便。易打嗝，纳差，食少不欲食，大便正常，眠时好时差。舌红，苔黄腻，脉同上。今测尿常规：白细胞（＋），15个/μL，亚硝酸（＋），蛋白（＋），糖（－）。

处方：清半夏10g，陈皮10g，茯苓10g，炒白术10g，炒神曲10g，白蔻10g（后下），杏仁10g，厚朴10g，竹叶10g，滑石20g（包煎），通草6g，生薏仁30g，决明子20g，生甘草3g。10剂，日1剂，水煎服。

三诊（2009年9月9日）：服上药月余，效可，症仍有但较前减轻。现仍纳差，小腹隐痛，按压不痛，夜尿频，小便有泡沫，口苦无味，仍面及足肿。心慌，胸闷，眠差，晨起有痰。舌红，苔黄腻，脉缓弦。治以涤浊化痰。

处方：白茅根30g，冬瓜仁30g，生薏仁30g，桃仁12g，赤芍15g，红花10g，陈皮10g，茯苓10g，炒神曲10g，炒山楂15g，炒麦芽15g，黄芩10g，决明子30g。10剂，日1剂，水煎服。

四诊（2009年9月28日）：服上药12剂，效可，现仍口苦无味，不欲食。脚、面部肿胀，夜尿多，每夜5次。心慌，胸闷，浑身痛，晚上及早晨有痰，色黄易咯出，鼻流清涕（过敏性鼻炎），口苦乏味。纳差，眠差，时好时坏。大便1～2日1次，质干。舌红，苔黄厚腻，脉沉有力。

处方：柴胡10g，黄芩10g，清半夏10g，炒枳实12g，生白芍10g，大黄10g（后下），冬瓜仁30g，生薏仁30g（包煎），连翘10g，赤小豆30g（包煎）。10剂，日1剂，水煎服。

2. 淋证

【理论阐述】《金匮要略·消渴小便不利淋病脉证并治》曰："淋之为病，小便如粟状，小腹弦急，痛引脐中。"淋证以小便频数，淋沥刺痛，小腹拘急，或痛引腰腹为主症。张介宾在《景岳全书·淋浊》中提出了"凡热者宜清，涩者宜利，下陷者宜升提，虚者宜补，阳气不固者宜温补命门"的治疗大法。尤在泾认为各种淋证可在一定条件下相互转化或同时存在，其在《金匮翼·诸淋》中言："初则热淋、血淋，久则煎熬水液，稠浊如膏、如砂、如石也。"并倡导"开郁行气，破血滋阴"以治石淋之法，对现今临床仍有指导意义。

淋证有虚实之分，初起多实，当以祛邪为主，若因湿热蕴结下焦，膀胱气化不利而淋者，治宜清热利湿通淋，张老常以八正散加减治之；若肝气失疏，郁久化火，气火郁于下焦，致膀胱气化失常而淋者，治宜疏肝理气，利尿通淋，方选逍遥散化裁治之。若肝胆火旺，湿热下注而淋者，治宜清泻肝胆湿热，方以龙胆泻肝汤加减治之。若心火偏盛，移热于膀胱而淋者，治宜清心利水养阴，方以导赤散加减治之。《濒湖脉学》中言："火犯阳经血上溢，热伤阴络下流红。"若热盛伤络，迫血妄行而淋者，治宜清热通淋，凉血止血，方以小蓟饮子加减治之。若痰浊阻滞下焦，膀胱气化失利而淋者，治以涤浊法，张老常以自拟下焦涤浊汤加减治之。淋病日久伤正则虚，宜扶正为主；邪气未尽，正气渐伤，或虚体受邪，而虚实夹杂者，治当清利与补虚并用。若气虚下陷，气化无力而淋者，治宜补气升提，方以补中益气汤或黄芪甘草汤加减治之；若淋证日久不愈，肾虚气化不利，固涩无权而淋者，治宜温肾壮阳，补肾填精，固涩止淋，方以济生肾气丸加减治之；若见气阴两虚而淋者，治宜生脉散合缩泉丸加减，前者善益气养阴，以滋化源，后者长于缩尿止遗。《时方歌括》曰："五淋散用草栀仁，归芍茯苓亦共珍，气化原由阴以育，调行水道妙通神。"若肾阴亏虚，相火偏旺，致膀胱气化不利而淋者，治宜补肾育阴，利水通淋，方用五淋散加减治疗。

【可视化图鉴】 通过对张老医案数据进行纳入排除筛选，得出治疗淋证相关有效医案115条，经过分析挖掘，得到临证遣药关系如图2-23所示。膀胱湿热，或肾虚不固，故见小便频数，甘草、当归、赤茯苓清热凉血，利湿通淋；菟丝子、乌药、桑螵蛸补肾固精。心肝火旺，或膀胱湿热，故见小便疼痛，甘草、栀子清热泻火。瞿麦、怀牛膝、琥珀、地龙活血化瘀通络，利水通淋止痛，张老常用怀牛膝、琥珀、地龙三药来治疗老年茎中痛。心火下移膀胱，肝胆湿热，下注膀胱，致膀胱热盛，故见小便灼热，栀子、车前草、生地黄、竹叶、龙胆草、通草清热利湿，通淋利窍。腰为肾之府，肝肾亏虚，不能充养于府，湿浊痹阻，或气滞血瘀，不通则痛，故见腰痛，菟丝子、杜仲、当归、红花、泽泻、萆薢补益肝肾，活血化瘀，利湿止痛。湿热蕴结或命门火衰，膀胱气化不利，故见小便急迫，赤茯苓、瞿麦、车前草、车前子清热利湿，利尿通淋，肉桂、附子温肾助阳。气阴亏虚或湿热伤阴，气化不利，津不上承，故见口干，生地黄、竹叶、知母、牡丹皮滋阴清热，滑石清热利湿，山药健脾生津。湿浊瘀血壅结于下焦，膀胱气化不利，故见小便淋沥，怀牛膝、琥珀、地龙、乌药活血化瘀、利尿通淋，冬葵子、萆薢利湿祛浊。气滞血瘀，故见小腹急痛，甘草、当归、白芍柔肝缓急止痛，赤芍、桃仁、红花行气活血化瘀。肾虚，故见腰酸，肉桂、附子温补肾阳，山萸肉、山药、怀牛膝、熟地黄补肾填精，强壮腰骨。心肝火旺，扰及心神，故见眠差，栀子、茯苓、柴胡、黄芩、龙胆草、琥珀清心泻肝，镇惊安神。

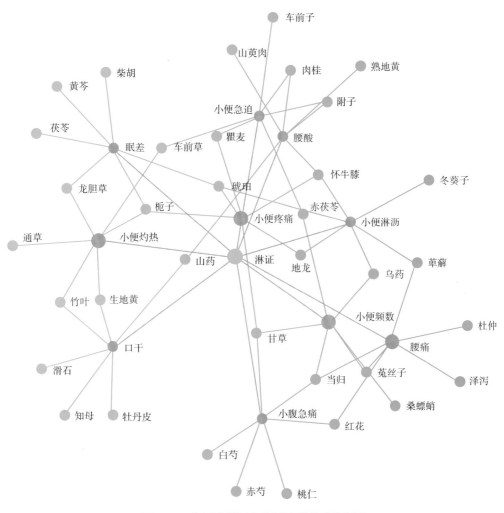

图2-23 张磊治淋证案临证遣药关系挖掘图

 经典医案

1. 淋证案一

张某某，男，46岁，工人，已婚。

初诊（2006年1月11日）：主诉：小便不利3个月。现病史：患者近3个月自觉火气大，上火时出现小便憋痛不利，腰痛时酸，左下肢后侧太阳经处痛，左下肢凉，起初麻，现已不麻，纳可，二便调，午饭时欲寐，近来眼部血丝多，蛋白尿。舌质尖红根淡，苔白厚，脉沉滞弦。既往高血压1年余，控制差，血压（150～205）/（130～100）mmHg。今测血压135/88mmHg。中医诊断为热淋，证属瘀热湿阻。

处方：白茅根30g，冬瓜仁30g，生薏仁30g，桃仁10g，萆薢15g，乌药10g，冬葵子20g，赤茯苓15g，生白芍15g，当归10g，生甘草6g。10剂，水煎服，日1剂。

2. 淋证案二

张某某，男，57岁，农民，已婚。

初诊（2006年4月17日）：主诉：小便淋沥不净1年。现病史：1年前因小便淋沥不净，至中国人民解放军第三七一医院经检查诊为前列腺炎，夜尿频，经服普乐安片，夜尿减少，后半夜易醒，难入睡，纳可，血压偏低，以前有左侧半侧头部及头顶部发紧，现不明显，大便正常，小便频，饮入即尿，性功能低下已10多年。舌淡红，苔白厚腻，脉沉滞。证属肾气不足，湿热郁阻。

处方：生黄芪30g，生甘草10g，淫羊藿15g，菟丝子30g，冬瓜仁30g，冬葵子30g，肉桂6g。6剂，水煎服，日1剂。

3. 淋证案三

曹某某，女，46岁，干部，已婚。

初诊（2008年5月5日）：主诉：腰酸痛、尿频、尿急，反复发作10余年。现病史：10年前无明显原因出现腰酸痛，尿频，尿急，尿痛，诊为泌尿道感染，予抗菌消炎治疗有效，然反复发作，曾在河南中医药大学第一附属医院诊治，服中药治疗有效，然不能根治，每至夏季反复，现症见：腰酸痛，尿频，尿急，无尿痛、尿热。纳眠可，大便偏干，2～3日一行。舌质略暗，苔微黄腻，脉细滞。

处方：栀子10g，当归10g，生白芍30g，赤茯苓15g，炒火麻仁30g，厚朴10g，炒枳实10g，大黄10g（后下），生甘草6g，瞿麦30g。10剂，水煎服，日1剂。

二诊（2008年5月12日）：服上方7剂，腰酸痛症状消失，每次尿量有所增加，仍尿频，喝水后约半小时排尿1次，自诉目前未急性发作。纳眠可，大便偏干，2日一行，未用大黄。偶发消渴，数天可自愈。舌质略暗，苔微黄，脉细。

处方：熟地黄20g，山药15g，山萸肉10g，茯苓10g，泽泻10g，牡丹皮10g，制附子6g，肉桂3g，肉苁蓉30g。10剂，水煎服，日1剂。

三诊（2008年5月30日）：服上方10剂，尿频减轻，喝水后约半小时排尿1次，纳眠可，大便正常，2日一行。舌质偏暗，苔薄白，脉细。现正忙于房屋装修，比较劳累。

处方：上方加党参10g，麦冬10g，五味子10g，菟丝子10g。10剂，水煎服，日1剂。

四诊（2008年6月13日）：服上方20剂，尿频减轻，腰痛减轻，但咽痛，食欲不佳，无胃胀及胃痛，口淡无味，纳可，夜眠一般，烘热汗出，心烦急躁，大便正常，2日一行，月经周期正常，量少，行经3日，色正常无血块，经前乳房胀痛不甚（20年前发现乳腺小叶增生，曾治疗）。舌质偏暗，苔厚微黄，脉细。证属气阴两虚，方以生脉散加味。

处方：党参10g，麦冬30g，五味子10g，山萸肉10g，桑叶15g，浮小麦30g，竹叶10g，桔梗10g，玄参15g，生甘草6g。10剂，水煎服，日1剂。

五诊（2008年6月30日）：服上方10剂，烘热汗出、心烦急躁明显减轻，尿频减轻，白天正常，夜尿2～3次，尿量小。口渴症状基本消失，纳眠可，大便偏干。今日月经至，量可。舌质淡红，苔微黄，脉细。

处方：上方去五味子，加决明子30g，白果10g。10剂，水煎服，日1剂。

六诊（2008年7月16日）：服上方6剂，出现腹泻五六次，停服，夜尿频明显改善，1～2次。烘热汗出及心烦急躁消失。近期遇凉后，左前臂痛，晨起明显，纳眠可，大便现正常，腰痛。舌质淡红，苔黄微腻，脉细。

处方：小麦30g，炙甘草10g，百合30g，山萸肉10g，桑寄生2g，怀牛膝10g，麦冬10g，大枣4个（切开）为引。10剂，水煎服，日1剂。

4. 淋证案四

孙某某，男，28岁，职员，已婚。

初诊（2008年5月30日）：主诉：尿道分泌物月余。现病史：1个月前不洁性交后出现尿道分泌物，色黄，量多。1周后就诊于郑州大学第一附属医院，诊为前列腺炎、性病，予以抗炎治疗（左氧氟沙星注射液、司氟沙星注射液），并口服芦氟沙星、克拉霉素，尿道分泌物减少，停药后反而加重，现已禁欲。现症见：尿道分泌物色透明，量不多，腰酸，腰痛，睾丸胀痛，阴囊潮湿，尿热，尿痛，有尿不净感，夜尿多，每夜3～4次。头蒙，目涩，视力下降，肠鸣，矢气多，纳可，夜眠易睡，再入睡可，大便不干，每日2～3次，色黑质黏。喑哑，口干欲饮。舌质暗淡，苔白厚腻，脉细。2008年5月19日郑州大学第一附属医院尿常规（－）；2008年4月23日前列腺液检查示：乳白色，白细胞（＋），卵磷脂小体（＋＋＋），培养示：解脲脲原体（＋）。中医诊断为热淋。

处方：萹蓄30g，瞿麦30g，滑石30g（包煎），车前草30g，海金沙15g（包煎），生地黄10g，竹叶10g，川木通6g，赤茯苓15g，栀子10g，乌药6g，生甘草10g。6剂，水煎服，日1剂。

二诊（2008年6月6日）：服上方6剂，睾丸疼痛消失，尿痛减轻，尿道分泌物明显减少，腰酸、腰痛消失。现症见：阴囊潮湿，饮水少后感尿热，仍有尿不净感，时尿等待，尿分叉，多见于夜晚。头蒙，目涩，视力下降。肠鸣减轻，矢气仍多。纳可，夜眠改善，大便正常，每日2～3次，色深褐。音哑，口干欲饮。舌质暗，体胖大，苔黄厚腻，脉细。

处方：上方加桔梗10g，木蝴蝶6g。6剂，水煎服，日1剂。若愈后可用车前草30g，竹叶10g，水煎服，日1剂。

三诊（2008年6月13日）：服上方6剂，偶有睾丸疼痛，但较前减轻。偶有尿痛，尿道分泌物消失，晨尿黄浊。阴囊仍潮湿，晨起龟头处发黏，夜偶有尿不净感，夜尿减少，尿分叉，尿等待减轻。头蒙、目涩、视力下降减轻。时肠鸣，矢气仍多。纳可，夜眠明显改善。大便正常，每日1～2次，色正常。音哑，口干欲饮亦减。舌质暗，体胖大，苔白腻，脉细。

处方：照首次方去木通，加龙胆草10g，石韦30g，萆薢15g。12剂，水煎服，日1剂。

5. 淋证案五

张某某，女，52岁，教师，已婚。

初诊（2009年2月6日）：主诉：尿不利8年。现病史：8年前不明原因出现尿不利，无热痛，严重时点滴而下，尿不尽。曾做过电切、热疗、服消炎药均效不佳。半年前服中药2个月，病症缓解，未除，易反复，近服金匮肾气丸有效，因服后口干配服六味地黄丸。现症见：尿不顺畅，有尿急时膀胱不适，尿无热痛。大便不畅，需2次方能解净，大便易干，眠浅。腰膝酸困，有时心慌，平时怕冷。舌质淡暗，苔薄白，脉沉乏力。既往肾结石 10 余年；3 年前因子宫肌瘤切除子宫。2005 年 1 月 2 日单项查黏滞血症，经治疗后又偏低。证属气化不利，治以补肾助气化，疏肝通瘀，方以济生肾气丸加减。

处方：熟地黄 10g，山萸肉 10g，生山药 15g，泽泻 10g，牡丹皮 10g，茯苓 10g，肉桂 3g，制附子 6g，车前子 10g（包煎），怀牛膝 10g，干地龙 10g，琥珀 3g（另煎），柴胡 10g，生白芍 10g，乌药 6g。15 剂，水煎服，日 1 剂。

二诊（2009 年 3 月 18 日）：服 15 剂，小便不利明显好转，已无点滴而下尿不净感，时有不畅感，大便不畅亦好转。

处方：熟地黄 10g，山萸肉 10g，生山药 15g，泽泻 10g，牡丹皮 10g，茯苓 10g，肉桂 3g，制附子 6g，车前子 10g（包煎），怀牛膝 10g，干地龙 10g，琥珀 3g（另包），柴胡 10g，生白芍 10g，乌药 6g。继服 20 剂。

3. 耳鸣耳聋

【理论阐述】《外科证治全书·耳部证治》曰："耳鸣者，耳中有声，或若蝉鸣，或若钟鸣，或若火熇熇然，或若流水声，或若簸米声，或睡着如打战鼓，如风入耳。"耳鸣即指耳中鸣响，亦称"蝉鸣""耳数鸣""暴鸣""渐鸣"等，可发生于单侧，亦有两侧同时发生者。《左传》曰："耳不听五声之和，为聋。"《释名》亦曰："聋，笼也，如在蒙笼之内，听不察也。"耳聋即指不同程度的听力减退，其轻者称为"重听"，相关典籍中亦有"暴聋""卒聋""猝聋""聩聋"等称。耳鸣耳聋临床上常同时或先后出现，如《杂病源流犀烛·卷二十三》言："耳鸣者，聋之渐也，惟气闭而聋者则不鸣，其余诸般耳聋，未有不先鸣者。"

张老认为临床耳聋、耳鸣原因虽复杂，但不外虚实两端，实者多因风热侵袭或肝胆实火上扰耳窍，亦有瘀血、痰饮蒙蔽清窍。风火壅窍而致耳鸣耳聋者，治宜疏风清热，宣肺通窍，方以经验方谷青汤加减治之；《灵枢·经脉》曰："胆足少阳之脉，起于目锐眦，上抵头角下耳后……其支者，从耳后入耳中，出走耳前，至目锐眦后。"热郁少阳所致耳鸣耳聋者，宜用小柴胡汤加减，以清少阳之火，开郁通窍；气滞血瘀阻窍而见耳鸣耳聋者，治宜活血化瘀，行气通窍，方以血府逐瘀汤化裁治之；若痰热蒙窍者，治宜清热化痰通窍，方以黄连温胆汤加减治之；若痰浊上阻耳窍，则以涤浊法治之，方用经验方涤浊汤加减，涤浊以开清窍。虚者多为脏腑虚损，耳窍失养所致。若脾胃气虚，清阳不升者，方宜益气聪明汤加味，以健脾益气升阳通窍；《素问·阴阳应象大论》中述："年四十，而阴气自半也，起居衰矣。"肾开窍于耳，肾精日亏，阴亏水竭，相火妄动，故见耳鸣耳聋等症，治宜滋阴降火为治法，方选知柏地黄汤加味治疗。若肾虚肝郁者，方用滋肾清肝饮加减，以滋阴养血，清热疏肝。

【可视化图鉴】 通过对张老医案数据进行纳入排除筛选，得出治疗耳鸣耳聋相关有效医案 158 条，经过分析挖掘，得到临证遣药关系如图 2-24 所示。头部疾患多为热证实证，故多见风火及热郁少阳而窍致耳鸣，谷精草、青葙子疏散风热，夏枯草、柴胡、黄芩清少阳经热，蝉蜕合其名及性以止鸣。《灵枢·决气》曰："精脱者，耳聋。"肾虚不荣，肝阳上亢，故见耳聋，以熟地黄、山萸肉补肾养阴，蔓荆子、磁石清肝平肝，升麻、葛根升举清阳，引药上达耳窍。阴虚火旺，心神不藏，故见眠差，茯苓、泽泻、牡丹皮、磁石、龙骨、牡蛎等药养心安神，镇静潜纳，引火下行。阴虚津亏，故见口干，生地黄、山药、麦冬、山萸肉养阴生津，桔梗宣肺利咽，葛根生津止渴，二者善行于上，故可承津于口。风热肝火上壅清窍，不通则痛，故见头痛，蝉蜕、谷精草、青葙子、夏枯草、决明子、蔓荆子等药疏散风热，清肝泻火，邪热去，则痛自止。君相火动，故见口苦，柴胡、黄芩、半夏、黄柏、知母、连翘等药清心火，泻肝热。风火上扰，痰浊壅窍，或清阳不升，故见头蒙，菊花、薄荷疏风清热，冬瓜仁、薏苡仁荡涤浊邪，葛根、升麻升举清阳。风火上壅清窍，故见头晕，菊花、薄荷、夏枯草、决明子疏风散热，清肝泻火，龙骨、牡蛎功善潜镇。气血亏虚，故见乏力，甘草、党参、黄芪、生地黄、白芍、当归益气养血补虚。肝肾亏虚，或气滞瘀阻，故见腰痛，怀牛膝、熟地黄、当归补益肝肾，川芎、桃仁、红花行气活血止痛。

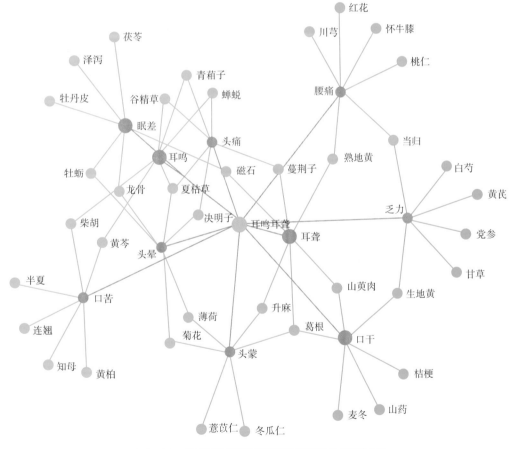

图2-24　张磊治耳鸣耳聋案临证遣药关系挖掘图

 经典医案

1. 耳鸣耳聋案一

段某某，女，70岁，退休，已婚。

初诊（2006年5月31日）：主诉：耳鸣、耳聋半年。现病史：患者耳鸣，渐至耳聋，口干口渴，鼻子嗅觉差，纳可，眠可，有青光眼，二便调，小便黄，手麻，膝关节疼痛。舌质红裂纹，苔薄白，脉细。证属阴虚火旺，从肝胆肾三经治疗。

处方：生地黄15g，玄参30g，知母10g，黄柏6g，黄芩10g，夏枯草15g，蝉蜕6g，谷精草30g，怀牛膝10g，车前子20g，制附子3g，节菖蒲3g，磁石30g（包煎），山萸肉10g。10剂，水煎服，日1剂。

二诊（2006年9月8日）：服上方30剂大轻，口有唾液，口干渴减，耳鸣减轻，听力较前提高，目眵多，双膝关节痛，无凉热感，右足跟痛，口尚苦，手痛。舌质红少津，脉细。

处方：上方加麦冬15g，石斛15g，栀子10g，菊花10g（后下），15剂，水煎服，日1剂。

2. 耳鸣耳聋案二

崔某某，男，58岁，经理，已婚。

初诊（2008年9月5日）：主诉：耳鸣2个月。现病史：2个月前不明原因出现耳鸣，耳鸣如蝉声，曾按神经性耳聋服西药效差，又服中药效不佳，近在我院住院治疗已10日，效不明显。现症见：耳鸣如蝉声，持续不停，右耳较重，有刮风声，纳眠可，二便可。舌质淡略暗，苔白微厚，脉沉弦。既往高血压5年，控制可。自诉近期检查示：脑动脉硬化，脑血流速慢，左心肥大，尿酸高，中度脂肪肝。证属湿热瘀内郁，治以涤浊法。

处方：白茅根30g，冬瓜仁30g，生薏仁30g，桃仁10g，泽泻12g，连翘15g，赤小豆30g，酒黄芩10g，夏枯草20g，珍珠母30g（先煎），生石决明30g（先煎），生甘草6g，赤芍15g，牡丹皮10g。10剂，水煎服，日1剂。

二诊（2008年10月6日）：服上药20剂，自觉耳鸣减轻2/3。有痛风3年，共发作2次。纳眠可，二便可。舌质淡红，苔薄白，脉沉弦。

处方：上方去牡丹皮加土茯苓30g，菊花10g（后下），郁金10g。20剂，水煎服，日1剂。

三诊（2008年10月27日）：服上药20剂，耳鸣续减，唯于静、闲时能感觉到。痛风症未发作。纳眠可，二便可。舌质淡红，苔黄白厚腻，脉沉滞。

处方：白茅根10g，冬瓜仁30g，生薏仁30g，桃仁10g，土茯苓30g，连翘15g，赤小豆30g，滑石30g（包煎），谷精草30g，黄芩10g，生甘草6g。10剂，水煎服，日1剂。

四诊（2008年11月18日）：服上药20剂，自觉耳鸣愈2/3，痛风症未发作。服降压药后血压130/80mmHg。纳眠可，二便可。舌质淡红，苔薄黄腻，脉沉滞。

处方：上方加车前草15g，白蔻6g（后下）。10剂，水煎服，日1剂。

3. 耳鸣耳聋案三

张某某，女，49岁，农民，已婚。

初诊（2008年9月12日）：主诉：耳鸣27年，加重2周。现病史：27年前无明显诱因出现耳鸣，未诊疗，2年前出现左耳失聪，2周前右耳鸣加重，伴听力下降，失眠，到上街职工医院诊为神经性耳聋，住院治疗13日，听力稍有恢复。现症见：两耳鸣，左耳听力稍有感觉，右耳听力下降，夜眠差，心情烦躁，口干，不喜饮。纳可，大小便正常，平时稍怕冷，一过性头皮发紧。停经1年。舌淡红，苔薄白偏黄，脉细弦。中医诊断为耳聋，证属瘀热。

处方：当归10g，生地黄15g，桃仁10g，红花10g，赤芍15g，柴胡6g，川芎6g，桔梗6g，炒枳壳6g，怀牛膝10g，黄芩10g，生甘草6g。15剂，水煎服，日1剂。

二诊（2008年10月22日）：服上药20剂，右耳鸣减轻，右耳听力改善，左耳仍失聪，眠差，服药时大便稀，每日5～6次。右耳轰响，夜间明显，左耳如蝉鸣。一过性头皮紧，口干消失。心情烦躁减轻。舌质较红，苔薄黄，脉细。

处方：蔓荆子10g，党参15g，葛根15g，升麻6g，生黄芪30g，黄柏10g，生白芍10g，炙甘草6g。12剂，水煎服，日1剂。

4. 耳鸣耳聋案四

张某某，女，62岁，退休，已婚。

初诊（2009年8月12日）：主诉：耳鸣、耳闷半年。现病史：患者失眠10余年，时彻夜不眠，偶服地西泮，症见不能入睡，睡后半小时即醒，醒后仍难入睡，未治疗，近半年耳鸣如蝉，右耳有棉花塞耳感，稍影响听力，近4个月左脚心困，时痛，不心烦。纳可，二便正常。平时不上火，不怕冷怕热。1994年曾因心动过速住院，高血压10余年，服药控制可。舌淡暗，苔薄黄，脉细。

处方：生地黄10g，生百合20g，炒枣仁30g，茯神10g，茯苓10g，麦冬15g，灯心草3g，小麦30g，夏枯草10g，生龙牡各30g（先煎），生甘草6g，川芎3g，丹参15g，牡丹皮10g，太子参10g。15剂，水煎服，日1剂。

二诊（2010年3月31日）：服上药，耳鸣痊愈，失眠好转。现症见：走路稍快即觉喘闷气短。心肌缺血7年，自觉心脏不舒，血压高（150/80mmHg），近1个月来痰中带血3次，量不多，早上色较暗，下午时色鲜红，纳可，眠差，易醒，日眠3～4小时，但精神可，二便调。舌质红，苔薄黄，脉沉弦。既往有结核病史。

处方：党参10g，麦冬20g，五味子10g，山萸肉10g，炒枣仁30g，茯神10g，茯苓10g，小麦30g，生地黄15g，竹叶10g，车前草15g，桑白皮10g，地骨皮10g，夏枯草10g，生甘草6g。10剂，日1剂，水煎服。

5. 耳鸣耳聋案五

杨某，女，64岁，退休，已婚。

初诊（2009年11月23日）：主诉：左耳鸣1周。现病史：患者1周前头鸣10余日后出现左耳鸣1周，头时昏沉蒙。2009年5月曾做鼻炎手术，近1周鼻涕中带血丝。口时苦，口干，饮水可，自觉口黏。纳可，二便可。舌质淡红，苔薄白，脉沉弦。证属阴虚火旺。

处方：谷精草30g，青葙子15g，决明子20g，蝉蜕6g，薄荷10g（后下），菊花10g（后下），酒黄芩10g，蔓荆子10g，玄参30g，桑叶10g，生甘草6g。10剂，日1剂，两煎两服。

二诊（2009年12月7日）：服上药10剂，耳鸣减轻，头昏减轻。现症见：耳塞如棉球塞在耳中，白天重，夜间轻。心慌，活动后加重。口渴，饮水多。夜间口干渴甚，每夜饮水1500ml左右，饮水多时胃不舒，恶心。腿背侧酸麻。纳可，眠可，但梦多，时有眠时后半夜发冷甚，二便可。舌红，苔略黄，舌中裂纹，脉细。

处方：北沙参15g，麦冬20g，白扁豆10g，桑叶6g，石斛15g，陈皮10g，竹茹20g，黄连3g，佛手4g，炒麦芽15g，生甘草6g，通草6g。6剂，日1剂，两煎两服。

三诊（2010年3月26日）：服上药耳鸣已愈。现症见：胃脘部烧灼感，口干渴，饮不解渴，前段曾喜凉饮，时嘈杂不舒。2010年3月19日于河南省人民医院检查胃镜示：①食管正常；②红斑性全胃炎。服埃索美拉唑、替普瑞酮、西咪替丁等，烧灼感稍有好转。纳少，眠时好时差，大便头干，每日1次，小便可。舌质暗红，苔少，有花剥，脉沉滞。既往过敏性哮喘8年，现用沙美特罗替卡松粉吸入剂。

处方：制半夏10g，陈皮10g，茯苓10g，栀子10g，石斛20g，麦冬30g，瓜蒌皮10g，炒枳壳10g，炒苏子6g，当归10g，杏仁10g，地骨皮10g，桑白皮10g，生甘草6g，煅瓦楞子20g。6剂，日1剂，水煎服。

4. 阳痿

【理论阐述】 阳痿是指脏腑功能失调，宗筋弛纵而引起的成年男子临房时阴茎痿软不举，或举而不坚，或坚而不久，影响正常性生活的一种肾系病证。《黄帝内经》中称之为"阴痿""宗筋弛纵"和"筋痿"等，并提出虚劳及邪热是阳痿发病的重要病因，且与肝肾密切相关。如《灵枢·经筋》曰："热则筋弛纵不收，阴痿不用。"《素问·痿论》曰："思想无穷，所愿不得，意淫于外，入房太甚，宗筋弛纵，发为筋痿。"

阳痿多虚实夹杂，以实为主者，多责之于肝，若见肝郁不舒，肝失疏泄者，张老常以逍遥散为主治之，疏肝解郁，行气起痿，若郁久化火，则酌加牡丹皮、栀子、竹叶等清火之品；若为痰湿内生，湿热下注者，张老常以自拟验方涤浊汤加减治之，以涤浊法为主，荡涤湿热、去其旧垢，推陈生新。以虚为主者，多为命门火衰，心脾两虚，惊恐伤肾所致，责之于心、脾、肾。若因命门火衰致痿者，则以右归丸为主，以温肾壮阳起痿；若因心脾亏虚致痿者，方以参苓白术散合生脉饮化裁，以健脾益气养心。若因惊恐伤肾致痿者，可选《辨证录》启阳娱心丹加减，以益肾宁神壮胆。

【可视化图鉴】 通过对张老医案数据进行纳入排除筛选，得出治疗阳痿相关有效医案66条，经过分析挖掘，得到临证遣药关系如图2-25所示。《素问·至真要大论》曰："湿客下焦，发而濡泻及为肿隐曲之疾。"《景岳全书·阳痿》亦言："命门火衰，精气虚寒而阳痿。"命门火衰，或湿浊客于下焦，故见阳痿不举，淫羊藿、菟丝子、枸杞子、桃仁、冬瓜仁、薏苡仁补肾涤浊起痿。肾阳虚衰，鼓动无力，故见性欲下降，当归、淫羊藿、熟地黄、巴戟天、枸杞子、补骨脂温补肾阳，壮命门火。心肝火旺，心神失藏，故见眠差，茯苓、薄荷、竹叶、赤芍、丹参、牡丹皮清心泻火，宁心安神。心火下移小肠，湿热下注膀胱，故见小便黄，甘草、通草、车前草、白茅根、冬瓜仁、薏苡仁清心泻火，清热利湿。腰为肾府，肝肾亏虚，下元虚惫，故见腰酸，菟丝子、枸杞子、山药、山萸肉、杜仲、怀牛膝补肝肾，强筋骨。肾虚不固，故见遗精，淫羊藿、山萸肉、菟丝子、熟地黄、巴戟天补肾固精。心脾虚衰，肝肾不足，故见乏力，甘草、当归、白术、茯苓、党参、熟地黄健脾养心，补肝益肾。心火上炎，或脾虚湿盛，故见汗出，竹叶、滑石清心泻火，白术、陈皮、半夏健脾祛湿，白芍酸能敛阴。心火下移，下焦痰浊，故见小便不利，通草、车前草、赤小豆、白茅根、滑石、山药清火通淋，祛痰化浊。

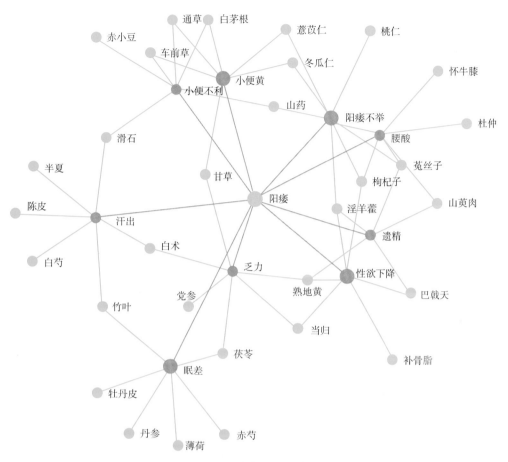

图2-25 张磊治阳痿案临证遣药关系挖掘图

 经典医案

1.阳痿案一

曹某某，男，26岁，工人，未婚。

初诊（2006年7月17日）：主诉：阳痿半年。现病史：患者半年前突然患阳痿，病因不明，纳可，二便可。余无明显异常。舌质红淡，苔白腻润，脉沉滞。证属肝失疏泄。

处方：柴胡10g，白芍10g，当归10g，炒白术6g，茯苓10g，薄荷3g（后下），制香附10g，丹参15g，桃仁10g，红花10g，通草6g，生麦芽15g，生甘草6g。10剂，水煎服，日1剂。

二诊（2006年7月24日）：服前2剂自觉效果较好，情绪稳定，以前有手淫的习惯，纳可，眠可，二便可。舌质红，苔黄腻，脉细。

处方：上方加白蔻10g（后下），白扁豆10g，牡丹皮10g，淫羊藿15g，肉桂3g，车前草15g。10剂，水煎服，日1剂。

三诊（2006年7月31日）：服上药有效，曾有勃起、早泄，情绪可，纳可，二便可。舌质淡红，有裂纹，苔黄白腻，脉沉滞。

处方：柴胡10g，白芍10g，当归10g，炒白术10g，薄荷3g（后下），制香附12g，茯苓12g，白蔻10g（后下），淫羊藿15g，肉桂3g，郁金10g，生甘草6g。10剂，水煎服，日1剂。

四诊（2006年8月16日）：服上药无不适，仍阳痿，勃起能力差，纳可，二便可，精神可，余无明显不适。舌质淡红而嫩，苔白腻，脉沉滞。

处方：柴胡10g，白芍10g，当归10g，炒白术6g，茯苓10g，薄荷3g（后下），制香附10g，丹参20g，桃仁10g，红花10g，通草6g，淫羊藿10g，肉桂3g，生麦芽15g，生甘草6g，金银花10g。10剂，水煎服，日1剂。

五诊（2006年9月20日）：服上药阳痿、勃起功能好转，今欲巩固治疗。咽有异物感，时有咯，咽时感不适。二便正常，纳可。舌红，苔黄腻，脉细。

处方：①按8月16日方去金银花加枸杞子10g。10剂，水煎服。②玄参20g，桔梗10g，竹叶10g，牛蒡子10g，赤芍12g，威灵仙12g，生甘草6g。6剂，水煎服，日1剂。

2. 阳痿案二

黄某某，男，32岁，厨师，未婚。

初诊（2009年5月4日）：主诉：性功能差7年。现病史：患者近7年来无明显原因引起性功能差，开始时伴有会阴部痛，治疗后好转。现会阴部凉，阴茎举而不坚，早泄，服海马、海龙、鹿茸等补阳药，开始时好转，服汤药（不详），效不显。现症见：性功能差，早泄，会阴部发凉，乏力，腰膝酸软，畏寒。纳可，眠差，入睡难，易醒，多梦。二便调。饮酒后胃不适，饱食后胃胀。舌淡红，边缘齿痕，苔白腻，中间稍黄，脉沉滞有力。既往手淫史，惯于熬夜，常晚起。查B超示：精索增宽。治以先清理其内湿浊，后再议补。

处方：白茅根30g，冬瓜仁30g，生薏仁30g，桃仁10g，清半夏10g，陈皮10g，茯苓10g，赤小豆30g，炒神曲10g，生甘草6g。10剂，水煎服，日1剂。

二诊（2009年7月1日）：服上药10剂，性功能差好转，后因未挂上号转而服用其他中药，效不佳，症又如前。现症见：性功能差，早泄，时会阴部痒痛凉。乏力，纳可，眠差，多梦。大便时干时溏，不爽，每日1～3次，腹胀，小便正常色黄。舌淡红，苔白厚腻干，脉沉滞。

处方：党参10g，炒白术10g，茯苓10g，陈皮10g，砂仁3g（后下），白茅根30g，车前草30g，冬瓜仁30g，生薏仁30g，桃仁10g，炙甘草3g。10剂，水煎服，日1剂。

三诊（2009年7月13日）：服上药10剂，觉症缓解，药效可。现症见：性功能差，早泄，乏力，纳差，眠差易醒，梦多，但晨起并不觉困。时觉腹胀，即须如厕，时间较长，先干后稀，小便黄。舌淡暗，苔薄白，脉细滞。此为湿热仍未净。

处方：白茅根30g，冬瓜仁30g，生薏仁30g，桃仁10g，清半夏10g，茯苓10g，连翘10g，赤小豆30g，炒神曲10g，炒山药30g，炒白扁豆15g，生甘草6g。10剂，水煎服，日1剂。

3. 阳痿案三

张某某，男，48岁，干部，已婚。

初诊（2009年6月8日）：主诉：耳鸣2年，阳痿半年。现病史：患者1年前因亲人车祸出现失眠，精神差，耳鸣，服抗抑郁药及镇静药10个月，现镇静药已停4个月。现症见：耳鸣，阳痿，纳可，饭后胃胀，消化差，眠差，入睡难，大便可，小便可。舌质红，苔薄白，脉沉有力。现仍服抗抑郁药。血糖偏高，未服药。2008年12月曾行右侧睾丸积液手术。证属瘀热。

处方：当归10g，生地黄15g，桃仁10g，红花10g，赤芍15g，柴胡6g，川芎6g，桔梗6g，炒枳壳6g，怀牛膝15g，小麦100g（另包），郁金10g，生百合30g，生甘草6g，炒麦芽15g。15剂，水煎服，日1剂，先将小麦煎水冷后泡药煎药。

二诊（2009年6月26日）：服上药15剂，效果不明显，仍耳鸣，阳痿，纳差，食后胃中不适，口苦，睡眠可，大小便正常，现仍服抗抑郁药（已减量），精神可。舌红，苔薄白腻，脉细。鉴于上方已服15剂，今用滋肾清肝法治之。

处方：生地黄15g，山萸肉10g，生山药20g，泽泻10g，牡丹皮10g，茯苓10g，枸杞子15g，金银花10g，连翘10g，菊花10g（后下），淫羊藿10g，荷叶10g。10剂，水煎服，日1剂。

三诊（2009年9月6日）：上方服8剂，耳鸣稍有好转，阳痿明显好转，现仍持续性耳鸣如蝉，口苦，近几年脱发明显，头油脂分泌较多，现仍每天服抗抑郁药米氮平1/2片，睡眠可，纳食可，二便正常。舌质偏红，苔薄白稍厚，脉细。

处方：上方加怀牛膝10g，制首乌10g，羌活6g，炒苍术10g，金银花改为15g，12剂，水煎服，日1剂。

4. 阳痿案四

王某某，男，27岁，司机，未婚。

初诊（2010年4月16日）：主诉：阳痿近4年。现病史：患者4年前因生气引起不良习惯，近1年内手淫次数多，后来便出现阳痿症状，在服用李振华老师药后有勃起感觉，但硬度不够，服补肾药后易大便稀，继服调脾胃药后大便转正常。现症见：阴茎不勃起，腰部不适，时耳鸣。纳可，眠可，二便正常。仍在服李振华老师中药。舌红偏瘦，苔黄腻，脉沉无力。证属脾肾阳虚，治以补少火。

处方：党参15g，补骨脂10g，煨诃子10g，炒山药30g，菟丝子15g，巴戟天10g，淫羊藿10g，山萸肉10g，五味子10g，枸杞子10g，炙甘草6g。14剂，水煎服，日1剂。

5. 阳痿案五

董某某，男，34岁，电信工程师，已婚。

初诊（2017年1月23日）：主诉：发现阳痿、早泄半年。现病史：患者述近半年来发现上症，体检发现血压偏高，血压波动在120/90mmHg左右，曾服健脾丸1月余，效不显。平素饮酒食肉多，纳可，眠差，入睡难，易醒。大便每日1次，质溏，小便正常。舌质暗，舌尖红，舌下络瘀，苔白腻，脉沉滞。口不干渴，饮水少，出汗多。自2009年开始移居东南亚工作至今。治以先祛其积湿积热，后再考虑补肾之品。

处方：炒山楂15g，生山楂15g，炒车前子15g（包煎），生车前子15g（包煎），竹茹15g，桑叶15g，丝瓜络15g。20剂，水煎服，日1剂。

二诊（2017年2月13日）：服上方至今，效可，阳痿、早泄好转。现症见：血压130/90mmHg，大便较前好转，仍不成形，纳可，入睡困难，易醒，大便每日3～4次，凌晨5时左右如厕，急迫，肛门下坠感。舌红，苔厚腻，晨起刷过舌苔，脉沉滞。2017年2

月8日扶沟康复医院血清检查示：甘油三酯4.27mmol/L↑。

处方：党参10g，茯苓10g，炒白术10g，炒山药30g，炒白扁豆10g，炒薏仁15g，莲子肉10g，陈皮6g，砂仁3g（后下），桔梗6g，白蔻6g（后下），炙甘草3g。20剂，水煎服，日1剂。另按原方取颗粒剂20剂，日1剂，分2次冲服。

5. 遗精

【理论阐述】 遗精是临床以不因性活动而精液自行泄出为主症的一种肾系病证。有梦而遗者名为"梦遗"；无梦而遗精，甚至清醒时精液自出者名为"滑精"。本病首见于《黄帝内经》，称为"精时自下"。如《灵枢·本神》曰："恐惧而不解则伤精，精伤骨酸痿厥，精时自下。"张景岳在《景岳全书·遗精》中则强调宁心君的重要性，其曰："盖精之藏制虽在肾，而精之主宰则在心。故精之蓄泄，无非听命于心。凡少年初省人事，精道未实者，苟知惜命，先须惜精。苟欲惜精，先宜净心。"

遗精症状表现错综复杂，有因心肝火旺，有因湿热下注，有因劳心过度，有因肾气不固所致者，张老强调临证辨治时忌胶柱鼓瑟，以方套病，不知变通。《黄帝内经》云："主明则下安，主不明则十二官危。"若见心火偏盛，君主不明之象，则以导赤散为主，以清心火。若见君相火旺，阴阳失调者，则用桂枝加龙牡汤加减，以燮理阴阳，交通心肾，固涩精液。久遗之病，若肾虚下元不固者，可用水陆二仙丹、缩泉丸、菟丝子丸、金锁固精丸、收涩止带汤之类加减，以补肾固精。若肾阴亏虚，心火亢盛，心肾不交者，方用封髓丹治之，《医宗金鉴》称赞封髓丹为"固精之要药"。清代医家郑钦安在《医理真传·阳虚症门问答》中论及此方时说道："此一方不可轻视，余常亲身阅历，能治一切虚火上冲、牙疼、咳嗽、喘促、面肿、喉痹、耳肿、面赤、鼻塞、遗尿、滑精诸症，屡获奇效……始知其制方之意重在调和水火也。"若见肾阳不足，命门火衰者，方以右归丸加减，以温补肾阳。

【可视化图鉴】 通过对张老医案数据进行纳入排除筛选，得出治疗遗精相关有效医案51条，经过分析挖掘，得到临证遣药关系如图2-26所示。肾虚不固，或肾水亏虚，心火妄动，故见遗精，甘草伏火，黄柏调和水火，砂仁纳气归肾，三药相合，真火得潜，遗精自止，正如《医理真传·阳虚症门问答》所言："黄柏味苦入心，禀天冬寒水之气而入肾，色黄而入脾，脾也者，调和水火之枢也……西砂辛温，能纳五脏之气而归肾，甘草调和上下，又能伏火，真火伏藏，则人身之根蒂永固，故曰封髓。"龙骨、牡蛎可潜降心火，芡实、金樱子二者合用，名为水陆二仙丹，一生于水，一生于山，故以"水陆"名之，最善补肾涩精。先天之本在肾，后天之本在脾，脾肾亏虚，生化乏源，故见乏力，甘草、茯苓、党参健脾益气，麦冬、五味子、熟地黄填精益肾。痰热扰神，故见眠差，茯苓、枳实、竹茹、陈皮、半夏、栀子清热化痰，除烦安神。肾虚肝旺，或痰热壅窍，故见头晕，牛膝、胆南星、决明子、泽泻、陈皮、半夏补益肝肾，平抑肝阳，涤痰通窍。君火妄动，故见梦多，竹叶、栀子、竹茹、牡丹皮、黄柏、砂仁清心泻火安神。阴虚火旺，或营卫不和，故见汗出，黄柏、知母滋阴清火，桂枝、白芍调和营卫，龙骨、牡蛎潜镇固摄。脾气亏虚，生化乏源，阴虚津亏，心火上炎，故见口干，党参、山药健脾，麦冬、生地黄、五味子滋阴，竹叶清火。肾精亏虚，耳窍失养，故见耳鸣，熟地黄、山萸肉、菟丝子、山药、泽泻、牡丹皮补精益肾。肝肾亏虚，故见腰酸，杜仲、菟丝子、芡实、山萸肉、怀牛膝补肝肾，强筋骨。

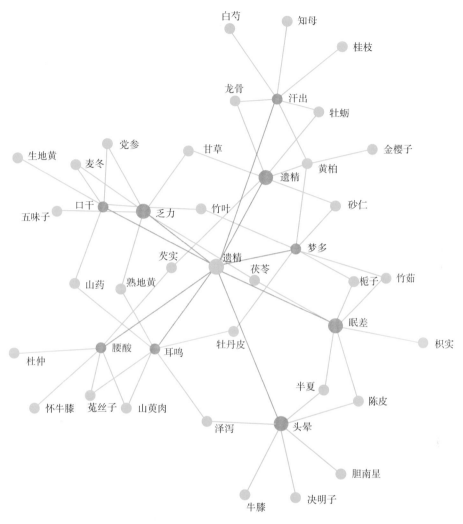

图2-26　张磊治遗精案临证遣药关系挖掘图

 经典医案

1. 遗精案一

王某某，男，20岁，学生，未婚。

初诊（2006年1月16日）：主诉：遗精伴左侧睾丸疼痛近5年。现病史：患者5年前出现遗精，1个月5～6次，近1年出现睾丸疼痛，左侧为甚，头晕，失眠。鼻炎，流黄色带血丝鼻涕。饮食不振，大便不成形，每日1次，小便正常。舌质红，苔薄黄，脉细。证属君相火旺。

处方：生地黄15g，竹叶10g，知母10g，黄柏10g，泽泻10g，赤茯苓15g，蒲公英30g，砂仁3g（后下），生甘草6g。10剂，水煎服，日1剂。

2. 遗精案二

白某某，男，30岁，公务员，已婚。

初诊（2008年12月5日）：主诉：遗精4年，脱发2年。现病史：4年前不明原因出现遗精，有时有梦而遗，有时无梦，曾按前列腺炎治疗，服中西药效不佳。现症见：遗精，1周会出现1次，耳鸣如蝉，夜眠时明显，腰痛，项部酸困，身无力。头晕，头痛，今晨测血压130/90mmHg，血压高1年，未服降压药。二便正常。脱发，头发油脂不多，目干，视物模糊。舌质淡红，苔薄黄，有齿痕，脉左小右大。

处方：桂枝10g，生白芍10g，生龙牡各30g（先煎），芡实30g，莲须10g，金樱子10g，炙甘草6g，生姜3片，大枣4个（切开）为引。10剂，水煎服，日1剂。

3. 遗精案三

郭某某，男，21岁，学生，未婚。

初诊（2008年12月17日）：主诉：眠差、梦多、梦遗4年余。现病史：4年前学业压力大、与他人生气后出现眠差，能入睡，睡眠多梦易醒，头蒙，梦遗，服用清火药效差，继之出现情绪低落，间断出现心烦，记忆力下降，后用补肾药，精力较原来好转半年，因高考压力大再发。现症状：眠差，多梦，记忆力下降，头晕，耳鸣，视物昏花，心烦，易发脾气，情绪差，胃痛。大便干，小便频数，纳差乏力，现已休学。舌红，苔白腻，脉沉滞。既往鼻炎病史3年。

处方：制半夏10g，陈皮10g，茯苓12g，炒枳实12g，竹茹30g，胆南星10g，郁金15g，栀子10g，节菖蒲6g，黄芩10g，生甘草6g。15剂，水煎服，日1剂。

4. 遗精案四

黄某某，男，31岁，公务员，未婚。

初诊（2009年3月20日）：主诉：时遗精10余年。现病史：10余年前曾有不良习惯，后渐出现有梦遗精，如盖被子重，侧卧睡及有尿意时精会自出。有前列腺炎6年，有尿不净感，有尿意即有性欲。夜间梦多，大便时尿道会出现白浊，梦遗后腰酸胀，梦遗后解小便时痛，会阴左侧酸胀。白天身困乏力，饮食不慎易腹泻，大便正常，有时胸部不适，心胆怯，头晕。舌质淡胖，苔薄白，脉较空乏。

处方：桂枝10g，生白芍10g，生龙牡各30g（先煎），党参10g，麦冬15g，五味子10g，金樱子10g，芡实30g，炙甘草6g，生姜3片，大枣4个（切开）为引。10剂，水煎服，日1剂。

二诊（2009年6月19日）：服上药至今，遗精下减，3个月内仅3次。现症见：便时有阴茎勃起，但排尿无力，淋沥尿不尽感，遗精后左腰胀，会阴酸胀，稍久站后右臀部酸胀麻，视物眼涩，流泪，遗精前有心烦现象。眠差，梦多，白天易困乏，血压低，有全身怯冷汗出现象，时鼻塞，耳窝响，食凉、甜、油腻食物易腹泻，泻前腹胀。舌红体胖，苔薄黄，脉较空乏。

处方：桂枝10g，生白芍10g，生龙牡各30g（先煎），泽泻10g，黄柏6g，炙甘草6g，生姜3片，大枣4个（切开）为引。10剂，水煎服，日1剂。

5. 遗精案五

王某某，男，23岁，职工，未婚。

初诊（2016年12月5日）：主诉：频繁梦遗5年余。现病史：诉5年前无明显诱因出现频繁梦遗，开始每夜2～3次，后2～3日1次，3年前于河南省人民医院检查为前列腺炎，服消炎药，效佳，后于他处服中药，效差，遂来我处就诊。现症见：脸部瘙痒，小便发黄，盗汗，动则自汗，现2～3日1次梦遗，肛门处坠胀，双下肢无力，全身乏力。纳一般，眠差，多梦，易干醒，大便正常。舌质红，苔薄白，脉细。另诉曾受过一次惊吓，后出现勃起障碍，惊吓后易上身发热。既往胆囊炎3年余。中医诊断为梦遗，证属君相火旺，扰动精室，精关失固。

处方：生地黄10g，竹叶10g，知母10g，黄柏6g，竹心3g，芡实30g，莲须6g，麦冬10g，桑叶10g，地骨皮10g，生甘草6g，煅牡蛎30g（包煎）。10剂，水煎服，日1剂。

二诊（2016年12月23日）：服上药效佳，服药1剂即无梦遗，现面部易长痘瘙痛，咽干，咳嗽无痰，口不苦，无鼻塞流涕。纳可，眠差，梦多。眼花，后脑勺痛。大便正常，小便黄，小便后肛门下坠感，时有尿道灼热感，腰酸痛，劳累加重，双下肢乏力。时有腹痛发作，无规律，部位不固定。舌淡红，苔白腻。

处方：上方加琥珀粉2g（另包吞服），天冬10g，车前草10g。10剂，水煎服，日1剂。

（六）气血津液疾病

1. 郁证

【**理论阐述**】 郁证以情志抑郁、多愁善感、易怒易哭、胸胁胀痛、咽中如有异物梗塞、失眠等为特征。元代朱丹溪在《丹溪心法·六郁》中认为郁证是由气机升降失常所致，并首创六郁之说，分别提出气、湿、痰、热、血、食六郁治疗处方，并创六郁汤、越鞠丸等治疗方剂，至今仍备受医家推崇。张介宾在《景岳全书·郁证》中辨情志之郁认为有怒郁、思郁、忧郁三证，且提出"情志之郁，则总由乎心"的观点。

张景岳在《景岳全书·郁证》中论郁言："初病而气结为气滞者，宜顺宜开；久病而损及中气者，宜修宜补。然以情病者，非情不解。"张老认为郁证起病多实，而总以理气解郁，调畅气机为主。若肝气郁结者，治宜疏肝解郁、理气畅中，方以逍遥散化裁治之；若肝郁化热者，则选丹栀逍遥散以清肝泻火；若肝郁日久，化火炼液，痰火扰心者，方用黄连温胆汤为主以清热化痰；若痰气郁结者，治宜化痰散结，行气开郁，方以二陈汤合小柴胡汤加减；若木土壅郁者，治宜达郁运通，方以越鞠丸合小柴胡汤加减；若气血郁滞者，治宜活血化瘀、理气解郁，方以血府逐瘀汤加减治之；若心火亢盛者，治宜清心泻火，安神宁心，方以清宫汤加减治之。久病损及脏腑气血则多虚证，总以补养为主。若见心神失养之脏躁者，治宜养阴清心、益气安神，方以甘麦大枣汤合百合地黄汤化裁治之；若见心阴不足者，治宜滋阴养血、补心安神，方以张老自拟眠安汤化裁治之；若心脾两虚者，治宜补益心脾，方以归脾汤加减治之。清代叶天士《临证指南医案·郁》言"郁证全在病者能移情易性"，张老认为郁证除药物治疗之外，精神治疗亦为关键，针对具体情况，怡情养性，解除致病诱因，心病还从心药治，外邪得去而心自安宁。

【可视化图鉴】　通过对张老医案数据进行纳入排除筛选，得出治疗郁证相关有效医案180条，经过分析挖掘，得到临证遣药关系如图2-27所示。《素问·阴阳应象大论》曰："年四十，而阴气自半也，起居衰矣。"肾阴不足，不能上济于心，则心火偏亢而见烘热，故生地黄、玄参滋养阴精，黄芩、黄连清心泻火，龙骨、牡蛎潜镇浮阳；心火蒸迫津液外出则汗出，故当归、生地黄滋阴养血，桑叶、竹叶清热止汗，汗出则气泄，卫表不固，故小麦、煅牡蛎益气固表止汗。《景岳全书·郁证》曰："至若情志之郁，则总由乎心。"心神失养，而见眠差者，百合、生地黄养阴清心，酸枣仁、麦冬养心安神，茯苓、茯神健脾安神；阴虚而心火旺盛，故见心悸者，麦冬、小麦养阴清心，甘草、大枣补心安神，竹叶、灯心草清心除烦。肝郁化火，痰火扰心，故见烦躁易怒，以栀子、黄连清心火，柴胡、黄芩清肝火，竹茹、胆南星清热化痰。肝郁犯胃，木土壅郁，而见胃胀者，川芎、香附疏肝行气，苍术、半夏燥湿健脾，神曲、麦芽消食和胃。肝郁气滞，肝血不足，故见乏力，以当归、白芍养血柔肝，柴胡、麦芽、薄荷升发肝木。痰气郁结，情志不畅，而见抑郁者，以百合、郁金、石菖蒲、合欢皮、香附等药行气解郁，化痰散结。肝气不舒，气滞血瘀而见胸部满闷者，以瓜蒌、紫苏梗宽胸理气，川芎行气活血，郁金、合欢皮开郁化瘀。

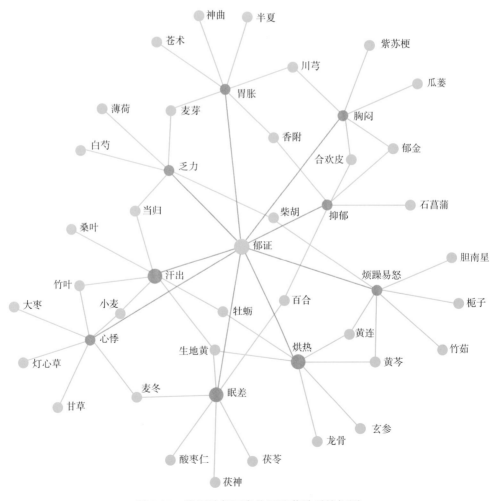

图2-27　张磊治郁证案临证遣药关系挖掘图

经典医案

1. 郁证案一

李某某，男，43岁，律师，已婚。

初诊（2006年1月13日）：主诉：心前区刺痛2个月。现病史：近2个月心前区刺痛，无胸闷气短，心不慌。纳眠可，大便正常，尿频尿急。心电图：窦性心律，T波改变。后背沉困。近2年来急躁易怒，头胀痛已控制。舌质红，苔薄黄，脉细数。既往胆囊炎、暴饮暴食。中医诊断为郁证，西医诊断为精神抑郁证。

处方：柴胡10g，白芍10g，炒枳实10g，瓜蒌皮10g，焦栀子10g，郁金10g，小麦30g，茯神10g，远志10g，麦冬15g，生甘草6g。6剂，水煎服，日1剂。

二诊：心前区刺痛明显减轻，已不急躁，尿频尿急消失，左肩胛骨内缘发紧，时有心慌。纳眠可，大便正常。舌质红，苔薄白，脉细。心电图正常。中医诊断为郁证。

处方：百合30g，生地黄10g，炒枣仁15g，茯神10g，麦冬30g，竹叶10g，焦栀子10g，郁金10g，小麦30g，通草6g，姜黄10g，合欢皮15g，生麦芽20g，牡丹皮10g，生甘草6g。8剂，水煎服，日1剂。

2. 郁证案二

宋某某，女，35岁，职员，已婚。

初诊（2009年9月16日）：主诉：心烦、急躁易怒三四月余。现病史：患者因小儿子体质不好，思虑过度，出现心烦，急躁易怒，逐渐加重。现症见：心烦，急躁易怒，咽喉部有物堵塞感，咽喉部相对应之后背部疼痛。怕冷，膝盖及双腿部外侧面部位发凉。患者有胆囊息肉，不能进食油腻肉食，纳可，大便2日1次，质干，量少，有痔疮史，小便正常，眠可。月经提前6～7日，量少，色暗，有少许血块，经前乳房稍胀，白带正常，孕3产1。在河医一附院按抑郁症治疗，服抗抑郁药物治疗，效可，患者担心西药有副作用，故来诊治。舌红，苔黄腻厚，脉沉滞。

处方：柴胡10g，生白芍10g，当归10g，茯苓10g，薄荷3g（后下），制香附10g，牡丹皮10g，栀子10g，桃仁10g，红花6g，生地黄10g，生百合30g，知母10g，郁金10g，生甘草6g。20剂，水煎服，日1剂。

二诊（2009年10月16日）：服上药20剂，效可，烦躁已大减轻，但左腿膝盖仍凉，腿外侧发凉，颈部不适，活动后减轻。纳眠可，二便正常。月经仍提前5～6日，量少色暗。舌淡暗，苔薄白，脉细滞。

处方：栀子10g，淡豆豉30g，竹叶10g，灯心草3g，知母10g，小麦30g，生甘草6g，郁金10g，黄芩10g。6剂，日1剂，两煎两服。

3. 郁证案三

张某某，男，25岁，学生，未婚。

初诊（2017年2月24日）：主诉：全身不适5年。现病史：近5年出现遇冷风则头痛、鼻塞，身困乏力，头晕，体质下降，易出汗，怕冷怕热。口干渴，饮水多。纳可，饭后胃脘痞塞，大便每日2～3次，不成形，有不消化食物，肠鸣多，小便正常。眠差易醒，心烦急躁，遗精每月5～6次。舌淡，苔黄稍腻，脉弦滑。中医诊断为郁证，证属痰火扰神。

处方：清半夏10g，陈皮10g，茯苓15g，炒枳实10g，竹茹30g，黄连6g，胆南星6g，生龙牡各30g（先煎），琥珀2g（另包吞服），生甘草6g。10剂，水煎服，日1剂。

二诊（2017年4月19日）：服上药30剂，遗精改善明显，偶有发作，近1个多月未出现感冒症状，情绪好转。现症见：久站双下肢发软，足跟痛，腰痛。口黏，饮不解渴，急躁，晨起鼻咽部痰多，鼻塞，流清涕。纳可，易不消化，眠浅易醒，易出汗，大便每日1次，稍不成形，含不消化食物，小便黄。舌质暗红，苔根部腻黄，脉沉滞。

处方：生地黄10g，竹叶10g，通草3g，车前草30g，小麦30g，生麦芽20g，牡丹皮10g，生甘草3g。15剂，水煎服，日1剂。

2. 消渴

【理论阐述】 消渴是以多饮、多食、多尿、乏力、消瘦等为主症的一种疾病。《黄帝内经》中亦有"消瘅""膈消""肺消""消中"等不同名称。东汉张仲景则在《金匮要略·消渴小便不利淋病脉证并治》中专论消渴，认为本病主要由胃热、肾虚所致，并提出白虎加人参汤、肾气丸、文蛤散等治疗方剂，奠定了消渴辨证论治的基础。明代王肯堂在《证治准绳·消瘅》中对三消的临床分类进行了进一步规范，其言："渴而多饮为上消（经谓膈消），消谷善饥为中消（经谓消中），渴而便数有膏为下消（经谓肾消）。"

《景岳全书·三消干渴》曰："凡治消之法，最当先辨虚实。若察其脉证，果为实火致耗津液者，但祛其火则津液自生，而消渴自止。若由真水不足，则悉属阴虚，无论上、中、下，急宜治肾，必使阴气渐充，精血渐复，则病必自愈。"消渴临床根据其"三多"症状侧重不同，有上消、中消、下消之分，张老根据患者病情及辨证的不同，分别施以润燥、清热、益肾等不同方法。若肺热津伤而见口干渴为主者，治宜清肺润燥，生津止渴，方以沙参麦冬汤加减治疗；若因胃热炽盛，耗气伤阴而以多食为主者，治宜清胃泻火，益气养阴，方以竹叶石膏汤为主治之；若因心胃火盛，移热于肺，肺热津伤，津不能布而中上二消合见者，方以白虎加人参汤为主，以清肺胃之热，若阴伤日久，损及元气，元气不升而渴者，则合玉液汤升元气以止渴，正如张锡纯在《医学衷中参西录》中所言："消渴之证，多由于元气不升，此方乃升元气以止渴者也。"若因脾胃气虚者，治宜健脾益气，方以四君子汤加味治之；若因脾虚失运，蕴湿化热者，治宜疏补兼施，则合张老自拟疏补相兼方；若日久夹瘀者，则宜合血府逐瘀汤加减，以祛瘀生新，使津得布。若因肝肾阴虚而以多尿为主者，治宜滋补肝肾，方以六味地黄丸化裁治之；若阴损及阳，致阴阳两虚，气化无力者，治宜滋阴温阳，补肾固涩，方以金匮肾气丸为主治之。

【可视化图鉴】 通过对张老医案数据进行纳入排除筛选，得出治疗消渴相关有效医案103条，经过分析挖掘，得到临证遣药关系如图2-28所示。消渴之病，总由燥热阴伤，若见口舌干燥者，以石膏清热，知母、天花粉养阴生津，葛根一味，为张锡纯升举止渴常用之药，其在《医学衷中参西录》中言："消渴之证，多由于元气不升……得葛根能升元气。"久病必瘀，故酌加牡丹皮、赤芍以凉血活血。若肺胃热盛，伤气耗阴，津不上承，而见渴饮者，以石膏、知母、竹叶清肺胃热，党参、山药、麦冬益气养阴生津。胃热阴伤，腐熟过强，故见多食易饥，以石膏、黄连清胃热，葛根升清阳，石斛、玉竹滋胃阴，牛膝引热下行。阴虚火旺，迫液下注，或下元虚惫，蒸化无力，皆可致小便频多，可以熟地黄、泽泻补肾泄浊，附子、肉桂温肾扶阳，五味子酸敛固涩，竹叶清心利尿。火热上炎，而见口苦者，以柴胡、黄芩、黄连、连翘、栀子、大黄等药清热泻火。肾为先天，脾为后天，脾肾亏虚，生化乏源，而见乏力者，以党参、茯苓、白术、黄芪健脾益气，熟地黄、山萸肉补肾养阴。肺热迫津，壮火食气，气虚不固，故见汗出者，以地骨皮、桑叶、连翘清热泻火，黄芪、五味子、小麦益气敛汗。气阴亏虚，肌肉不充，故见消瘦，以党参、茯苓、白术、甘草、麦冬益气养阴，鸡内金消食助运。肠燥阴伤，故见便干，以决明子、桃仁、赤芍、生地黄、玄参等药润肠通便，大黄泻热通腑气。肾虚肝旺，故见头晕，以生地黄、山萸肉、山药、牡丹皮滋补肝肾，菊花、决明子平抑肝阳。

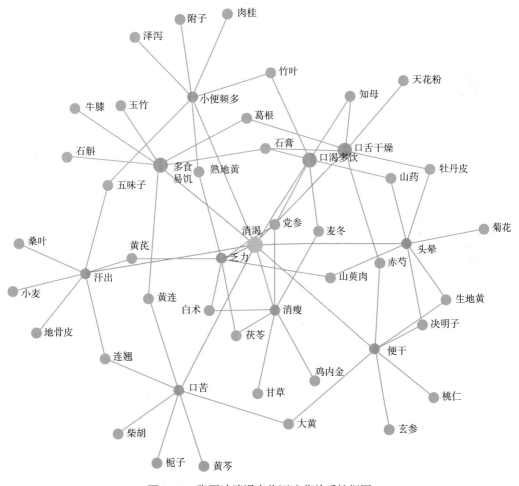

图2-28 张磊治消渴案临证遣药关系挖掘图

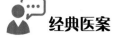 经典医案

1. 消渴案一

刘某某，男，43岁，公务员，已婚。

初诊（2009年2月9日）：主诉：糖尿病6年。现病史：患者易口干、口渴多饮四五年，自述2003年车祸后出现，当时锁骨骨折，住院后好转，但自觉活动不如前利，住院后即发现血糖高。平时易上火，痰多，舌苔重，口苦，但因饮水多，症状不显，最近半个月头晕，身无力，视力下降，视物模糊，口干喜饮水，喜食辣椒、生姜。小便黄，大便可，纳食可，眠可，时梦多，自测心率快，血压正常。舌淡暗，苔黄厚腻，脉数。现口渴多饮，每日可饮水两暖水瓶左右。平素吸烟多。既往糖尿病6年，血脂高，现空腹血糖9.6mmol/L，服用二甲双胍，每日4片；前列腺增生2个月。中医诊断为消渴。

处方：党参15g，生石膏30g，知母15g，竹叶10g，天花粉10g，牡丹皮10g，赤芍10g，生甘草6g。15剂，日1剂，水煎服。

二诊（2009年4月10日）：服上药30剂。服上药10日，身力增加，餐前血糖7.4mmol/L，餐后血糖10.6mmol/L。较服上药前降低，口渴多饮减轻，视力稍有改善。饭后双脚瘙痒，血压正常，服降糖药量如前，二便可。舌质淡，苔黄厚腻，脉弦。

处方：上方去天花粉加炒苍术15g，玄参30g，生黄芪30g，葛根15g，泽兰10g（后下），鸡内金10g。15剂，日1剂，水煎服。

2. 消渴案二

韩某某，男，39岁，教师，已婚。

初诊（2009年10月26日）：主诉：糖尿病5年余。现病史：5年前检查发现糖尿病，未服药。现症见：无明显不适症状，身乏力，易困，时觉腰酸。易脱发，易口腔溃疡。纳眠可，二便可。舌暗红，苔少，脉细。现服二甲双胍。既往轻度脂肪肝。2009年10月24日理化检查：血糖8.2mmol/L↑，糖化血红蛋白7.0%↑。

处方：党参15g，麦冬20g，五味子10g，山萸肉10g，玄参20g，知母15g，牡丹皮10g，赤芍15g，鸡内金10g，炒山楂15g。15剂，日1剂，两煎两服。

二诊（2009年11月9日）：服上药12剂，前几剂效佳，后觉欠佳。现症见：腰酸困但较前好，夜尿多，夜汗多，昨日晨起咽鼻不适。舌淡红，苔薄白，脉细。11月8日查血糖：6.59mmol/L。

处方：生地黄15g，山萸肉10g，生山药30g，泽泻10g，牡丹皮10g，茯苓10g，党参12g，麦冬15g，五味子10g，赤芍12g，鸡内金10g，怀牛膝10g，鬼箭羽20g，玄参15g。20剂，日1剂，水煎服。

三诊（2010年1月8日）：服上药30剂，夜尿次数减少，口服二甲双胍等降糖药，感身体消瘦。舌底部有口腔溃疡，腰困，有滑精，性生活时间短。舌质淡红，苔薄，脉细。1月2日查血糖：6.55mmol/L。以滋肾清肝降火为治。

处方：生地黄6g，熟地黄6g，山萸肉10g，生山药15g，牡丹皮10g，茯苓10g，泽泻10g，党参10g，麦冬10g，五味子10g，枸杞子10g，夏枯草15g，知母10g，黄柏6g，连翘10g。20剂，日1剂，水煎服。

3. 消渴案三

银某某，男，52岁，公务员，已婚。

初诊（2016年5月9日）：主诉：发现糖尿病14年。现病史：患者患糖尿病14年，注射胰岛素10年，现血糖控制不佳，近3个月体重下降7.5kg，饮水不多，口味重，口苦。

压力大，情绪低落，焦虑，失眠，入睡困难，服安眠药能睡约6小时，二便调。舌红，苔黄腻，脉沉细有力，舌下脉络瘀粗。否认家族史，但食糖较多。2016年4月21日新乡市第一人民医院检查示：葡萄糖7.04mmol/L↑，糖化血红蛋白15.51%↑，日尿蛋白总量58.3g↑。中医诊断为消渴，证属脾虚湿热瘀阻。西医诊断为糖尿病。

处方：炒苍术10g，炒白术10g，茯苓10g，佩兰10g（后下），鸡内金10g，桃仁10g，大黄3g，荷叶10g，桑叶10g，竹茹10g，丝瓜络10g，炒白扁豆10g，黄连3g。15剂，日1剂，水煎服。

二诊（2016年5月27日）：服上药血糖控制可，现双下肢酸软无力，无头晕心慌，寐差，入睡困难，体重下降较快，平时口臭不苦不干不渴，饮水一般，易饥饿，纳可，二便正常，出汗少。舌苔较厚黄。舌质略暗，脉沉滞。

处方：上方加生黄芪30g，鬼箭羽30g。15剂，日1剂，水煎服。

3. 汗证

【理论阐述】 汗证是多因阴阳失调，营卫不和，腠理不固而致汗液外泄失常所致以全身或局部非正常汗出为主症的一类病证。陈无择在《三因极一病证方论·自汗证治》中根据症状的不同对自汗、盗汗作了区分，其言："无问昏醒，浸浸自出者，名曰自汗；或睡着汗出，即名盗汗，或云寝汗。"朱丹溪则明确指出自汗多为气虚、血虚、阳虚、痰等所致，盗汗为血虚、阴虚所致，并提出了"敛心气，益肾水，调和阴阳，升降水火"的治汗原则。

《素问·阴阳别论》曰："阳加于阴，谓之汗。"汗证病机总由阴阳失调，腠理不固，而致汗液输泄失常。张老强调临床辨治汗证应分清虚实。汗证属实者，多因火、热、湿、瘀等邪所致。汗为心之液，若因心火亢盛，阳加于阴，迫津外泄致汗者，治宜清心泻火，方以导赤散化裁治之；若兼见肺火盛者，则合泻白散清泻肺热；兼见胃火盛者，合泻心汤清胃泻热；若因痰火扰心而汗者，治宜清心化痰，方以黄连温胆汤加减治之；王清任在《医林改错》中明言："有用补气固表、滋阴降火，服之不效，不知瘀血亦令人自汗、盗汗，用于血府逐瘀汤而汗止。"若因瘀血致汗者，张老常以血府逐瘀汤化裁治之，屡获良效。汗证属虚者，若因肺卫不固致汗者，治宜益气固表，方以玉屏风散加减治之。若因营卫不和而致汗者，治宜调和营卫，方以桂枝汤化裁治之，即合《伤寒论》第53条所言："病常自汗出者，此为荣气和，荣气和者，外不谐，以卫气不共荣气谐和故尔……宜桂枝汤。"若因阴虚火扰，阴液失守外走而汗者，治宜滋阴清热，固表止汗，方以当归六黄汤加味治之。若因心脾两虚而汗者，治宜补养心脾，方以归脾汤化裁治之。汗出日久，常耗气伤阴，致气阴两虚者，则宜以生脉饮加减，益气养阴。此外，张老强调若汗出量大者，应合牡蛎散收敛固涩，以治其标，避免汗多而有伤阴损阳之虞。

【可视化图鉴】 通过对张老医案数据进行纳入排除筛选，得出治疗汗证相关有效医案246条，经过分析挖掘，得到临证遣药关系如图2-29所示。气虚阴伤，火旺迫液，皆可致汗多者，以黄芪、小麦益气固表，五味子、煅牡蛎养阴敛汗，桑叶、竹叶清热止汗；营卫不调，卫阳不固，而见自汗者，以桂枝、白芍调和营卫，附子温阳敛汗，龙骨、牡蛎固涩敛汗，小麦益气固表；《医宗金鉴》曰："阴虚有火之人，寐则卫气行阴，阴虚不能济阳，阳火因盛而争于阴，故阴液失守外走而汗出。"故阴虚火旺，迫液外泄，而见盗汗者，则以当归、生地黄、熟地黄甘润以养血滋阴，亦取"水能制火"之意，黄芩、黄柏、黄连苦寒以泻火坚阴；阴虚内热，扰及心神，而见眠差者，以生地黄、百合养阴清热，酸枣仁、茯神、柏子仁、夜交藤养心安神，诸药共奏安眠之功；气血亏虚，而见乏力者，以党参、白术、茯苓健脾益气，山萸肉、当归、熟地黄养血滋阴，气血充，则气力足；心血亏虚，心火偏旺，而见心悸者，以酸枣仁、茯神养心安神，龙骨、牡蛎镇惊安神，竹叶、灯心草清心除烦；寒凝经脉，阳气不通，而见肢冷者，以附子、干姜、肉桂、淫羊藿、通草温阳通脉；营卫不和，卫表不固，而见恶风者，以防风、黄芪、白术益气固表，寓"玉屏风"之意，桂枝、白芍调和营卫，营卫谐，卫表固，则恶风消；外感风热，火热内盛，阴虚火旺，皆可致发热，以桑叶、连翘疏散风热，黄芩、黄连清热泻火，黄柏、知母滋阴降火。

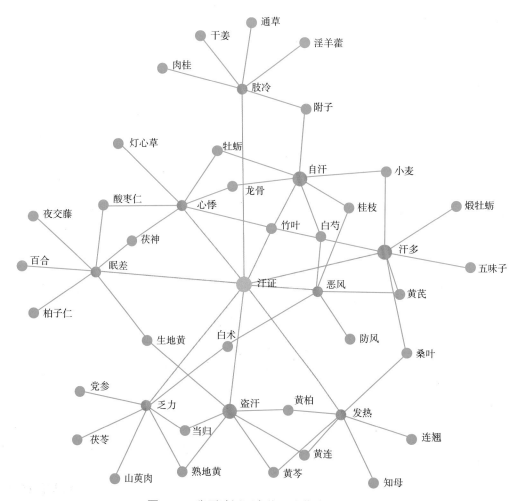

图2-29　张磊治汗证案临证遣药关系挖掘图

经典医案

1. 汗证案一

沈某某，男，17岁，学生。

初诊（2006年4月3日）：主诉：夜间多汗1周。现病史：患者患急性非淋巴细胞白血病M2b型半年余，经当地及河南省肿瘤医院诊治，予以化疗，现化疗结束，周身无力，面色白，手指苍白无华，夜间多汗出，无咳无痰，无发热，偶有动则汗出。饮食可，大便正常，睡眠可。舌质淡，舌苔白厚，脉细。现住院治疗，CT检查示：肺部感染。2006年2月21日河南省肿瘤医院CT检查示：肺真菌感染停药后，右肺上叶多发结节及斑片密度增高影，范围较前略增大，纵隔内结节影，考虑为淋巴结，较前变化不大。2006年4月2日河南省肿瘤医院血常规示：中性粒细胞百分比49.6%↓，淋巴细胞百分比14.6%↓，单核细胞百分比34.6%↑，单核细胞计数$2.0×10^9$/L↑，红细胞计数$3.12×10^{12}$/L↓，血小板计数$50×10^9$/L↓，血红蛋白92g/L↓。证属心脾两虚。

处方：党参10g，生黄芪15g，炒白术10g，茯苓10g，炒枣仁15g，元肉10g（另包），当归10g，山萸肉10g，陈皮6g，炙甘草6g，生姜3片，大枣6个（切开）为引。6剂，水煎服，日1剂。

二诊（2006年4月14日）：服药后多汗消失，自觉有劲，轻做运动，不觉疲倦，近期欲进行化疗，欲在化疗中减轻副作用，现求中药配合。舌质淡，舌苔白厚，脉细。河南省肿瘤医院2006年4月7日CT检查示：①肺真菌感染治疗后；②右上肺叶多发结节及斑片状密度增高影较前缩小（与2006年3月5日CT对比）；③纵隔内结节影较变化不大。4月10日查血常规示：白细胞计数$2.8×10^9$/L↓，红细胞计数$2.13×10^{12}$/L↓，血红蛋白69g/L↓，血小板计数$178×10^9$/L。

处方：照上方加生山药15g，枸杞子10g，知母10g。3剂，水煎服。

2. 汗证案二

史某某，男，59岁，工人，已婚。

初诊（2006年4月21日）：主诉：自汗出15日，失眠10日。现病史：患者高血压史5年，糖尿病史3年，血压140/90mmHg，现服北京降压0号，服二甲双胍后血糖5.17mmol/L。15日前感冒，治愈后出现自汗及盗汗，失眠，晨起头晕，恶心呕吐，有时吐出胆汁样物，食后腹胀，纳可，口渴，口干，大便2日1次，便干，睡眠差，易醒，经常心慌，有时胸闷，有辣感，无烧心及泛酸，无身困，精神可。舌质暗，苔白，脉弦数。理化检查：总胆固醇8.40mmol/L↑，高密度脂蛋白2.18mmol/L↑。心电图：活动平板运动试验阳性，运动极量时Ⅱ、Ⅲ、aVF、V_5、V_6缺血压低≥0.1mV，时间＞1mms，无心律失常。立位血压：运动前132/76mmHg，运动后123/80mmHg。

处方：熟地黄10g，生地黄10g，当归10g，黄芩10g，黄连6g，黄柏10g，生黄芪30g，桑叶20g，浮小麦30g，煅牡蛎30g（先煎）。5剂，水煎服，日1剂。

二诊（2006年4月28日）：服上方自汗盗汗好转80%，失眠亦减轻。自觉晨起手硬，恶心，大便稍干。舌质暗，苔白，脉弦数。

处方：照上方加大黄10g（后下），陈皮10g，竹茹20g。10剂，水煎服，日1剂。

3. 汗证案三

杨某某，女，66岁，退休，已婚。

初诊（2008年10月8日）：主诉：自汗20年。现病史：20年前，不明原因出现动则汗出，冬季自汗出稍减，活动时全身汗出，吃饭时头汗出，常怕热，现伴喜太息，双膝关节痛，夜间常流口水，夜尿多，纳眠少，大便易干难排。舌质红偏暗，苔厚略黄，舌底脉络略迂曲，脉沉滞。本病未曾治疗。既往不明原因出现左侧股骨头坏死4年，腰椎、双膝骨质增生，腰椎后凸；发现血压时高时正常2年，不规律服药，服珍菊降压片及罗布麻则降得太快，血压不稳；慢性咽炎1年半；胆囊结石1年。心电图：心肌缺血。生化检查：血脂偏高，血糖正常。证属胃火旺，方以泻心汤加桑叶、浮小麦治之。

处方：黄连6g，桑叶30g，黄芩10g，大黄10g（后下），浮小麦200g（另包）。6剂，水煎服，日1剂。

二诊（2008年10月15日）：服前药6剂后基本无自汗症状，太息、流口水症状减轻，自觉咽炎症状也减轻。服药后腹部不适，大便稀不成形，每日2次，便后腹部不适。现咽痒，干咳，有少量白黏痰。腰酸明显，稍做家务活则腰酸加重，腰酸已40余年，双膝关节痛。夜尿多，每夜3次，纳眠少。近日血压正常平稳，今测血压130/85mmHg。舌质红，苔后部黄厚腻，舌底脉络无迂曲，脉细沉。

处方：桑寄生30g，山萸肉20g，怀牛膝15g，桑叶15g，黄芩10g，浮小麦30g，炒杜仲10g。6剂，水煎服，日1剂。

三诊（2008年10月22日）：服上药6剂，大便不成形，每日2次，自汗未再出现。咽痒而咳，有少量白黏痰。腰酸如前，双膝关节痛，局部怕凉，近10余日受凉后加重。纳眠可。舌质淡暗，苔黄腻稍厚，脉细。

处方：霜桑叶10g，桔梗10g，木蝴蝶6g，浮小麦30g，丹参15g，山萸肉10g，生甘草6g。8剂，水煎服，日1剂。

4. 内伤发热

【理论阐述】　内伤发热是指脏腑功能失调，气血阴阳亏虚而引起的以发热为主要临床表现的病证，一般起病缓，病程长，常表现为低热，亦可出现高热，或自觉发热而体温并不升高。明代秦景明在《症因脉治·内伤发热》中首次明确提出"内伤发热"之名。

张老认为辨治内伤发热应先辨明证候虚实。内伤发热属实者，多由气郁、血瘀、痰湿所致；内伤发热属虚者，多由气虚、血虚、阴虚、阳虚所致。若邪实伤正或因虚致实，而见虚实夹杂证候者，应分辨其主次。《景岳全书·火证》曰："实火宜泻，虚火宜补，固其法也。然虚中有实者，治宜以补为主，而不得不兼乎清……若实中有虚者，治宜以清为主而酌兼乎补。"内伤发热治法亦不外补虚泻实，对于实证发热者，若因肝郁发热者，治宜疏肝解郁，清肝泻热，方以丹栀逍遥散加减治之；若因痰湿郁热者，治宜清热化痰，燥湿和中，方以黄连温胆汤加减治之；若血瘀发热者，治宜活血化瘀，行气除热，方以血府逐瘀汤化裁治之，张老用以此方治疗疑难杂证灯笼病之心里热，效如桴鼓，正如王清任在《医林改错》中言及此方时所言："身外凉，心里热，故名灯笼病，内有血瘀。认为虚热，愈补愈瘀；认为实火，愈凉愈凝。三两付，血活热退。"对于虚证发热者，若因气虚发热者，治宜调补脾胃，升阳益气，即东垣所说"甘温能除大热也"，方以补中益气汤加减治之；若因血虚发热者，治宜益气养血，方以归脾汤化裁治之；若因阳虚发热者，治宜温补阳气，引火归原，方以金匮肾气丸加减治之；若因元气不足而发热者，治宜固元之法，方以张老自拟固元汤加减治之；若因阴虚发热者，治宜滋阴清热，方以清骨散加减治之，若阴虚火旺，阳亢于上，而见上部发热明显者，张老常用张锡纯所创之建瓴汤加减治之，以滋阴平肝，亦取"壮水之主，以制阳光"之意。

【可视化图鉴】 通过对张老医案数据进行纳入排除筛选，得出治疗内伤发热相关有效医案195条，经过分析挖掘，得到临证遣药关系如图2-30所示。《证治汇补·发热》云："经曰，阴虚则发热，此一端也；其他除外感客邪之外，有劳力劳色，气郁火郁，伤食伤酒，挟瘀挟痰，疮毒虚烦，皆能发热。"故见发热者，以柴胡、黄芩清热泻火，党参、黄芪甘温除热，地骨皮、白薇养阴退热；气血亏虚，而见乏力者，以黄芪、党参、白术、陈

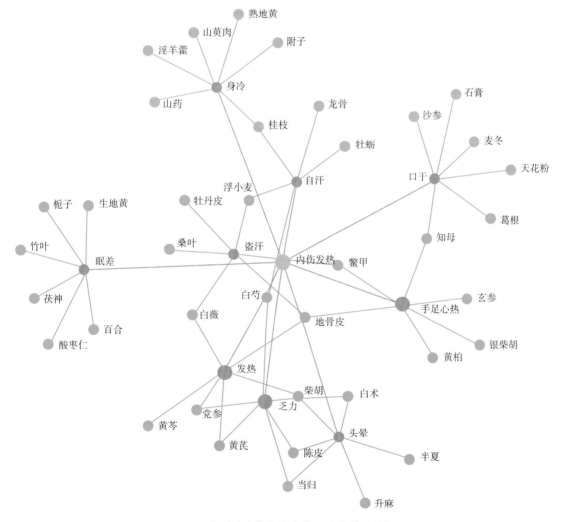

图2-30　张磊治内伤发热案临证遣药关系挖掘图

皮健脾益气，当归、白芍补养阴血，气血足，则气力倍；阴血亏虚，而见手足心热者，以知母、黄柏、玄参、鳖甲、地骨皮、银柴胡等药滋阴清热，凉血除蒸；心阴亏虚，心火内扰，心神不守，而见眠差者，以生地黄、百合滋心阴，竹叶、栀子清心火，酸枣仁、茯神养心神，共成安眠之效；火郁阴伤，津不上承，而见口干者，以石膏、知母清胃泻火，沙参、麦冬养阴润燥，葛根、天花粉生津止渴；中气不足，清阳不升，而见头晕者，以白术健脾补气，当归养血益气，升麻、柴胡升举清阳，正如李杲在《内外伤辨惑论》中所言："胃中清气在下，必加升麻、柴胡以引之"；无痰不作眩，故以半夏、陈皮燥湿化痰；阳气亏虚，失于温煦，而见身冷者，以桂枝、附子、淫羊藿温肾助阳，熟地黄、山萸肉、山药滋养肾阴，以助阳气化生，取其"阴阳互根，阴中求阳"之意；营卫失调，气虚不固，而见自汗者，以桂枝、白芍调和营卫，浮小麦敛肺止汗、龙骨、牡蛎敛阴固涩；阴虚火旺，迫液外泄，而见盗汗者，以牡丹皮、地骨皮、白薇、鳖甲养阴清热，浮小麦酸涩敛汗；桑叶清热止汗。

 经典医案

1. 内伤发热案一

刘某某，女，46岁，工人，已婚。

初诊（2009年11月9日）：主诉：低热1月余。现病史：患者查出乙肝4年余，近1个月发热，体温37℃左右，口苦，纳少，不能进食油腻，腿无力，心烦甚，急躁易怒。二便可，眠可，睡眠时间多。月经2个月未来，近来月经量可，色可，有血块，经前乳房胀痛甚，白带可。输液治疗无效，服中药亦无效。舌红，苔白厚腻，夹有点刺，脉沉滞。既往腰椎间盘突出。2009年10月21日理化检查：乙肝表面抗原（＋），乙肝e抗原（＋），乙肝核心抗原（＋），乙肝病毒DNA 5.7×10^6拷贝/毫升↑，谷丙转氨酶449U/L↑，谷草转氨酶590U/L↑，碱性磷酸酶150U/L↑，谷氨酰转移酶112U/L↑，总胆红素22.1μmol/L↑，结合胆红素11.1μmol/L↑。方以丹栀逍遥散治之。

处方：柴胡10g，生白芍15g，当归10g，炒白术6g，茯苓10g，薄荷3g（后下），制香附12g，牡丹皮10g，栀子10g，青皮10g，生甘草6g，郁金12g，板蓝根30g，败酱草30g，冬瓜子36g，生甘草6g。20剂，日1剂，两煎两服。

二诊（2010年1月15日）：服上药12剂，低热消失，一直服至现在，上方服20剂后加茵陈20g，生薏仁30g，改7剂。现症见：后背痛，腹部热，腹胀，心烦，易怒，小便黄，大便干。舌质淡，苔厚。2010年1月1日复查肝功能，除碱性磷酸酶153U/L↑，白球比1.0外，余皆正常（未服西药）。

处方：芦根15g，白茅根15g，车前草30g，冬瓜子30g，生薏仁30g（包煎），郁金12g，牡丹皮10g，赤芍10g，白蔻10g（后下），栀子10g，生地黄10g，当归10g，败酱草30g，青皮10g，生甘草6g。20剂，日1剂，水煎服。

三诊（2010年9月1日）：服上药40余剂，效可，未再服。自配成药（不详），现无特殊不适。纳眠可，二便调，口苦干。舌红暗，苔薄白，脉细。8月27日查：总蛋白84.7g/L↑，碱性磷酸酶156U/L。彩超：肝实质弥漫性损伤，胆囊壁毛糙，脾大。治以凉肝解毒，健脾祛湿。

处方：生地黄10g，生白芍15g，牡丹皮10g，郁金15g，板蓝根30g，白蔻10g（后下），茯苓10g，茵陈15g，冬瓜子30g，生薏仁30g，车前草20g，生甘草6g。10剂，日1剂，水煎服。

2. 内伤发热案二

张某某，女，31岁，大学教师，已婚。

初诊（2016年5月6日）：主诉：易高热3年。现病史：患者自述生孩子以后，只要精神紧张、压力大时，即出现高热40℃以上，发热时身冷，自服双黄连或不服药，高热自行消退，现在孩子已3岁多，发热次数已减少，但仍觉易疲劳，易上火，咽部痛，有痰不易吐。月经提前1周，有时一月两行，量多，有血块色暗，痛经，小腹胀痛怕凉，白带正常，大便正常。舌淡，苔黄白，少津，舌下络脉稍暗，脉沉滞。4年前曾因拔牙引起右侧面颊肌肉萎缩。风荡之，雨润之，邀六味，故治以养肾水，疏达肝气。

处方：熟地黄6g，生地黄10g，山萸肉12g，生山药12g，泽泻10g，牡丹皮10g，茯苓10g，柴胡10g，生白芍10g，当归10g，栀子10g，薄荷3g（后下），知母10g，黄柏6g，生甘草3g。15剂，日1剂，水煎服。

二诊（2016年7月8日）：服上方30剂，近3个月未出现高热，未出现上吐下泻，月经一月两行，量较前减少，血块减少。现症见：咽部干痒不痛，咳嗽，不吐痰，喜清嗓，食多易恶心，呕吐，易打嗝，眠差，梦多，易醒，入睡难，烦躁。大便每日1次，成形，小便可。舌质红，有裂纹，苔剥，薄白腻，脉细。

处方：金银花10g，连翘10g，竹叶10g，牛蒡子10g，薄荷3g（后下），黄芩10g，蝉蜕6g，木蝴蝶6g，灯心草3g，炒神曲10g，生甘草3g。15剂，日1剂，水煎服。

三诊（2017年2月15日）：上症服药效佳，现咳嗽咯少量清稀痰1月余，咽痒咳嗽早晚加重，项肩腰僵痛，晨起重，怕风冷，手足不凉，出汗正常，口渴，饮水多，饮能解渴，无鼻塞流涕。纳可，眠可（因带小孩，睡眠较少），二便正常。月经提前9日，量多，有血块，经前乳房胀痛（中度），白带正常。舌淡，苔白，脉沉滞。

处方：柴胡10g，生白芍10g，当归10g，炒白术10g，茯苓10g，薄荷3g（后下），制香附10g，牡丹皮10g，栀子10g，山楂炭15g，知母10g，黄柏6g，生甘草6g。15剂，日1剂，水煎服。

四诊（2017年12月11日）：现已不高热，易咳，有痰，乏力，身困，气短，畏寒。纳呆食少，眠差，二便调。21日左右行经，痛经，量大，有血块，乳痛，乳腺增生，经前乳胀，脉沉弱，苔薄白，舌质正红。证属肝肺热。

处方：桑叶15g，竹茹15g，丝瓜络15g，生白芍10g，女贞子15g，旱莲草30g，玄参15g，生甘草6g。15剂，日1剂，水煎服。

3. 内伤发热案三

舒某某，女，35岁，教师，已婚。

初诊（2016年5月16日）：主诉：间断性发热4月余。现病史：患者述4月余前受凉后出现发热恶寒，无汗，体温37℃左右，未在意，后渐发展为咳嗽，咽痛，头痛，体温37.4℃，输液治疗效不显，体温达38℃以上，住院治疗，注射激素1周，配合中药，体温下降，在37～37.8℃左右，又继服汤药，体温正常，停药后反复。月经按时来潮，量少。

现症见：上午体温正常，下午易出现低热，体温在37.0℃左右，发热时自觉皮肤发烫，欲增加衣物，发热时眼皮跳动，无汗出，乏力，口不渴，饮水不多，咽干。近1个月服汤药（金银花、连翘、菊花、板蓝根、大青叶等）腹泻，大便每日2～3次，腹痛，纳差，小便可。舌质淡，苔剥白腻，脉沉弱。

处方：党参10g，炒白术10g，茯苓10g，生山药30g，炒白扁豆10g，柴胡10g，黄芩10g，炙甘草6g，大枣3个（切开）为引。30剂，日1剂，水煎服。

二诊（2016年6月13日）：服上药30剂。服15剂时，体温基本正常。现症见：体温最高36.9℃，自觉双手心热，受凉时体温稍升高，未超过37℃，身发冷欲加衣，偶尔头部窜痛，喜按揉，眼皮跳动。小腹发凉，易腹泻，每日1次，服药后减轻。月经量少，经期胀凉痛，平时阴道有少量出血，未复查。舌淡嫩，花剥苔，脉偏细弱。

处方：党参12g，生黄芪30g，炒白术10g，当归6g，陈皮10g，柴胡6g，升麻6g，制附子10g（先煎），炙甘草6g，生姜3片，大枣3个（切开）为引。10剂，日1剂，水煎服。

三诊（2016年7月13日）：服上方30剂，服药期间体温在36.2～36.6℃波动，吹空调、洗澡后易出现浑身冷，体温36.7～37.3℃。现症见：受凉时先出现双上肢发冷，继之浑身冷，双手心热。纳可，眠可，大便2～3日1次，先干后稀，食凉辛辣易腹泻，小便黄少。脾气急躁。舌体有溃烂面，舌质淡暗，苔剥白腻，脉细。

处方：党参12g，炒白术10g，茯苓10g，生山药30g，盐知母10g，盐黄柏6g，牡丹皮10g，地骨皮10g，炙甘草6g，大枣3个（切开）为引。20剂，日1剂，水煎服。

5. 郁胀病

【理论阐述】　郁胀病是指由于经络气滞，水湿失运，经络湮瘀，而出现全身郁胀，似肿非肿表现的疾病。此病一般病程较长，时轻时重，检查时常无异常指征，尿量正常，有的小便次数少，服西药利尿药可减轻，但停药即复如故。

张老宗《素问·至真要大论》所载"疏其血气，令其条达，而致和平"之理，专为该病立疏利之法，疏即疏导，有分陈治理之义；利为通利，有运行排遣之义，并据临床病情的不同，而分设疏利之方。若脾虚失运，水湿失于输化，阻滞气机，而致全身郁胀者，则治宜半补半疏、攻补兼施，方以疏补相兼方加减治之，以苍术、白术、茯苓、猪苓健脾除湿，青皮、陈皮、枳壳、枳实疏利气机，泽泻、木瓜、薏苡仁、赤小豆、滑石、生甘草疏利水道，祛其经络之瘀滞，使气化而湿化，浊邪得除而郁胀自消。若经络气滞，运行不畅而致全身郁胀者，治宜行气通络，张老自拟藤络饮化裁治之，使气行络通，腠理畅达，而郁胀自消。若痰热瘀阻，经络湮瘀，水液失布，而致郁胀者，致宜化痰通络，方以温胆汤加丝瓜络、忍冬藤等善清热通络药治之，使痰湿去，经络通，而郁胀除。若肝郁脾虚，气机阻滞，水湿失运，而致郁胀者，治宜疏肝健脾、利湿通络，方以逍遥散加木瓜、薏苡仁、香附等渗湿通络药治之，使肝气畅，脾气运，水湿行，则瘀肿可消。若水湿停滞，泛溢肌肤、夹痰夹瘀、经络不通，而致郁胀者，治宜活血通络，方以张老自拟化瘀通络方，由酒桑枝、丝瓜络、姜黄、木瓜、薏苡仁、通草、制天南星、橘络、鸡血藤、当归等药组成。《素问·至真要大论》曰："逸者行之。"疏利法成，血和则气行，而胀除。

【可视化图鉴】 通过对张老医案数据进行纳入排除筛选，得出治疗郁胀病相关有效医案135条，经过分析挖掘，得到临证遣药关系如图2-31所示。《黄帝内经》云："百病源于经络。"若经络气滞、运行不畅而致全身郁胀者，以木瓜、威灵仙、香附、忍冬藤、丝瓜络、通草等药以行气通络；若营卫失和，气化失调，郁胀偏于上，而见头面郁胀者，以桂枝、白芍调和营卫，羌活、独活、防风祛风胜湿，畅达腠理，连翘活血通络且质轻走上。若脾虚失运，水湿停滞而见肢体浮肿者，以茯苓、苍术健脾渗湿，陈皮、枳壳行气祛湿，木瓜、薏苡仁疏利水道，诸药共成疏补兼施之法；若风水偏盛，上犯于头，而见眼睑浮肿者，以地肤子、木贼草、连翘、紫苏叶、防风等药疏散上焦风湿。若气滞血瘀，经络不通，不通则痛，而见身痛者，以香附、姜黄、鸡血藤活血通络止痛，威灵仙、羌活、独活祛风胜湿止痛。若经络湮淤，阳气不展，而见怕冷者，以桂枝、干姜、细辛、姜黄、通草等药以温通经脉。若肝气郁滞，肝血不足，而见乏力者，以当归、生地黄、山萸肉以养肝血，柴胡、薄荷疏肝解郁；若肝气郁滞，气机不畅，而见乳房胀痛者，柴胡、薄荷疏肝解郁，透达肝气；当归、白芍养血柔肝，补肝体助肝用；茯苓健脾祛湿助运。《景岳全书》曰："夫所谓调者，调其不调之谓也""凡气有不正，皆赖调和"。

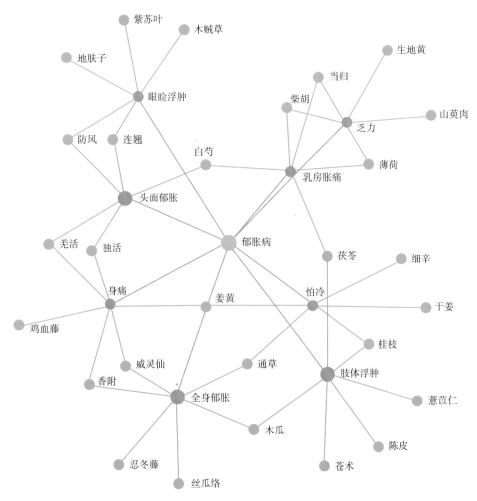

图2-31　张磊治郁胀病案临证遣药关系挖掘图

经典医案

1. 郁胀病案一

张某某，女，42岁，干部，已婚。

初诊（2009年10月30日）：主诉：四肢及手脚部肿胀半年余，加重1月余，腹泻1年。现病史：半年前无明显原因出现四肢及手脚部肿胀，近1个月加重。现症见：四肢及手脚肿胀，晨起加重，下午减退，脚痛，走路为甚。四肢肿胀未治疗过，快走后肿减轻，下午头痛发紧，双脚心发凉。身乏力，腰痛甚，气短。近3年体重增加20余千克，纳食多，不食则饥饿，腹泻，大便每日5～6次，近1周大便每日2～3次，服西药后，近大便次数减少，小便频多，夜尿2～3次，眠差，入睡难。月经周期正常，量可，色黑，有少量血块，经前乳房胀痛，白带可。舌淡红，苔薄白，有齿痕，脉沉滞伏。既往高血压1年余，服降压药后已正常，心律不齐（二联律）20年，血脂偏高，急性胆囊炎（已复），但不能进食油腻，腹胀。现体重近100kg。中医诊断为郁胀病，证属脾虚失运，水湿困脾，治以疏补相兼。

处方：炒苍术10g，炒白术10g，茯苓15g，猪苓10g，车前子20g，陈皮10g，炒枳壳10g，益母草30g，炒山楂10g，炒神曲10g，炒麦芽20g，冬瓜仁30g，生薏仁30g，干姜10g。10剂，水煎服，日1剂。

二诊（2010年1月6日）：服上药后50余剂，诸症减轻，浑身有劲，手脚肿痛消失，但出差停药后又出现以上诸症，吃药后感纳食差，现大便每日2～3次，停药后感心慌，乏力，遂又服5剂，诸症又改善，但没第一次效好。服药嗓子痒，咳嗽。舌质淡红，苔薄白，有齿痕，脉沉滞。

处方：柴胡10g，生白芍15g，当归10g，炒白术10g，茯苓30g，薄荷3（后下），制香附12g，木瓜30g，生薏仁30g，益母草30g，干姜6g，泽泻10g，生甘草3g，三棱6g，文术6g。10剂，水煎服，日1剂。

三诊（2010年3月1日）：服上药20剂后停药，感觉良好，后服他处药20剂，觉腹胀停药，现又见手足郁胀，两前臂发麻，晨起僵硬，两脚发凉，足跟痛。食欲佳，较前饭量增加，长期眠差多梦，小便频数，较服药前好转，大便稀溏，每日3～4次，较前已好转。月经正常，量较前少，白带量多，色白。舌质红，边有齿痕，苔白厚腻，中间发黄，脉沉滞。

处方：制半夏10g，陈皮10g，茯苓15g，泽泻12g，冬瓜子30g，生薏仁30g，桃仁10g，炒白术10g，炒苍术15g，木瓜30g，通草6g，三棱6g，文术6g，白蔻10g，生甘草3g，生姜3片，大枣3个（切开）为引。10剂，水煎服，日1剂。

2. 郁胀病案二

冯某某，女，44岁，会计，已婚。

初诊（2006年2月15日）：主诉：晨起疲乏半年余，面郁、腿郁2年余。现病史：面郁、腿郁下午明显，身疲乏，早晨起来尤甚，健忘，口中乏味。月经正常，月经前乳房胀。工作劳累后头蒙，眼困，睡觉不解乏，小便频量少，大便不利，有痔疮，矢气多。舌质红，苔薄黄，脉沉滞。中医诊断为郁胀病，证属气滞，方以丹栀逍遥散加减治之。

处方：柴胡10g，白芍10g，当归15g，薄荷3g（后下），茯苓30g，牡丹皮10g，栀子10g，木瓜30g，生薏仁30g，制香附15g，通草6g，生甘草3g。10剂，水煎服，日1剂。

3. 郁胀病案三

段某某，女，76岁，农民，已婚。

初诊（2009年6月12日）：主诉：全身浮肿10年。现病史：近10年无明原因出现身肿，曾服中药有数年浮肿消失。后又出现浮肿，常服中药治疗。现症见：下肢指凹性肿，双上肢及面部轻微浮肿。口干多饮，纳可，大便易干结，每日1次，小便正常。舌质红，两侧有瘀斑，苔黄厚，脉沉弱偏慢。既往1998年发现糖尿病，控制可。理化检查：2009年3月18日超声心动图：①左室舒张功能减低；②主动脉瓣钙化。心电图：大致正常。2009年5月25日尿常规：正常。中医诊断为郁胀病。

处方：木瓜30g，生薏仁30g，赤小豆30g，丝瓜络30g（另煎），忍冬藤30g，通草6g，三棱10g，文术10g，大黄10g（后下），滑石30g（包煎），连翘10g，生甘草3g，玉米须100g（另煎）。15剂，水煎服，日1剂。

（七）肢体经络疾病

1. 痹证

【理论阐述】　痹证以肢体肌肉、关节、筋骨等处发生疼痛、酸楚、重着、麻木，或关节僵硬、肿胀、变形及活动障碍为特征。早在《黄帝内经》中便设有专篇论"痹"，张仲景在《金匮要略·中风历节病脉证并治》中称本病为"历节"，并明确指出历节病因病机、证候表现及治法方剂，其所创防己黄芪汤、桂枝附子汤、桂枝芍药知母汤及乌头汤等方剂治痹，至今仍备受医家推崇。唐代孙思邈则在《备急千金要方·治诸风方》中首创独活寄生汤治疗痹证。清代叶天士主张"久病入络"之说，提倡以活血化瘀法并重用虫类药物来治痹。王清任认为瘀血致痹，并在《医林改错·痹症有瘀血说》中提出用身痛逐瘀汤治疗痹证。

《类证治裁·痹症论治》曰："诸痹，风寒湿三气杂合，而犯其经络之阴也……良由营卫先虚，腠理不密，风寒湿乘虚内袭，正气为邪气所阻，不能宣行，因而留滞，气血凝涩，久而成痹。"张老认为痹证辨治应明辨虚实，凡疾病初起，由风、寒、湿、热等邪气侵入机体经络，留于关节，经脉气血闭阻不通致痹者，多为实证。根据感受邪气的偏重不同，常有行痹、痛痹、着痹、热痹等之分，若属风邪偏胜之行痹者，治宜祛风通络为主，方以防风汤或蠲痹汤加减治之；若属寒邪偏胜之痛痹者，治宜温经散寒为主，方以乌附麻辛桂姜甘汤加减治之；若属湿邪偏胜之着痹者，治宜祛湿通络为主，方以薏苡仁汤加减治之；若风寒湿邪侵袭关节，有化热之象，而见寒热错杂之热痹者，治宜温经散寒，清热除湿，方以桂枝芍药知母汤加味治之。日久不愈，经络长期为邪所阻，营卫不行，聚湿生痰，脉络瘀阻，痰瘀互结，则多为虚实夹杂证，若属湿热痹阻者，治宜清热利湿通痹，方以三仁汤合四妙丸化裁治之；若属瘀血痹阻者，治宜活血化瘀通络，方以身痛逐瘀汤加减治之;若属痰湿痹阻者,治宜化痰行气蠲痹,方以阳和汤加减治之,若属气虚兼有风痰热瘀者,治宜益气凉血祛风,方以黄芪赤风汤化裁治之。病久入深,气血内损,肝肾亏虚,筋骨失养,多为虚证,若属气血两虚所致之血痹者,治宜益气养血,活血通络,方以黄芪桂枝五物汤加减治之,《金匮要略》亦言:"血痹阴阳俱微,寸口关上微,尺中小紧,外证身体不仁,如风痹状,黄芪桂枝五物汤主之。"若属肝肾不足致痹者,治宜补益肝肾,舒筋活络,方以独活寄生汤加减治之。

【可视化图鉴】 通过对张老医案数据进行纳入排除筛选,得出治疗痹证相关有效医案316条,经过分析挖掘,得到临证遣药关系如图2-32所示。《素问·痹论》云:"风寒湿三气杂至,合而为痹也。"气血经脉痹阻,不通则痛,故见关节疼痛者,以桂枝、川乌温通经脉,当归、白芍养血柔肝,木瓜、威灵仙宣通经脉。湿性黏滞,郁久化热,湿热交阻于关节,故见关节肿胀,以薏苡仁、苍术、泽泻等健脾渗湿之品,配合连翘、赤小豆、土茯苓等清热利湿解毒之品,湿热胶着之势得去,而肿胀自消。湿性重浊,阻碍气机,故见肢体困重,以薏苡仁、茯苓、猪苓、泽泻、白术、冬瓜仁等药以淡渗利湿,健脾泻浊。风湿痹阻,故见肢体酸楚,以羌活、防风、苍术、细辛、白芷等以祛风除湿;以川芎理气活血,

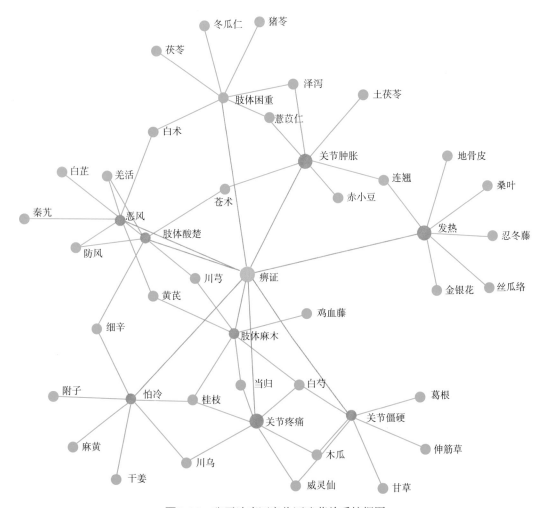

图2-32 张磊治痹证案临证遣药关系挖掘图

取李中梓《医宗必读·痹》所言"治风先治血，血行风自灭"之意；邪气稽留，经气不利，经脉关节失于濡养，故见关节僵硬，以白芍、甘草、木瓜酸甘化阴，舒筋缓急，伸筋草辛温祛风，除湿活络，葛根辛凉退热，润筋通络。《素问·痹论》指出："其不痛不仁者，病久入深，荣卫之行涩，经络时疏，故不痛，皮肤不营，故不仁。"气血亏虚，气滞血瘀，故见肢体麻木，以黄芪、桂枝、白芍、当归益气温经，和血通痹，取黄芪桂枝五物汤之方义，以川芎、鸡血藤理气活血通络。风热袭肺，或肝经郁热，故见发热，金银花、连翘疏散风热，地骨皮清肺降火，桑叶、忍冬藤、丝瓜络清肝络之热。阳虚寒凝，故见怕冷，以川乌、附子、桂枝、麻黄、细辛、干姜等药温阳散寒。风伤于表，肌腠开泄，故见恶风，以羌活、秦艽、黄芪、白术、防风疏风散邪，益气固表。

 经典医案

1. 痹证案一

杨某某，女，29岁，干部，已婚。

初诊（2006年5月29日）：主诉：周身关节疼痛1年，易感冒。现病史：1年来多次感冒，低热37.4℃，周身关节疼痛，以膝关节及肘关节疼痛为主，继则手指关节亦痛，天气变化较明显。痛处凉，遇冷加重，冬季怯冷。纳可，二便调，月经正常，手足出汗，夜间出汗，腰痛，月经前较重。舌红，苔白，脉细数。心电图正常，肌电图正常，3,5,3'-三碘甲腺原氨酸（T_3）、甲状腺素（T_4）、促甲状腺素（TSH）皆正常，B超双肾未见异常。兰考妇儿医院检查示：抗链球菌溶血素O（ASO）800U/ml（阳性），类风湿因子（RF）阴性＜20单位/ml。CT：颈椎曲度异常，$C_{4/5}$、$C_{5/6}$椎间盘轻度突出，$C_{4\sim5}$层面椎管狭窄，颈骨有轻度受压。中医诊断为痹证，证属寒痹。

处方：制川乌10g（先煎80分钟），制附子（先煎80分钟），炙麻黄4g，细辛3g，桂枝15g，生白芍15g，生黄芪15g，威灵仙10g，当归10g，干姜10g，炙甘草10g。15剂，水煎服，日1剂。若觉上火加竹叶10g，菊花10g（后下），不上火则勿加。

二诊（2006年6月19日）：身痛减轻，手、腿麻消失，天气变化时稍痛，昨日低热37℃。纳少，二便可，夜寐欠安。舌淡红，稍暗，苔薄白，脉细。治以鉴于内火较减，上方虽有效，但较温热，今暂停此方。方以阳和汤加味治方。

处方：熟地黄30g，麻黄3g，肉桂3g，炮干姜3g，炒白芥子10g，鹿角霜12g，竹叶10g，桔梗10g，金银花12g，炙甘草6g。6剂，水煎服，日1剂。

三诊（2006年6月28日）：服上药效佳，身痛明显减轻。现症见：咽喉痛干，不渴，时头晕，纳差，二便调，余无明显不适，不能见风、冷，偶之则身痛。舌质红淡，苔薄白，脉细。治以仍温经散寒，清内热为法。

处方：上方加蒲公英30g，连翘10g。15剂，水煎服，日1剂。

四诊（2006年7月24日）：关节平时不痛，易感冒，感冒时关节微痛，以左侧上、下肢关节明显，咽干，不多饮，唇干裂，怕热怕冷，易出汗，下蹲站起时头晕。纳呆少，微有反胃，夜寐可，二便正常，月经正常，白带适中。舌淡红，质略带暗，苔薄白，脉细。上方虽有效，鉴于质地滋腻碍胃，暂停此方。

处方：桂枝10g，白芍10g，当归10g，生黄芪15g，制川乌10g（先煎），桔梗10g，金银花10g，黄芩10g。20剂，水煎服，日1剂。

五诊（2006年8月25日）：上药服后风湿病见轻。患者近1周外感发热，体温37.8℃，现已热退，唯咽痛，全身乏力，项强，颈肩背湿困，头晕闷，怕冷，咳嗽，出汗多。纳差，二便可。舌质淡，苔白腻，脉略数。

处方：①金银花15g，连翘10g，竹叶10g，桔梗10g，苇根30g，桑叶10g，菊花10g（后下），薄荷10g（后下），杏仁10g，川贝母6g，天花粉10g，黄芩10g，生甘草6g。8剂，水煎服，日1剂。②待风热清除后，再服下方：桂枝10g，白芍10g，当归10g，生黄芪15g，制附子10g（先煎），淫羊藿10g，金银花20g，黄芩10g。30剂，水煎服，日1剂。

2. 痹证案二

张某某，女，59岁，退休，已婚。

初诊（2009年2月27日）：主诉：全身关节肿痛4余年。现病史：患者4年余前无明显原因出现全身关节肿痛，开始时化验类风湿因子阳性，血沉升高，服中药（不详）效不显，但查类风湿因子阴性。现症见：全身关节肿痛，无明显季节变化，用热手泡手后，手关节疼痛减轻，不活动时关节不痛。纳可，眠可，二便正常，舌质红，苔薄白，脉细。停经3年。既往乳腺增生史10年，子宫肌瘤史10年。中医诊断为痹证，方以上中下痛风通用方加减。

处方：桂枝10g，威灵仙10g，制南星10g，防风10g，桃仁10g，红花10g，大黄3g，羌活10g，川芎10g，炒神曲10g，炒苍术10g，酒龙胆草10g，生甘草6g，炒王不留行15g，延胡索10g，生姜3片，大枣4个（切开）为引。10剂，水煎服，日1剂。

二诊（2009年3月9日）：服上药10剂，大便稀，手指关节痛稍好转，现症全身关节肿痛，右腿无力，脚趾怕凉。晨醒后汗出。纳眠可，平时胃痛，近几日大便稀，每日1次，小便正常。舌淡红，苔薄黄，脉沉滞。

处方：桂枝10g，生白芍10g，葛根15g，生黄芪15g，浙贝母10g，通草6g，路路通10g，鸡血藤15g，透骨草15g，松节6g，酒桑枝30g，生甘草6g，陈皮10g，生姜3片，大枣3个（切开）为引。15剂，水煎服，日1剂。

三诊（2009年4月13日）：服上药20余剂，手关节痛好转，腿无力好转。现症见：全身关节痛，手关节痛，手肿，脚趾痛，胃痛，烧心。纳眠可，二便可。舌质红，苔薄黄，脉沉滞。理化检查示：脑血管供血不足，血脂偏高，血沉偏高。

处方：上方去陈皮，加威灵仙10g，木瓜15g，炒神曲10g，玄参30g。20剂，水煎服，日1剂。

四诊（2010年3月12日）：服上药效佳，诸症已愈。现症：胸口痛，紧张时痛，跳痛。夜眠差，易惊醒，头晕似戴帽感，睡醒时出汗多，易外感，心烦躁易急，心慌怔忡。纳可，二便可。舌质淡红，苔薄白，脉沉乏力。

处方：生地黄15g，竹叶10g，通草6g，党参10g，麦冬15g，五味子10g，小麦30g，菊花（后下），生甘草6g，桑叶10g。10剂，水煎服，日1剂。

3. 痹证案三

丁某某，女，48岁，农民，已婚。

初诊（2006年4月26日）：主诉：周身疼痛乏力、消瘦5年。现病史：6年前患风湿病后，继则周身关节、肌肉疼痛，乏力，遇冷天或生气后加重，浑身乏力。纳差，食欲不振，消瘦，口中黏臭。月经提前，有块色暗，白带量多，色黄稠。舌质淡红，苔薄白，脉涩滞。既往风湿病史6年。方以身痛逐瘀汤加减。

处方：川牛膝10g，干地龙10g，羌活10g，秦艽10g，制香附10g，当归10g，川芎10g，生黄芪15g，炒苍术10g，黄柏10g，桃仁10g，红花10g，延胡索10g，蒲公英30g，生甘草10g，炒麦芽20g，炒神曲10g。20剂，水煎服，日1剂。

二诊（2006年7月3日）：服上药效可。现症见：见凉则身重反复，但没以前重，全身困乏无力，见凉则身痛，恶寒，食欲可，食则欲呕，食少，消瘦，面色不华，精神差，口臭，见凉则腹泻，大便每日1～2次。经期小腹痛胀，月经可，白带量多色白质稠，不痒。舌质红淡，苔薄白，脉沉滞。

处方：照上方去公英加桂枝10g，淫羊藿15g，生姜3片，大枣4个（切开）为引。20剂，水煎服，日1剂。

2. 腰痛

【理论阐述】　腰痛，又称"腰脊痛"，是指腰部经络气血不畅，或腰部失于濡养所致，以腰脊或脊旁部位疼痛为主症的病证。张仲景在《金匮要略·五脏风寒积聚病脉证并治》中论述了寒湿腰痛的致病机理及症状特点，并创甘姜苓术汤治疗，开腰痛辨证论治之先河。陈无择《三因极一病证方论·腰痛叙论》完善了腰痛的病因，提出了腰痛由外感之脏腑经络受邪、内伤之忧思恐怒以及外伤坠堕所致。龚廷贤则认为腰痛分新久，并提出了"新痛宜疏外邪，清湿热；久则补肾，兼补气血"的治疗原则。

腰痛之辨不外虚实寒热及外伤瘀滞，《景岳全书·腰痛》言："腰痛证……有表里虚实寒热之异。"故腰痛辨治首当明辨虚实，凡起病急，病程短，多属外邪侵袭，或跌仆损伤所致者，多为实证。若为寒湿腰痛者，张老常以甘姜苓术汤化裁治之，散寒行湿，温经通络，即《金匮要略·五脏风寒积聚病脉证并治》所言"肾着之病……病属下焦，身劳汗出，衣里冷湿，久久得之，腰以下冷痛，腹重如带五千钱，甘草干姜茯苓白术汤主之"；湿热腰痛者，方以三仁汤合四妙丸加减，清利湿热，舒筋止痛；气滞腰痛者，方选逍遥散加味，疏肝理脾，畅达筋脉；瘀血腰痛者，方以血府逐瘀汤化裁，活血化瘀，通络止痛；痰浊痹阻者，方宜张老自拟涤浊汤加减，荡涤下焦浊邪。起病缓，病程长，时作时止，多属肾气亏虚所致者，多为虚证。肾虚腰痛者，方以独活寄生汤化裁，补益肝肾，祛湿止痛；偏肾阳虚者，方宜济生肾气丸加减温肾助阳，温煦经脉；偏肾阴虚者，投以左归丸加减，滋补肾阴，濡养筋脉。临床亦多见虚实夹杂者，若属脾虚湿盛而致腰痛者，方以二陈汤合平胃散化裁，健脾燥湿，理气止痛；若属肝虚血瘀而致腰痛者，方以曲直汤加味，补肝活血，化瘀止痛；若属肾虚水泛而致腰痛者，投以真武汤加减，温阳化气，利水祛湿。此外，张老亦强调要重视针对患者不同的致病因素，根据患者的生活环境、工作环境、文化素养等情况，给出恰当的心理疏导和健康指导，开出适合患者的"无药处方"，对于腰痛患者，要注重保持良好的生活习惯，避寒就温，保持正确行走坐卧姿势，劳逸结合，避免强力负重等，有助于腰痛康复。

【可视化图鉴】 通过对张老医案数据进行纳入排除筛选，得出治疗腰痛相关有效医案181条，经过分析挖掘，得到临证遣药关系如图2-33所示。《诸病源候论·腰背病诸候》曰："劳损于肾，动伤经络，又为风冷所侵，血气击搏，故腰痛也。"风寒湿留袭，痹阻经脉，不通则痛，或肝肾亏虚，腰府失养，不荣则痛，故见腰痛者，治以独活、桑寄生、杜仲、牛膝祛风湿，补肝肾，木瓜、威灵仙通经络，止痹痛。肾虚湿阻，故见腰酸，熟地黄、山药、独活、桑寄生、杜仲、续断等药补肾祛湿；湿热留滞，故见腰沉，以黄柏、苍术、牛膝、薏苡仁、茯苓、泽泻等药清热燥湿，渗湿健脾。阴虚火扰，心神不藏，故见眠差，酸枣仁、小麦养心安神，竹叶、灯心草轻折心火，夜交藤交通阴阳，共奏安眠之功。血虚寒凝，温煦无力，故见怕冷，桂枝、细辛、附子温经散寒，当归、白芍养血通脉，通草善通经络。脾肾亏虚，生化乏源，故见乏力，党参、白术、茯苓健脾益气，熟地黄、当归、白芍补肾养阴。卫表不固，热迫汗泄，故见汗出，黄芪、小麦益气固表，山萸肉补敛元气，煅牡蛎敛阴潜阳，桑叶、竹叶清热止汗。肝肾阴虚，阳亢于上，故见头晕，生地黄、山萸肉、山药补养肝肾，谷精草、菊花、夏枯草平抑肝阳。

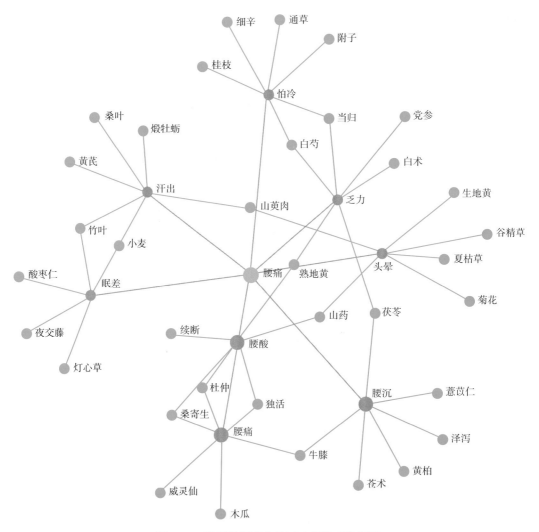

图2-33 张磊治腰痛案临证遣药关系挖掘图

经典医案

1. 腰痛案一

毛某某，男，40岁，农民，已婚。

初诊（2009年9月14日）：主诉：腰痛5年。现病史：患者5年前因久坐引起腰痛，后因搬物闪腰致加重，后一直未减轻，疼痛与天气无关，自觉腰凉，喜用热水，腰稍搬重物即痛，腰怕凉，夏季不喜空调，腰痛不影响活动，仅久坐、久站立时疼痛。2007年曾做CT，未见异常。纳眠可，二便正常。曾服中药六味地黄丸加减，效不显。舌红有齿痕，苔薄白，脉沉乏力。中医诊断为腰痛，证属肾虚腰痛。

处方：独活3g，桑寄生15g，秦艽3g，防风3g，细辛3g，当归10g，川芎10g，生白芍10g，熟地黄10g，桂枝10g，茯苓10g，炒杜仲10g，川牛膝10g，生薏仁15g，狗脊30g，土鳖虫6g，炒小茴香6g，炒白术10g，炙甘草3g。20剂，日1剂，两煎两服。

二诊（2009年11月23日）：服上药效佳，腰硬、腰痛明显减轻，腰凉也明显减轻，腰已不怕冷，较前灵活，手提重物时腰已无不舒适，久坐仍腰痛。纳可，二便可。舌质淡红，苔薄白，脉稍显乏力。近2年白发多。曾检查精常规示：精子畸形多，活率活力低，欲求子。

处方：照上方桂枝改为6g，川芎改为6g，加淫羊藿10g，枸杞子10g。15剂，日1剂，两煎两服。

三诊（2010年2月26日）：服上药腰痛消失，10日后不明原因出现腰痛虚汗多，盗汗，阴囊潮湿，口干，性功能差。腰凉，平卧腰不舒适，口干渴，饮水多，喜热饮。眠差，梦多，大便不顺畅，每日1次。舌质淡暗，苔薄白，脉较弱。

处方：①熟地黄10g，炒杜仲10g，川续断10g，狗脊15g，麦冬20g，天花粉10g（另包），通草6g，川牛膝15g，盐黑豆30g，生黄芪15g。15剂，水煎服，日1剂。②熟地黄10g，生地黄10g，当归10g，黄芩10g，黄连6g，黄柏10g，生黄芪30g，浮小麦30g，煅牡蛎30g（先煎），桑叶10g。5剂，水煎服，日1剂。

四诊（2010年6月2日）：服上方20余剂，多汗已基本消失。现症见：久行久站后觉腰痛，腰凉明显，喜暖，全身乏力，嗜睡，尿道疼痛，性功能差。纳可，二便调，大便不顺畅。晨起口黏，喜热饮。舌质红边有齿痕，苔薄白，脉沉滞。2009年1月22日前列腺液检查：卵磷脂小体（++），白细胞3～6个/HP。

处方：生地黄15g，山萸肉10g，生山药15g，泽泻10g，牡丹皮10g，茯苓10g，怀牛膝10g，车前子10g（包煎），肉桂3g，制附子3g，瞿麦30g，竹叶10g。15剂，水煎服，日1剂。

2. 腰痛案二

陈某某，男，81岁，退休，已婚。

初诊（2008年8月6日）：主诉：腰痛6个月。现病史：今年春节前在床上翻身出现腰部骨折（陈旧性），后恢复能行走。1个月前突然病情加重，后背、胸骨均痛，体力虚弱，扶物能行走，坐10分钟腰部即不适，需躺卧。2008年7月5日查血常规：白细胞计数

$2.3 \times 10^9/L$。2008年7月30日查血常规：白细胞计数$4.2 \times 10^9/L$。现症见：腰不适，行走受限，食欲不振，乏力，偶咳嗽时难受，汗出多，前胸、后背痛。大便干，3～4日1次，小便正常。常服降压药维持血压。证属肾虚血弱，夹瘀。

处方：自然铜10g，骨碎补10g，苏木6g，土鳖虫10g，川断10g，炒杜仲10g，制没药10g，炒火麻仁30g，桃仁12g，杏仁10g，当归10g，党参15g，川牛膝20g，延胡索10g，生甘草10g。10剂，水煎服，日1剂。

二诊（2008年10月29日）：服上药35剂，腰痛明显减轻，饮食较前好转，乏力减轻，出虚汗消失。口干舌燥，喜热水，长时间（大于30分钟）坐后腰痛，有时烧心，进食多时胃中不适，大便5日1次，靠服芦荟胶囊维持。血压100/50mmHg左右。舌淡，苔黄腻干。

处方：川牛膝15g，怀牛膝15g，川断10g，炒杜仲10g，狗脊20g，山萸肉10g，土鳖虫10g，延胡索10g，苏木6g，盐黑豆30g，生黄芪30g，肉苁蓉30g，当归15g，知母15g，陈皮10g，炒麦芽20g，生甘草3g。10剂，水煎服，日1剂。

3. 腰痛案三

段某某，男，21岁，学生，未婚。

初诊（2006年6月23日）：主诉：腰酸痛4年。现病史：患者久坐或久站则腰酸痛，左下肢酸痛，全身乏力，知饥欲食，食不下，大便可，小便无力，自觉肌肉痛。舌质红淡，苔白腻，脉沉滞。证属血瘀肝虚。方以曲直汤加味。

处方：当归10g，丹参30g，制乳香10g，制没药10g，山萸肉10g，知母10g，威灵仙10g，生麦芽15g。10剂，水煎服，日1剂。

3. 痿证

【理论阐述】 痿证，以肢体筋骨痿软、肌肉瘦削、皮肤麻木、手足不用为特征，临床上多见两足痿软、不能随意运动者，故又有"痿躄"之称。《黄帝内经》首载"痿"之名，并设专篇《素问·痿论》论痿，认为痿证的主要病机是"肺热叶焦"，并提出了"治痿者独取阳明"的基本原则。

《素问·生气通天论》曰："因于湿，首如裹，湿热不攘，大筋软短，小筋弛长，软短为拘，弛长为痿。"现代医学的多发性神经炎、脊髓空洞症、侧索硬化、运动神经元病、周期性麻痹、肌萎缩、肌无力、肌营养不良症、癔症性瘫痪等，均属于"痿证"的范围。张老认为临床辨证应分清虚实，痿证属实者，多因肺热伤津、湿热浸淫，或络脉瘀阻所致，且起病急，而发展快，若因肺热津伤致痿者，治宜清热润燥，养阴生津，方以泻白散合白虎汤加二冬等对药治之；若因湿热淫筋致痿者，治宜清热利湿，通利筋脉，方以三妙散加味治之；若因痰湿中阻致痿者，治宜指迷茯苓丸加减治之。若久病入络，瘀阻脉络，血不养筋致痿者，多为虚实夹杂证，治宜活血化瘀，益气养营，方以补阳还五汤合圣愈汤或黄芪赤风汤加减治之。痿证属虚者，多因脾胃肝肾不足所致，且病程长，发展慢，若脾胃虚弱致痿者，治宜补中益气，健脾利湿，方以参苓白术散加减治之；若因肝肾亏虚致痿者，治宜补肝益肾，强筋壮骨，方以六味地黄丸加减治之。

【可视化图鉴】 通过对张老医案数据进行纳入排除筛选，得出治疗痿证相关有效医案

114条，经过分析挖掘，得到临证遣药关系如图2-34所示。《证治汇补·痿躄》曰："湿痰痿者，肥盛之人，血气不能运动其痰，致湿痰内停，客于经脉……令人四肢不举是也。"脾胃虚弱，湿热浸淫，筋脉失养，故见肢体痿软无力，以黄芪、党参、白术健脾益气，黄柏、苍术、薏苡仁清热利湿。气血不足，脾肾亏虚，脉络瘀阻，肢体失养，故见肌肉萎缩、麻木，若见肌肉萎缩者，以党参、白术健脾益气，熟地黄、当归补肾养血，桃仁、红花活血化瘀；若见肢体麻木，以熟地黄、当归、川芎养血活血，赤芍、黄芪、防风三药配伍，则为黄芪赤风汤，出自《医林改错》，黄芪为主，佐以防风、赤芍益气通滞，正如王清任所云："此方治诸病皆有效者，能使周身之气通而不滞，血活而不瘀，气通血活，何患疾病不除？"湿热淫筋，故见肢体肿胀，以杏仁、厚朴、土茯苓、赤小豆理气清热化湿，泽泻、牛膝引浊邪下行。痰湿中阻，痹阻气机，故见肢体困重，以半夏、陈皮、茯苓、枳壳、厚朴燥湿化痰，理气通络。湿热熏蒸于上，故见面睑浮肿，以苍术、黄柏、薏苡仁、土茯苓、赤小豆等药清热利湿解毒。脾胃虚弱，津液不布，或瘀血阻滞，脉络失养，故见舌痿语謇，白术、陈皮、茯苓、益智仁健脾益气，地龙、川芎活血通络，气得充，瘀得化，络脉通，则言语利。

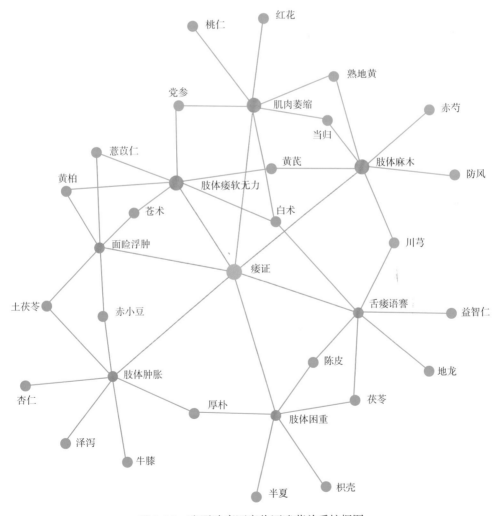

图2-34 张磊治痿证案临证遣药关系挖掘图

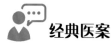

经典医案

1. 痿证案一

韩某某，男，10岁。

初诊（2009年11月23日）：主诉：进行性全身乏力5年，加重3个月。现病史：患者诊为进行性肌营养不良5年。全身疲软无力5年，加重3个月，近3个月生活不能自理，不能自己行走，四肢肌力差，左下肢重于右下肢，四肢及全身肌肉有萎缩，四肢冰凉。纳可，二便可。舌质淡胖，苔薄白，脉缓弱。中医诊断为痿证。

处方：炒苍术10g，盐黄柏6g，桑白皮10g，地骨皮10g，天冬10g，麦冬10g，生黄芪15g，陈皮6g，狗脊10g，淫羊藿3g，石斛10g，生甘草3g。15剂，日1剂，水煎服。

二诊（2009年12月21日）：服上药20余剂，右下肢有力，扶之能稍站起，左下肢仍无力，不能行走，自己不能站立。四肢仍凉（家中无暖气）。纳眠可，二便可。近欲回老家，故来拿药。舌质略淡，苔白，脉沉弱。

处方：上方加当归6g，丹参10g，肉桂2g，炙紫菀6g。20剂，日1剂，两煎两服。

2. 痿证案二

张某某，女，6岁6个月。

初诊（2006年5月17日）：主诉：双下肢软6年余。现病史：患者双下肢软弱，从6个月时突然患病后出现四肢瘫软，全身不能自主活动，未确诊是患何病，经多处治疗仍未出现明显效果。现症见：双下肢软弱不能站立，不能行走，双上肢肌力弱，纳可，大便稍干，语言欠清晰。舌质淡红，苔薄白腻花剥，脉细。患儿是足月顺产。既往2002年6月18日北京儿童医院出院诊断：①戊二酸尿症；②支气管炎。中医诊断为痿证。治以滋补肝肾，强筋壮肾。

处方：熟地黄6g，山药10g，山萸肉6g，泽泻3g，牡丹皮3g，茯苓3g，龟板10g（先煎），盐知母6g，盐黄柏3g，石斛6g，天冬6g，陈皮4g，川牛膝6g，通草3g，川断3g。15剂，日1剂，水煎服。

3. 痿证案三

徐某某，男，32岁，教师，未婚。

初诊（2010年3月17日）：主诉：四肢无力2个月。现病史：患者自2009年12月开始觉全身发冷，服麻黄汤、桂枝汤后全身冷消失，但仍觉四肢发凉，渐觉手握力下降，后下肢亦无力，稍用力觉全身颤抖，在药房服补中益气汤、桂枝加附子汤、桂枝龙牡汤、炙甘草汤等治疗，效差。时心悸，心脏彩超无异常，自觉胃脘部气多往上走，善太息。纳少，眠差，易醒，每天睡4～5小时，二便可，大便偏稀，每日1次，身体消瘦，有时唾液多。服上述补药觉面热。舌质红，苔薄白，脉数。中医诊断为痿证，证属脾虚。

处方：党参10g，茯苓10g，炒山药15g，炒白扁豆10g，炒白术10g，炒莲肉10g，砂仁3g（后下），炒麦芽10g，炒谷芽10g，陈皮6g，炙甘草6g，生姜3片，大枣3个为引。10剂，日1剂，水煎服。

4. 颤证

【理论阐述】 颤证，又称"震颤""颤振""振掉"，轻者仅有头摇或手足微颤，重者可见全身颤动、头部振摇、肢体颤动不止，甚则不能生活自理。王肯堂在《证治准绳·颤振》中将本病的特征描述为"颤，摇也，振、动也，筋脉约束不住，而莫能任持，风之象也"，并指出本病的易发病群体为中老年人。张璐则在《张氏医通·颤振》中明确指出颤证与瘛疭的区别，并按脾气虚弱、心气虚热、心虚夹痰、肾虚、实热积滞等分列治疗方剂。

《素问·至真要大论》："筋骨掉眩清厥，甚则入脾……头顶痛重而掉瘛尤甚，呕而密默，唾吐清液，甚则入肾，窍泻无度。""客胜则耳鸣掉眩，甚则咳；主胜则胸胁痛，舌难以言。""诸风掉眩，皆属于肝。"西医学中的帕金森病、舞蹈病、手足徐动症等锥体外系疾病和某些代谢性疾病中具有颤证临床特征者，均属"颤证"范围。颤证属实者，多为风、火、痰、瘀四端所致，若因肝风内动致颤者，治宜镇肝息风，舒筋止颤，方宜镇肝熄风汤加减治之；若因肝经热盛致颤者，治宜和解清热，镇静止颤，方以柴胡加龙骨牡蛎汤化裁治之；若因风痰阻络致颤者，治宜化痰通络，平肝息风，方以二陈汤合天麻钩藤饮加减治之；若因痰浊内盛致颤者，治宜清涤之法，方以张老自拟涤浊方加减治之；若因血瘀生风致颤者，治宜活血化瘀，息风止颤，方以血府逐瘀汤加减治之。颤证属虚者，多为脏腑气血阴阳亏虚，筋脉失养所致，若因气血亏虚致颤者，治宜益气养血，濡养筋脉，方以四君子汤合四物汤化裁治之；若属肝肾亏虚者，治宜补益肝肾，方以六味地黄丸加减治之；若因阴虚风动致颤者，治宜滋阴清热，潜阳息风，方以二甲复脉汤化裁治之，正如吴瑭在《温病条辨·下焦》中所言"热邪深入下焦，脉沉数，舌干齿黑，手指但觉蠕动，急防痉厥，二甲复脉汤主之"；若因阳气虚衰致颤者，治宜补肾助阳，温煦筋脉，方以地黄饮子加减治之。

【可视化图鉴】 通过对张老医案数据进行纳入排除筛选，得出治疗颤证相关有效医案139条，经过分析挖掘，得到临证遣药关系如图2-35所示。肝风内动，或阴虚风动，筋脉失养，故见肢颤，以石决明、珍珠母、钩藤平肝潜阳，熟地黄、阿胶、牛膝滋阴养筋；《素问·至真要大论》云："诸风掉眩，皆属于肝。"风阳内动，故见头摇，以天麻、钩藤、龙骨、牡蛎、地龙、石决明镇肝息风止颤；邪壅经络，经脉拘急，失养失舒，故见肢强，以桂枝、白芍祛风散邪，养血柔筋，葛根、木瓜生津舒筋，生地黄、当归滋阴养血；肝血不足，筋脉瘀阻，故见肢麻，以生地黄、当归、白芍、川芎补肝养血，地龙、丝瓜络通经活络；阳气亏虚，心液外泄，故见汗多，以黄芪益气固表，山萸肉收敛元气以止汗，浮小麦、煅牡蛎固表止汗，桑叶清热止汗，附子温阳固表；肝肾不足，肝阳上亢，故见头晕，以天麻、钩藤、石决明、桑叶清肝平肝，山萸肉、牛膝补益肝肾，牛膝又可引火下行；痰火扰心，故见心慌，以龙骨、牡蛎化痰镇静，连翘、栀子清心泻火，茯神、柏子仁养心安神。

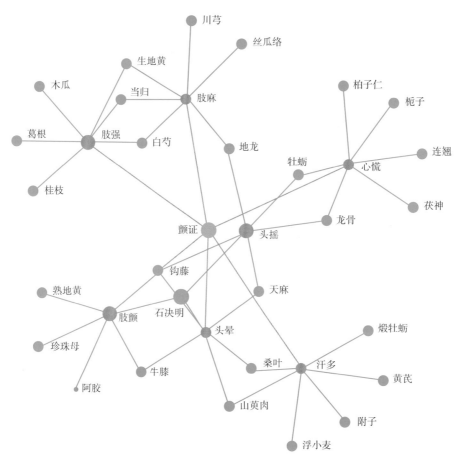

图2-35　张磊治颤证案临证遣药关系挖掘图

 经典医案

1.颤证案一

刘某某，女，76岁，退休，已婚。

初诊（2009年9月18日）：主诉：头晕3年，加重10余日，帕金森病四五年。现病史：患者患帕金森病四五年，现症见手不自主震颤，头晕，口干，口中涎沫，饮水多，汗多，白天、晚上均多，经常害怕，易受惊吓。纳眠可，小便正常，大便2～3日1次，质干，需服芦荟胶囊大便才排出。舌红绛，少苔，脉弦细。既往白内障术后1年，高血压二三年，血脂偏高。证属肝肾不足，筋脉失养。

处方：生地黄15g，生山药10g，山萸肉10g，泽泻10g，牡丹皮10g，茯苓10g，生白芍15g，当归10g，麦冬15g，怀牛膝10g，肉苁蓉30g，槐角30g，炒莱菔子10g，生石决明20g（先煎），丹参15g。10剂，日1剂，水煎服。

二诊（2009年10月19日）：服上药10剂，效可，手震颤仍有，头晕减轻，口干缓解，但仍较明显，饮食量少，近1个月夜间偶现幻觉，夜觉有人影或老鼠，大便缓解，睡醒时汗出仍显。舌淡，有裂纹，苔少，脉弦细。

处方：上方加制附子10g（先煎）。10剂，日1剂，水煎服。

三诊（2010年4月26日）：服上方30剂，效佳，后因未挂上号未再看，头晕，手震颤症状均减轻。现头晕时有，口干欲饮，饮水量少，幻觉消失，左下肢坐时发抖，站立减轻。纳可，睡可，醒后出汗仍明显，二便正常。舌淡红，有裂纹，苔黄，脉弦细。

处方：熟地黄10g，生地黄10g，肉苁蓉30g，茯苓10g，麦冬20g，五味子10g，山萸肉10g，巴戟天10g，石斛20g，薄荷6g（后下），制附子10g，怀牛膝30g，槐角30g，陈皮10g。20剂，日1剂，水煎服。

四诊（2011年3月10日）：服上方40剂，效佳，因未挂上号，未继服药。现症见：每日发作1次全身乏力，头晕眼黑，口干舌燥，持续2小时左右，可自愈，间断性手震颤，口干不欲饮。纳较差，眠差，嘴麻口歪，入睡困难，每晚睡4～5小时，大便干，无便意，小便可。自汗盗汗较重。舌质淡胖大，苔薄白，脉细。证属肝肾阴虚，筋脉失养。

处方：炒火麻仁30g，生地黄30g，麦冬20g，生龙牡各30g（先煎），生白芍30g，怀牛膝30g，杏仁10g，大黄10g（后下），生甘草6g。15剂，日1剂，水煎服。

五诊（2011年4月1日）：服上药15剂，乏力，每天中午12时前后明显加重，眼黑，头不晕，口干，舌燥欲饮。大便1周1次，无便意，不干结，腹不胀，纳少，眠差，小便正常。有时自汗、盗汗，晨醒后出汗多，怕冷。自觉服首诊方效果明显。表情活动及肢体活动少，左手抖轻微。舌质淡红，苔薄白，舌底脉络迂曲，脉细。

处方：生地黄15g，山萸肉10g，制首乌30g，生山药15g，泽泻10g，牡丹皮10g，茯苓10g，生白芍30g，决明子30g，炒莱菔子15g，生甘草6g。15剂，日1剂，水煎服。

2. 颤证案二

申某某，男，8岁，学生。

初诊（2009年12月30日）：主诉：挤眼、右面部肩部抽动2周。现病史：患者2周前出现挤眼，右面部肩部抽动，3日后右面部肩部抽动消失，现唯有挤眼频率高。口唇较以前红，纳可，二便可，大便稍干，每日1次。舌质红淡，苔薄白根部腻，脉细。血常规：血小板$456×10^9$/L↑。

处方：生地黄10g，黄芩6g，玄参10g，连翘6g，菊花6g（后下），玄参10g，栀子6g，竹叶6g，炒山楂10g，炒麦芽10g，炒神曲6g，炒二丑6g，生甘草3g。10剂，日1剂，水煎服。

二诊（2010年1月18日）：服上药20剂有好转，挤眼消失，但有耸鼻子，右面部肌肉抽动也减轻，大便干结，2～3日不解，面部潮红，唇红，口不干，饮水不多。舌质红，苔薄黄，脉细。

处方：生地黄10g，生白芍15g，玄参15g，麦冬10g，决明子30g，炒山楂10g，炒莱菔子6g，生甘草3g。10剂，日1剂，水煎服。

三诊（2010年12月8日）：患者服上方后症状消失未再服药。近2日又出现不自觉立头，颈部酸胀，面部潮红，下午严重，耳朵、口唇亦泛红，口干，饮水一般。纳眠可，大便干，1～2日1次，小便可。舌尖红，舌苔薄黄，脉细。

处方：熟地黄6g，生地黄6g，天冬6g，麦冬10g，黄芩6g，栀子6g，石斛10g，茵陈10g，决明子20g，炒神曲6g，炒莱菔子6g，生甘草3g。10剂，日1剂，水煎服。

四诊（2011年3月11日）：服上药2个月。现症见：面红，唇红，早晨明显，白天不定时觉颈项不适，头前后左右晃动，眨眼症状消失。近2日感冒，鼻略塞，咽中有黏痰感，口不干。纳可，打鼾，二便调。舌质红，舌尖红明显，中后部苔厚腻黄，舌底无迂曲，脉细。

处方：生白芍10g，生地黄10g，葛根15g，牛蒡子6g，制半夏6g，桔梗6g，炒山楂10g，炒苍耳子10g，生甘草6g。7剂，日1剂，水煎服。

五诊（2011年3月18日）：服上方7剂，效佳，诸症明显好转。现症见：偶有头前后晃动，面部潮红，唇红，鼻塞，无涕。纳眠可，大便偏干，1～2日一行，小便可。舌质红，苔中后部白厚，脉细。

处方：上方去半夏，苍耳子加牡丹皮10g，忍冬藤20g，玄参10g。10剂，日1剂，水煎服。

3. 颤证案三

李某某，女，47岁，农民，已婚。

初诊（2006年6月28日）：主诉：全身震颤1年。现病史：患者全身震颤1年，项硬强，不敢转项，步态慌张，行动不便，四肢无力，生活不能自理，四肢沉重，表情呆滞，语声低，精神差，失眠，最多能睡3小时，时彻夜不眠，遇事则全身瘫软如泥，恶热，舌强硬，口涩，口苦，心慌，口不干不渴，时肢体麻木，以上诸症由情志不遂诱发。纳佳，易饥，大便不干，1～7日1次，小便无力，解不尽感。舌质红淡，苔薄白腻，脉细。郑州大学第一附属医院MRI：①$C_{6/7}$水平脊髓内软化灶，与2002年4月10日检查结果对比无明显变化；②$C_{3/4}$、$C_{4/5}$、$C_{5/6}$、$C_{6/7}$椎间盘突出；③C_5、C_6椎体相对面椎间盘疝；④$C_4 \sim C_6$椎体骨质增生。证属阴虚风动。西医诊断为帕金森病。

处方：天冬10g，生白芍30g，怀牛膝15g，生麦芽20g，玄参30g，茵陈15g，生龙牡各30g（先煎），木瓜30g，栀子10g，黄连6g，生甘草10g，忍冬藤30g，丝瓜络30g（另包），20剂，水煎服，日1剂。

二诊（2006年7月31日）：服上药有好转，仍步态慌张，四肢震颤，项强硬，余症如前。舌质淡红，苔薄白腻，脉细滞数。血压140～100mmHg。

处方：当归10g，生地黄10g，桃仁10g，红花10g，赤芍15g，柴胡6g，川芎6g，桔梗6g，炒枳壳10g，怀牛膝10g，木瓜30g，生薏仁30g，白芍15g，小麦30g，生甘草6g，钩藤30g（后下）。20剂，水煎服，日1剂。复方罗布麻片，50片×1瓶，每次2片，每日3次，口服。

5. 痉证

【理论阐述】《说文解字》曰："痉，彊急也。"痉证，又称"痓"，指以项背强直、四肢抽搐，口噤戴眼，角弓反张为主要临床表现的一种急性危重疾病。《素问·至真要大论》

提出"诸痉项强，皆属于湿""诸暴强直，皆属于风"之说。张仲景在《金匮要略·痉湿暍病脉证并治》中专门对痉证进行了论述，在病因上提出了汗下太过、产后血虚等致津伤液损，以及太阳中风，邪壅经络致痉的情况，并根据汗出与否将痉证分为"刚痉"和"柔痉"。吴鞠通在《温病条辨·痉有寒热虚实四大纲论》中曰："六淫致痉，实证也；产后亡血，病久致痉，风家误下，温病误汗，疮家发汗者，虚痉也；风寒、风湿致痉者，寒证也；风温、风热、风暑、燥火致痉者，热痉也。"将痉证的病机概括为实、虚、寒、热四端。

《素问·通评虚实论》曰："邪气盛则实，精气夺则虚。"盖虚实二字为辨证之要，痉证之治亦须辨清虚实，因外邪壅络、热盛津伤、痰瘀壅滞所致痉者，多属实证。邪壅经络者，若杂感风寒湿三气致痉，治宜祛风散寒，燥湿和营，张老常用小续命汤化裁治之；若属寒邪偏胜之刚痉者，方宜葛根汤加味以解表散寒，升津舒筋；若属风邪偏胜之柔痉者，方宜瓜蒌桂枝汤加味以解肌发表，生津舒筋；若属湿邪偏胜者，方以三仁汤加味以清热利湿，祛浊舒筋。若少阳经气不舒致痉者，治宜和解少阳，疏通经气，方以小柴胡汤加味治之。热盛伤津者，若肝经热盛致痉者，治宜清肝泻火，息风定痉，方以羚角钩藤汤化裁治之；阳明热盛致痉者，治宜清胃泄热，增液止痉，方以白虎汤和增液汤化裁治之；若为心火亢盛致痉者，治宜清心泻火，养阴生津，方以清宫汤加减治之。痰瘀壅滞者，若属痰湿内阻致痉者，治宜涤浊开窍，息风定痉，方以张老自拟涤浊汤加减治之；若属瘀血内阻致痉者，治宜活血化瘀，通窍止痉，方以血府逐瘀汤化裁治之。痉病属虚者，多因阴血亏虚，真阴耗损致痉者，总以扶正为法，若属阴血亏虚者，治宜养血舒筋，方以四物汤加味治之；若为真阴耗伤致痉者，致宜滋补肝肾，方以六味地黄丸加味治之。谨守病机，方对其证，辨证得当，即获良效。

【可视化图鉴】 通过对张老医案数据进行纳入排除筛选，得出治疗痉证相关有效医案75条，经过分析挖掘，得到临证遣药关系如图2-36所示。《诸病源候论·风痉候》曰："由风邪伤于太阳经，复遇寒湿，则发痉也。"风寒侵袭太阳经，壅滞经络，经脉拘急，失养失舒，故见项背强直，桂枝、白芍解表散寒，柔肝舒筋，威灵仙善宣通十二经脉，《金匮要略》曰："肝之病，补用酸，助用焦苦，益用甘味之药调之。"葛根、木瓜、鸡血藤三味药，酸苦甘温俱全，最能益筋和脉，张老常用此药组治疗肝血不足，筋脉失养所致项背强痛等症。肝主筋，肝经热盛，肝阴亏虚，筋脉失养，故见四肢抽搐，以柴胡、麦芽、栀子清肝经之热，当归、生地黄、龟板养肝肾之阴。热灼肝经，经气失疏，故见牙关紧闭，蝉蜕、僵蚕、伸筋草、通草皆轻清宣透之品，功能清热通络，息风止痉；葛根一味，升举清阳，可引药上达。营运不畅，经脉失养，故见四肢挛急，以桂枝、白芍、甘草、木瓜、桑枝、伸筋草等药通经和营，舒筋和络。阴血亏虚，脉络瘀阻，气血不畅，故见四肢麻木，以熟地黄、生地黄、当归养阴和营，川芎、通草、蜈蚣行气通络。风湿痹阻腰府，损伤肝肾，经脉失舒，故见腰强，以独活、桑寄生、秦艽、防风、杜仲、牛膝等药祛风湿，益肝肾，强筋骨。阴虚火旺，阳亢于上，故见头面紧，牛膝、玄参、天冬、代赭石、龙骨、牡蛎等药滋阴潜阳，镇肝息风。

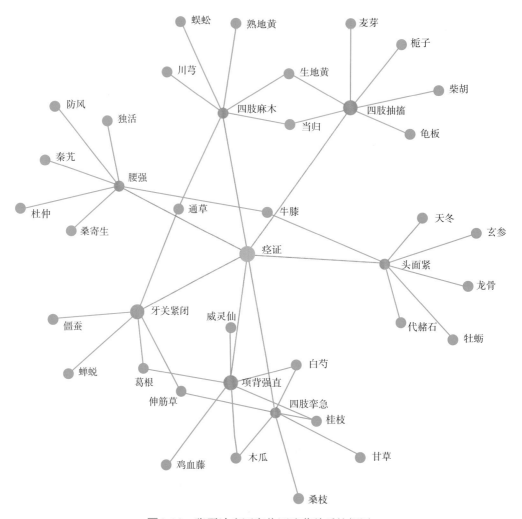

图2-36　张磊治痉证案临证遣药关系挖掘图

经典医案

1. 痉证案一

刘某某，女，47岁，护士，已婚。

初诊（2006年7月31日）：主诉：项强硬15年，腰痛20年。现病史：患者项强硬轻侧则痛15年，腰痛、腰酸20年，双肩背沉困痛，双手麻木，晨起手僵硬，双下肢强硬，脚夜间灼热感。精神差，形体丰，口干渴。夜尿频数，每夜3～4次，白天平均30分钟解1次，量少次频，大便不成形，纳可。月经量多，经期6～7日，色暗红，白带适中。舌质淡红，苔白厚腻，脉沉滞。中医诊断为痉证。

处方：桂枝10g，白芍10g，葛根30g，木瓜30g，威灵仙15g，酒桑枝30g，姜黄6g，陈皮10g，通草3g，生甘草6g，天花粉10g，生姜3片，大枣4个（切开）为引。20剂，水煎服，日1剂。

2. 痉证案二

孟某某，男，5岁10个月。

初诊（2008年9月22日）：主诉：自主植物索营养不良病5年。现病史：患者患有自主植物索营养不良病5年。2006年4月至2007年6月在我处治疗，后因出现阵发性抽动，到北京服进口西药1年，抽搐控制，近2个月反复。上下肢挛急难伸。近期饮水易呛，睡眠较前差，四肢消瘦。大便较干，2日1次。以前服我处中药时大便每日1次，小便黄。中医诊断为拘急，证属肝阴虚，筋脉失养。

处方：当归10g，生白芍30g，木瓜20g，伸筋草15g，生地黄10g，生甘草6g，龟板10g（另包），炒麦芽10g。20剂，水煎服，日1剂。

3. 痉证案三

张某某，女，52岁，个体，已婚。

初诊（2009年10月9日）：主诉：右半侧肢体发凉、僵硬、怕见风10月余。现病史：患者于10月余前出现膝盖以下及脚踝外侧发凉，僵硬，渐向上发展至整个下肢。现症见：右半侧肢体（上下肢）发凉，僵硬，见风或吹空调后则加重，出汗多，白天、晚上均汗出多，身乏力，情绪可。失眠七八年，间断发作，一夜可睡4小时，眠差，睡后易醒，纳可，二便可。曾在北京按"湿痹"治疗，效稍好，在他医处治疗更年期综合征，服中药100余剂，已愈。现在针灸推拿部治疗此病。舌红，苔厚腻稍黄，脉沉滞。口干苦渴，一天可喝一暖瓶水。既往右侧肢体坚硬，怕冷，行走稍呈蹒跚象。曾在北京宣武医院、广安门医院检查未发现大问题，有轻度脑梗死，并说不会影响本病。中医诊断为筋脉挛急，证属湿热不攘，大筋软短之候。

处方：生白芍30g，生薏仁30g，制附子10g（先煎），黄柏10g，知母15g，生甘草10g。7剂，水煎服，日1剂。

一、以方观证概述

在中医理论的指导下，审因辨证，因证立法，并遵循组方原则，选择适宜的药物，酌定剂型，明确用法用量而成的药物配伍组合，即为方剂。中医方药历史悠久，功能独特，疗效突出，是治疗疾病不可缺少的方面，张老从事医疗工作数十年，擅长治疗疑难杂症，辨证准确，组方精当，经方、时方、验方，用之贴切，不拘出处，遣方治病，屡获佳效。

经方多指《伤寒论》《金匮要略》及《黄帝内经》所载之方，为数不多，然其理精深，其意广奥，其效显著，有"能起大病者经方也"之誉，且为历代医家所推崇。张老常言经方组方严谨，君臣佐使分明，有其独特疗效，加减药味，不可太多太杂，要主证主方，座次井然，主题分明，不可喧宾夺主，反生画蛇添足之弊。时方是指汉代张仲景以后的医家所制的方剂，以唐宋时期创制使用的方剂为主，是历代医家经验的结晶，其立方之奥意，临床之疗效，并不亚于经方。时方量大意广，一人难以皆记，故清代医家陈修园为了便于应用，从众多方子中精选了108首，编成歌诀，名为《时方歌括》，书中所载之方多为医界所知，疗效可靠，可供学者记诵。验方多为医家个人所创并有显著疗效而广为流传的方剂，也是临床治疗的重要组成。张老在多年的临床实践中亦逐渐总结出诸多行之有效方剂，例如用于风热之邪伤于头部所致病证的谷青汤，用于脾虚积泄的山前汤，用于脏腑郁结，凝滞不通所致病证的达郁汤，用于气血瘀滞兼有阴虚所致痛证的丹百汤等，临证用之，屡获良效。

对张老临床诊疗病案进行整理分析挖掘，形成张老临证遣方规律图（图3-1）。可见张老在临证遣方时，使用时方的频率相对较高，时方内容更为丰富，适应面更宽，疗效亦显著，故为张老临床所常用。张老临床所创之验方诸多取法于经方和时方，例如丹百汤取法于陈修园所创之丹参饮与百合汤；眠安汤化裁自张仲景《金匮要略》中的百合地黄汤、甘麦大枣汤、酸枣仁汤三方。经方和时方皆为治疗疾病而创立的，若能将二者有机结合起来，更增其疗效，刘渡舟教授称之为"接轨"。疾病是千变万化，纷繁复杂的，有些方子对证，有些方子不一定完全对证，因此，须灵活加减变化，或取其方义，或化裁其方，务求与病相符，切勿拘泥一方，不知变通。

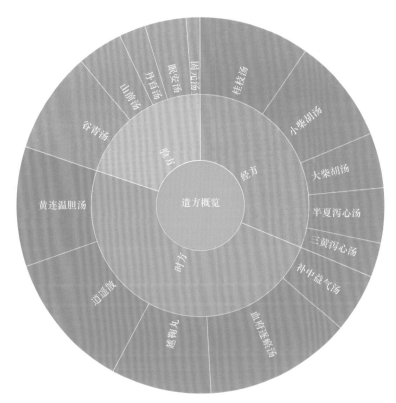

图3-1 张磊临证遣方规律图

二、以方观证各论

（一）经方应用篇

1. 桂枝汤

【理论阐述】 桂枝汤为《伤寒论》之首方，是主治太阳中风证的基础方剂，亦是调和营卫、调和阴阳的代表方。清代徐忠谓之 "桂枝汤外证得之能解肌祛邪气，内证得之能补虚调阴阳"。《伤寒论》中多处论及桂枝汤，如《伤寒论·太阳病脉证并治》云 "太阳中风，阳浮而阴弱。阳浮者，热自发；阴弱者，汗自出。啬啬恶寒，淅淅恶风，翕翕发热，鼻鸣干呕者，桂枝汤主之" "太阳病，头痛发热，汗出恶风者，桂枝汤主之" 等。桂枝汤由桂枝、白芍、生姜、大枣、甘草五味药组成，方中以辛温之桂枝为君，可解肌发表，温阳扶卫，祛在表之风邪。臣以酸甘而凉之白芍，敛阴以和营，固在内之营阴。桂、芍等量配伍，一散一收，有调和营卫之功。生姜、大枣共为佐药，生姜辛温，佐桂枝解表，又可和胃止呕；大枣甘平，佐白芍和里，兼健脾益气。甘草调和诸药，合桂枝可辛甘化阳以实卫，合芍药能酸甘化阴以益营，合大枣可和养胃气，作佐使之用。纵观此方，配伍严谨，相得益彰，散中有敛，和中有调，营卫同治，邪正兼顾，阴阳并调。柯琴在《伤寒来苏集》中赞此方为"仲景群方之冠，乃滋阴和阳、调和营卫、解肌发汗之总方也"。张老提倡"动、和、平"观，认为该方为仲景治疗"卫气不和""营弱卫强"，"小和之"使"营卫和则愈"的方法的体现，亦可体现出和法思想。

【可视化图鉴】 对张老用桂枝汤组方治疗疾病的相关医案进行抽取，形成的症状集群结果如图3-2所示。张老认为外感风寒，太阳中风所致表虚者，他脏损及心，心气不足，心阳不振而致病者，以及于体弱、病后、产后等致营卫不和，阴阳不调致病者，皆可以此方加减治疗，使外邪得祛，心阳得振，营卫调和，阴阳平衡。此方辛散配以酸收，使发散中兼有收敛，祛邪而不伤正气；助阳合以益阴，兼顾阴阳，营卫调和，诚如徐彬在《金匮要略论注》中所云："桂枝汤，外证得之，解肌和营卫；内证得之，化气调阴阳。"太阳为六经藩篱，外邪犯表，首犯太阳，卫表不固，营阴外泄，故见恶风、发热、汗出等症；风为阳邪，易袭阳位，又常夹寒邪伤人，故见头痛；足太阳经脉循肩膊内挟脊抵腰中，手太阳经脉绕肩胛，风寒侵袭太阳经，循经上犯，壅滞经络，经脉拘急，失养失舒则见颈项强痛、肩背痛等症；邪气袭表，肺胃失和，肺系不利，胃失和降，故见鼻塞、流涕、咳嗽、干呕、胃痛等症；太阳主一身之表，统辖周身肌肤，风性善行数变，风邪侵袭太阳，气血不和，营卫失调，故见皮肤瘙痒、皮肤红疹（荨麻疹）、皮肤白斑、皮肤风团、肌肤麻木

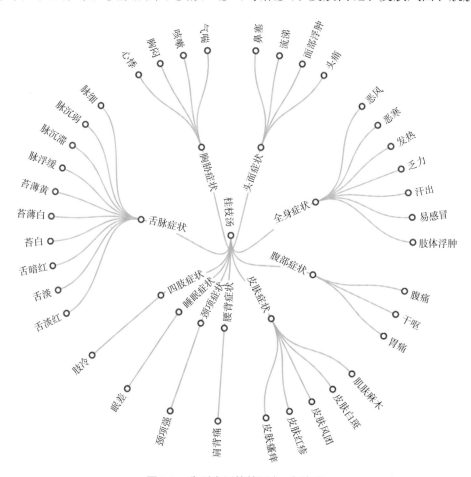

图3-2 张磊应用桂枝汤方-症关系

等皮肤症状；舌淡红、苔薄白、苔薄黄、苔白、脉浮缓等，皆为风邪袭表之征；感受寒邪，凝滞经脉，阳气不布，故见恶寒、肢冷、腹痛等症。因久病不愈，损及心气，由气及血，心阳不振，故见心悸、胸闷、气喘等症。久病体虚，或大病、产后等致气血亏虚，营卫不和，阴阳不调，故见乏力、易感冒、身痛等症；营卫不和，阳不入阴，故见眠差；营卫不和，气化失司，水湿泛溢肌肤，故见面部浮肿、肢体浮肿等症；舌淡、舌暗红、脉沉滞、脉沉弱、脉细等症，皆为营卫不和，气血亏虚之象。以上诸症，以桂枝汤治之，祛风散寒，补益心气，振奋心阳，温通经脉，调和营卫，效如桴鼓。张老常用此方加减治疗感冒、低热、头痛、颈椎病、心悸、哮证、水肿、荨麻疹等病，多获良效。张老亦常将此方与小柴胡汤合用，调和营卫，和畅三焦，以治太阳、少阳二经经气不利之发热、无定时冷热、胸背痛等候，或营卫不和，三焦气化失调之水肿、无定时浮肿等候。

张老认为经方虽疗效卓著，治疗广泛，然个体有差异，病情多兼杂，又需加减化裁，才能曲尽其妙，临床上张老善以桂枝汤为主方，根据临证所兼见症状不同，随症加减，此方加减规律挖掘情况如图3-3所示。若见发热者，或为邪入少阳，加柴胡、黄芩清少阳热邪；或为邪入阳明而热甚，加石膏、知母清阳明之火；若为阴虚而热者，又可酌加白薇治阴虚之热。若气喘明显者，麻黄宣肺平喘，杏仁、厚朴、紫苏子降逆平喘，葶苈子泻肺平喘，有宣有降，肺气得利，则喘自止。若咳痰者，薏苡仁、冬瓜仁涤浊化痰治其标，白术、茯苓、陈皮健脾祛湿，培土生金，杜其生痰之源，标本兼顾，补泻相依，疗效显著。

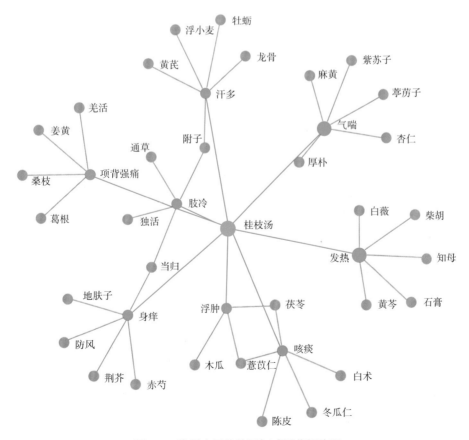

图3-3　张磊应用桂枝汤加减用药规律图

若项背强痛者，葛根、姜黄、桑枝、羌活祛风除湿，通行经络；姜黄、桑叶合桂枝，又是张老治疗肩背及上肢疼痛的常用药组。若汗多者，酌加黄芪、浮小麦益卫固表止汗，龙骨、牡蛎固涩敛汗，《伤寒论》第20条云："太阳病发汗，遂漏不止……桂枝加附子汤主之。"汗多伤阳，故加附子温阳敛汗。肢冷者，附子大辛大热，散寒通阳，有桂枝加附子汤之义；当归活血通脉，兼可散寒；独活有散寒通痹之功，通草合其名，善通经络。若身痒甚者，地肤子善于祛风止痒；当归、赤芍养血活血，寓"治风先行血，血行风自灭"之义；配伍荆芥、防风，既养血又除风，又寓有荆芥四物汤之用。若浮肿者，茯苓、木瓜、薏苡仁以疏利之，气化复常，则水肿自消。

经典医案

1. 桂枝汤治疗感冒案

蔡某某，女，38岁，商人，已婚。

初诊（2009年9月28日）：主诉：感冒不愈2月余。现病史：患者于2个月前患感冒，持续至今，反复不愈。现症见：流清涕，鼻塞，咽哑，咽不干不痛，胸闷，气短，近2个月头发脱落明显，易打喷嚏，继则汗出，头部为甚，脊柱部背疼1年余，右脚脚底痛。纳可，眠时好时坏，大便1日1次，质干，小便可。月经错后3～4日，量可，色紫，有多量血块，经前乳房胀痛，经前后易感冒，平素急躁发怒，白带正常，孕3产1，曾在唐河多次服中西药效差。声音嘶哑。舌淡红，苔黄较厚，脉细滞。证属太阳表证，留连不解，犯及手太阴。

处方：桂枝10g，生白芍10g，黄芩10g，桑叶15g，苇根30g，炒苏子6g，桔梗10g，大黄10g（后下），生甘草6g。15剂，日1剂，两煎两服。

2. 桂枝汤治疗汗证案

马某某，男，56岁，工人，回族，已婚。

初诊（2006年8月7日）：主诉：自汗1个月。现病史：患者因服用过期咖啡，出现恶心，近2日未睡眠，服用地西泮后方可睡眠，开始出现自汗。现症见：自汗，夜间侧卧侧半身无汗，对侧汗出，反则反是，近服虚汗停（3盒）、黄芪、白术、糯稻米、浮小麦均无效，少气乏力，善太息，纳可，食后睡眠，眠可，大便1日3～4次，小便正常。舌质红体有裂纹，苔少，脉沉弱。

处方：桂枝15g，生白芍15g，制附子15g（先煎1小时），炙甘草10g，生姜3片，大枣6个（切开）为引。6剂，日1剂，水煎服。

3. 桂枝汤治疗荨麻疹案

谭某某，男，47岁，教师，已婚。

初诊（2017年1月25日）：主诉：荨麻疹1年。现病史：诉1年前饮酒后出现荨麻疹，全身瘙痒，抓挠后会出现红疹，约半小时后自然消失，于本院行针灸、中药治疗，效一般。现症见：抓挠后皮肤会出现红疹，瘙痒，无疼痛，半小时后消失。纳眠可，二便调。舌红，苔薄白，脉沉滞。证属营卫不和。

处方：桂枝10g，生白芍10g，麻黄6g，杏仁10g，葛根30g，生香附6g，炙甘草6g，生姜3片，大枣3个（切开）为引。10剂，日1剂，水煎服。

4. 桂枝汤治疗水肿案

张某某，女，63岁，退休，已婚。

初诊（2006年4月14日）：主诉：颜面浮肿6年，加重半年。现病史：颜面浮肿，病初轻微，逐渐加重，近半年加重，同时下肢浮肿，按之下陷，呈无规律状时肿，身困发紧，初因感冒发热劳累，现时面目肿胀，肿时胸闷，颈有束缚感，觉呼吸不畅，常有皮肤风团，瘙痒，先起于下肢关节处，渐及周身，饮食一般，大便常不成形，睡眠差，常有头痛头晕。舌质微红，苔白，脉沉滞。经多种检查未发现异常，血压正常。近期查有胆囊炎。

处方：桂枝10g，白芍10g，柴胡10g，黄芩10g，制半夏10g，党参10g，生龙牡各30g（先煎），木瓜30g，生薏仁30g，姜黄6g，炙甘草6g，制香附6g，生姜3片，大红枣4个（切开）为引。10剂，日1剂，水煎服。

二诊（2006年5月17日）：其爱人代诉：面浮肿已消，两脚尚肿，然亦轻，身仍痒。

处方：上方加地肤子15g，防风10g，赤小豆30g。6剂，日1剂，水煎服。

三诊（2006年6月28日）：服上药面浮肿减轻。现症见：面部头部憋闷不舒适，偶有颜面浮肿，恶心呕吐，食不下，头晕闷与呕吐同时出现，双下肢沉重，走路无力，身易起风团，每天服用特非那定片，否则起风团块，动则头晕恶心加重，纳差，二便可，易困乏，但眠差，心慌心紧。舌质淡红，苔薄白腻，脉沉滞。

处方：柴胡10g，黄芩10g，制半夏12g，陈皮10g，茯苓10g，炒枳实10g，竹茹30g，紫苏叶10g（后下），生甘草6g，生姜3片为引。10剂，日1剂，水煎服。

5. 桂枝汤治疗腰背痛案

郑某某，男，39岁，工人，已婚。

初诊（2017年3月6日）：主诉：腰背痛3年。现病史：近3年出现腰背酸痛，肩胛脊柱处痛明显，与冷热无关，久坐久站稍加重，不怕冷，身困乏力，易疲劳，易急躁，不易出汗。纳可，眠差易醒，二便正常。口和，面暗黄少华，精神记忆力差。舌淡，苔白，脉涩，脉沉滞。

处方：桂枝10g，生白芍10g，当归10g，羌活3g，独活10g，姜黄10g，威灵仙10g，生甘草6g，生姜3片，大枣3个（切开）为引。10剂，日1剂，水煎服。

2. 小柴胡汤

【理论阐述】　小柴胡汤为少阳病证之基础方，柯琴称此方为"少阳枢机之剂，和解表里之总方"，由柴胡、黄芩、半夏、人参、炙甘草、生姜、大枣七味药组成。此方出自《伤寒论》，如《伤寒论·辨太阳病脉证并治》云："伤寒五六日，中风，往来寒热，胸胁苦满，默默不欲饮食，心烦喜呕，或胸中烦而不呕，或渴，或腹中痛，或胁下痞硬，或心下悸，小便不利，或不渴，身有微热，或咳者，与小柴胡汤主之。""伤寒四五日，身热恶风，颈项强，胁下满，手足温而渴者，小柴胡汤主之。"方中柴胡辛苦，透泄少阳之邪，并能调畅气机，黄芩苦寒，清泄少阳之热，柴胡、黄芩配伍，一透一清，一升一降，皆入少阳以解少阳之邪。佐以半夏、生姜和胃降逆止呕。人参、大枣、炙甘草益气补脾养胃，一者可扶正以祛邪，一者能益气而防邪内传，亦寓《金匮要略》所云"见肝之病，知肝传脾，当先实脾"之意。诸药合用，和解少阳，兼和胃气，邪气得解，枢机得利，则诸症可除。唐容川在《血证论·卷七》中赞"此方乃达表和里、升清降浊之活剂"。张老治疗低热、咳嗽、胁痛、头痛、腹痛、眩晕、郁证、耳鸣、多寐、肝癌等病常以此方加减，均有良效。人参为补气佳品，若非危重症，张老常用更为廉价之党参以代之。

【可视化图鉴】 通过对张老用小柴胡汤组方治疗疾病的相关医案进行抽取，形成的症状集群结果如图3-4所示。张老不仅用此方治少阳半表半里证，符合此方功能主治的其他杂证，辨治得当，用此方亦可收桴鼓之效。《灵枢·根结》云"少阳为枢"，少阳为病即是少阳枢机不利之病，少阳属半表半里，其病在太阳与阳明之间，在病变过程中，常易涉及太阳之表及阳明之里。邪犯少阳，正邪交争，故见寒热往来；两侧头面、耳、目之外眦、胸胁皆为少阳经所过之处，邪入少阳，枢机不利，经气失舒，故见头痛、目眩、眼睁不开、腮紧、耳鸣、耳聋、胸满、胸痛、胁痛、胁胀、喜太息等症；若郁而化热，胆火上炎，则见发热、头晕、心烦、口苦、口干、咽干、胁热等症；肝胆邪热犯胃，胃失和降，胃气不利，则见恶心、呕吐、腹痛、腹胀、胃痛、胃胀、烧心、泛酸、纳差、食少等胃肠症状；肝主筋，邪犯少阳肝胆，故见乏力；少阳统主三焦，三焦化气行水的功能赖少阳枢

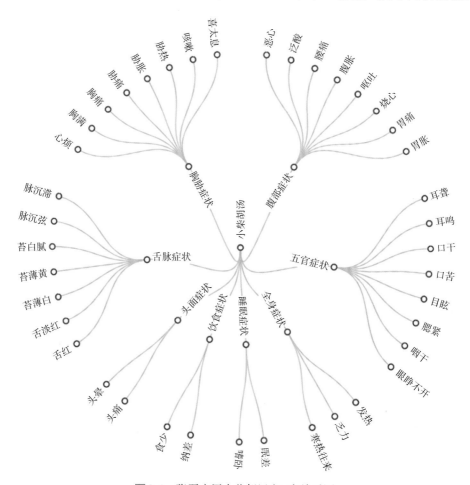

图3-4 张磊应用小柴胡汤方-症关系图

机的疏达，故少阳枢机不畅，三焦功能失常，见咳嗽，陈修园在《医学实在易》中亦有"胸中支饮咳源头，方外奇方勿漫求，更有小柴加减法，通调津液治优优"之说。阳入阴则寐，若少阳枢机不利，阴阳出入失常，夜间阳不入阴则见失眠，白昼阳不出阴则见嗜卧。舌红、舌淡红、苔薄白、苔薄黄、苔白腻、脉沉弦、脉沉滞等皆为少阳枢机不利之象。故亦小柴胡汤疏达少阳枢机，枢机一转，肝脾调和，内外通达，气机得以运转开来，即仲景所言："上焦得通，津液得下，胃气因和。"

张老治病，强调法随证变，方随法变，加减灵活，守法有度。通过对医案的整理挖掘，可见张老应用小柴胡汤加减用药规律（图3-5）。若发热者，有因外感而热者，张老常加僵蚕、蝉蜕、姜黄三药，僵蚕、蝉蜕可升阳中之清阳，姜黄可降阴中之浊阴，一升一降，内外通和，则热自除；有因火旺伤阴者，加黄芪、知母、白薇益气养阴而清虚热，黄芪配伍知母为张锡纯用药经验，其在《医学衷中参西录》中论："凡遇阴虚有热之证，其稍有根柢可挽回者，于方中重用黄芪、知母，莫不随手奏效。"黄芪益气升阳，知母寒润滋阴，二药合用，颇有"阳升阴应，云行雨施，膏泽优渥，烦热自退"之妙。若咳嗽者，加五味子敛肺止咳，枇杷叶清肺止咳，麻黄宣肺止咳，紫苏子、杏仁降气止咳，升降相因，清敛相合，气机通畅，则咳自止。若头痛者，加蔓荆子、谷精草、夏枯草清肝泻火，加川芎、延胡索活血止痛。胸胁闷痛者，郁金、川楝子、延胡索、青皮、木香疏肝行气，活血

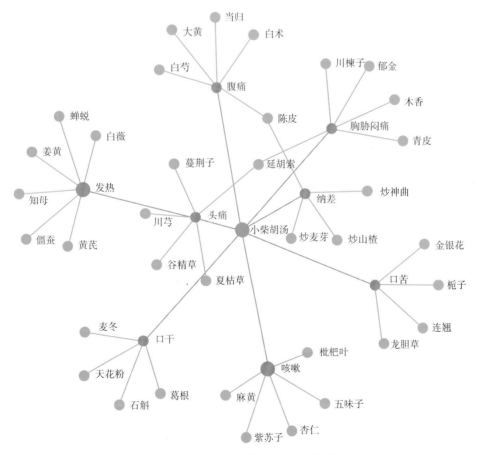

图3-5 张磊应用小柴胡汤加减用药规律图

止痛；李杲云"连翘散诸经血结气聚，消肿"，故张老常加连翘以活血通络止痛。腹痛者，加白术、陈皮健脾理气，白芍、当归养血柔肝，大黄泻热通经止痛。口干者，加天花粉、葛根、麦冬、石斛润燥生津。口苦者，加金银花、连翘、栀子、龙胆草清肝泻热。纳差者，加炒麦芽、炒山楂、炒神曲、陈皮消食健脾。

经典医案

1. 小柴胡汤治疗乏力纳差案

张某某，女，62岁，退休，已婚。

初诊（2006年7月7日）：主诉：全身疲倦乏力，纳差1个月。现病史：患者身倦乏力，纳差，头晕，消瘦，不腹胀，时心慌、心悸，头蒙，头脑不清，口苦，口酸，不能吃稠饭，腿软无力，饭后肠鸣，大便正常。舌质红，苔白厚，脉沉弱。

处方：柴胡10g，黄芩10g，制半夏10g，党参10g，炒麦芽15g，炒山楂15g，炒神曲10g，炙甘草6g，生姜3片，大枣3个（切开）为引。6剂，水煎服，日1剂。

二诊（2006年7月14日）：服上药效可，纳增，精力好转。现症见：头晕，站立时则不舒适，喜蹲，腰硬，时心慌，怕热，怕冷，纳可，二便可，大便易溏。舌质红淡嫩，苔白腻，脉沉弱。

处方：宗上方加炒白术10g，炒山药15g。6剂，水煎服，日1剂。

2. 小柴胡汤治疗低热案

姚某某，女，68岁，退休，已婚。

初诊（2009年8月28日）：主诉：身发热（但体温不高，最高体温37.2℃）2月余。现病史：患者于2月余前感冒，当时高热，感冒愈后，自觉身发热，持续至今。现症见：身发热，但体温不高，最高达37.2℃，呈阵发性发作，有时持续半小时，有时持续2小时，有时持续1～2日，发热时伴心慌，身困倦，纳可，眠可，二便正常，平时大便干。舌绛，少苔。在河南省中医院服中药10剂，效无。断经16年。既往糖尿病10年，乙肝已愈。

处方：柴胡10g，黄芩10g，党参10g，清半夏10g，生龙牡各30g（包煎），白僵蚕10g，蝉蜕6g，姜黄3g，大黄3g，生甘草6g，生姜3片，大枣3个（切开）。10剂，水煎服，日1剂。

二诊（2009年9月21日）：服上药10剂，发热较以前轻，最高37.1℃，但发热持续时间为1小时或半小时左右，较以前持续时间短，发热次数也较前少，舌头麻热感较服药前轻，心慌，身困倦，纳可，眠可，大便1～2日1次，质干，小便可。舌绛，少苔，脉细弱。

处方：上方去半夏加金银花10g，连翘10g，白茅根30g，大黄改为6g（后下）。10剂，水煎服，日1剂。

3. 小柴胡汤治疗胁痛案

刘某，男，55岁，公务员，已婚。

初诊（2017年1月20日）：主诉：阵发性右胁痛1月余，头晕1周。现病史：1月余前出现阵发性右胁胀痛，查B超示胆结石、双肾结石，服结石通颗粒稍减轻，近3日上症加重，晨起恶心口苦，无发热，纳眠可，二便正常，平时怕冷，乏力，出汗正常，近1周又出现头晕，血压130/（95～105）mmHg，无鼻塞，无视物旋转，昨日在其他医生处服药：左氧氟沙星片、甲硝唑片、清肝利胆口服液。平素嗜酒肉、辛辣。舌苔根部较厚黄，脉沉滞。心电图：T波改变。

处方：柴胡10g，黄芩10g，清半夏10g，党参10g，川楝子6g，醋延胡索10g，郁金10g，金钱草30g，乌药10g，炒王不留行30g，生白芍30g，生甘草6g，生姜3片，大枣3个（切开）。7剂，水煎服，日1剂。

4. 小柴胡汤治疗头痛案

刘某某，男，42岁，房地产销售，已婚。

初诊（2017年1月20日）：主诉：右侧太阳穴胀痛1年余。现病史：患者自诉1年余前因劳累引起右侧太阳穴胀痛，劳累时加重，休息后缓解，多发生于下午5～6时，呈间断性疼痛，每隔数日或10余日发作1次，伴打呵欠，双目流泪，1周一行，天稍热或进食温热食物则额头、前胸易出汗，量大，无盗汗。纳可，寐欠佳，眠不解乏，二便调。舌淡，舌尖红，苔稍白腻，脉沉滞。既往中度脂肪肝。

处方：柴胡10g，黄芩10g，清半夏10g，党参10g，蔓荆子10g，醋延胡索10g，连翘10g，焦栀子10g，生甘草6g。10剂，水煎服，日1剂。

二诊（2017年8月11日）：服上方20剂后，效可，现眠可，汗多，动则汗出，以前胸、头部为多，畏热，口和，纳可，二便调。脉沉滞。

处方：熟地黄10g，生地黄10g，当归10g，黄芩10g，黄柏10g，生黄芪30g，黄连6g，桑叶10g，浮小麦30g，煅牡蛎30g（先煎）。7剂，水煎服，日1剂。

5. 小柴胡汤治疗口苦案

孙某某，女，72岁，退休，已婚。

主诉：口苦间作数十年。现病史：无明显诱因出现无明显规律口苦，口中乏味，不能食生冷油腻，食后胃部发凉痛，泛酸，嗳气，二便调，眠可，皮肤紫癜，纳可。舌质红，苔薄黄，脉沉实弦而数。既往肝囊肿、胆息肉病史。方以小柴胡汤加味治疗。

处方：柴胡10g，黄芩10g，制半夏12g，党参10g，川楝子10g，延胡索10g，郁金10g，浙贝母6g，生甘草6g，栀子10g，生姜3片，大枣4个（切开）为引。10剂，水煎服，日1剂。

二诊：口不苦，但口涩，厌油腻，烧心、嗳气减轻，双下肢郁胀，手不胀，大小便正常，食欲可，无胃胀，善太息。舌质红，苔薄黄，脉沉弦。

处方：川芎6g，炒苍术10g，炒神曲10g，制香附10g，栀子10g，金钱草30g，乌药10g，郁金10g，浙贝母6g。6剂，水煎服，日1剂。

3. 大柴胡汤

【理论阐述】　大柴胡汤是治疗少阳阳明合病的代表方剂，由柴胡、黄芩、白芍、半夏、枳实、大黄、生姜、大枣组成，化裁自小柴胡汤与小承气汤合方，故而可和解少阳郁热，内泻阳明热结。此方首见于《伤寒论》，《伤寒论》第103条云："太阳病，过经十余日，反二三下之，后四五日，柴胡证仍在者，先与小柴胡汤。呕不止，心下急，郁郁微烦者，为未解也，与大柴胡汤下之，则愈。"还载于《伤寒论》第136条、165条及《金匮要略》第12条。方中柴胡、黄芩配伍，和解清热，可解少阳之邪；白芍助柴胡、黄芩清利肝胆，以利枢机，又能缓急止痛；大黄、枳实合用，泻热通腑，内泻阳明热结；半夏和胃降逆散结，生姜、大枣调脾胃，和营卫，调诸药。诸药相合，和下并用，少阳阳明之邪可解。陈修园在《长沙方歌括》中将此方概括为"八柴四枳五生姜，芩芍三分二大黄，半升半夏十二枣，少阳实证下之良"。张老常以此方加减治疗胆汁反流性食管炎、急慢性胃炎、功能性消化不良、消化性溃疡、阑尾炎、习惯性便秘、急腹症、急性胰腺炎、急性胆囊炎、胆石症、糖尿病、高脂血症、胰腺癌等病，均可获良效。

【可视化图鉴】 通过对张老用大柴胡汤组方治疗疾病的相关医案进行抽取，形成的症状集群结果如图3-6所示。张老用此方主要治疗少阳之邪内传阳明，化热成实所致少阳阳明合病。少阳病未解，故见寒热往来、胸闷、胁痛、胁胀、口苦、口干、嗜睡等少阳郁热，枢机不利之象；邪入阳明，化热成实，故见发热、胃胀、胃痛、腹胀、腹痛、肠鸣、便秘、便干等阳明热结，腑气不通之象。胆气犯胃，热结胃肠，胃气不利，故见恶心、呕吐、嗳气、呃逆、泛酸、烧心、纳差、厌油腻等胃肠症状；阳明积热下迫，大肠传导失司，故见下利而大便黏滞；腑气不通，阳不外达，故见畏寒、乏力等象；里热炽盛，火热

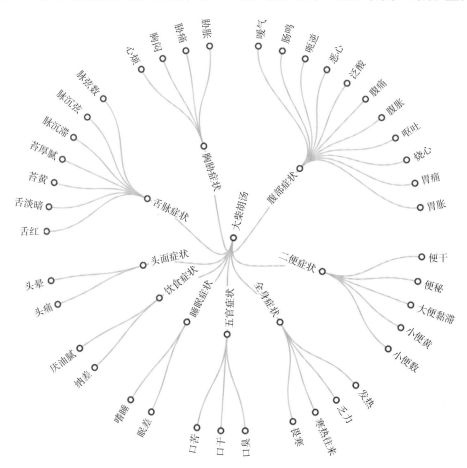

图3-6 张磊应用大柴胡汤方-症关系图

上炎，则见头痛、头晕、心烦、口臭、舌红、苔黄等象；热扰心神，故见眠差；热犯膀胱，故见小便黄、小便数等症。舌淡暗、苔厚腻、脉沉滞、脉沉弦、脉弦数等，皆少阳阳明为病，土木壅郁，气机失和之象。吴谦《医宗金鉴·删补名医方论》云"柴胡证在，又复有里，故立少阳两解法也"，故以清泄少阳阳明两经之热结，热结散，气机畅，则诸症消。

　　张老治病，重在辨证施治，从不囿于一方一药，辨治得当，加减得法，则效如桴鼓。张老在临床上善用大柴胡汤加减治疗多种疾病，此方加减规律挖掘情况如图3-7所示。若胁痛者，则加川楝子、延胡索疏肝行气，活血止痛；郁金行血中之气，清热止痛；金钱草、乌药为张老常用排石对药，善治因胆腑结石所致胁痛。若发热者，则加僵蚕、蝉蜕以宣透热邪，姜黄行气解郁，开热邪外达之路，张老用石膏伍葛根清解阳明热结，谓两者"清中有透，透中有散，相得益彰"。张锡纯在《医学衷中参西录》中赞石膏："其凉而能散，有透表解肌之力，外感有实热者放胆用之，直胜金丹。"若头痛者，夏枯草、蔓荆子清肝泻火；代赭石、龙骨、牡蛎为介石之品，善潜镇，可敛上浮之火。若见呕吐者，陈皮、竹茹清热和胃，降逆止呕；黄连、吴茱萸清泻肝火，降逆止呕；代赭石平肝潜阳，重镇降逆止呕。若纳差者，加炒麦芽、炒神曲、炒山楂、炒莱菔子消食和胃，砂仁化湿开胃。若便秘者，酌加厚朴开腑气，火麻仁、杏仁、决明子、莱菔子，诸仁质润多脂，润肠以通便。若胃痛者，加栀子清肝胃之火，木香、青皮、延胡索、川楝子疏肝行气，活血止痛。

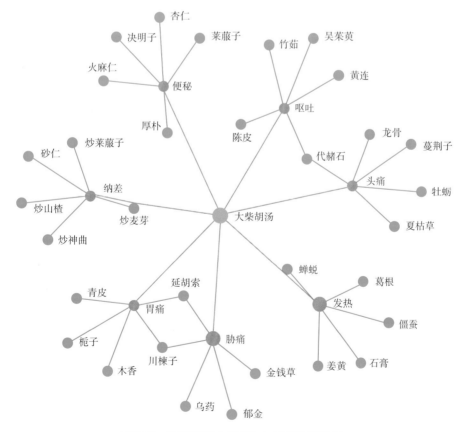

图3-7　张磊应用大柴胡汤加减用药规律图

经典医案

1. 大柴胡汤治疗头痛案

朱某某，女，49岁，农民，已婚。

初诊（2006年3月17日）：主诉：左侧头痛，伴恶心1月余。现病史：头痛已3年，感冒即痛作，近1月余左侧头痛，伴恶心呕吐，晨起口干苦，耳鸣，素多感冒，烘热汗出，头跳痛，恶心，或吐出黏痰，量不多，颈项强痛，饮食一般，厌油腻，时有腹胀，大便每日1～2次，成形，白带量多色黄，心烦，眠差，梦多，喜冷饮。舌尖红，苔白而干，脉沉弦。血压：148/92mmHg。方以大柴胡汤加减治疗。

处方：柴胡10g，黄芩10g，制半夏10g，白芍10g，炒枳实12g，大黄6g（后下），生石膏30g，竹叶10g，生龙牡各30g（先煎），生姜3片，大枣4个（切开）为引。10剂，水煎服，日1剂。

2. 大柴胡汤治疗胁痛案

谢某某，女，72岁，退休，已婚。

初诊（2009年9月16日）：主诉：右胁部隐痛10余年，有时放射至背部相应的部位，加重2年。现病史：患者于10余年前无明显原因出现右胁部隐痛，时放射至背部相应的部位。现症见：右胁部隐痛，有时背部与之相应的部位亦有隐痛。不能进食油腻、肉食，食之则右胁部酸痛，饭后易打嗝，口酸，有烧心感，头晕，天阴时加重。纳可，但食后不消化，眠时好时坏，大便1～2日1次，质干，小便正常。左侧乳房偶痛，未治疗过。舌红，苔黄厚腻，脉沉弦。既往慢性胃炎。理化检查：血糖7.71mmol/L↑。彩超示：胆囊炎，胆结石，双侧颈动脉硬化伴斑块形成。心电图示：窦性心动过缓。

处方：柴胡10g，黄芩10g，清半夏10g，生白芍3g，炒枳实12g，大黄10g（后下），金钱草30g，乌药10g，郁金15g。15剂，日1剂，两煎两服。

二诊（2010年3月22日）：用药后胁痛减轻，现感觉乏力，睡眠不好，入睡难，乏力，服上药时大便次多，因排不上号，未再服上药。舌质暗红，舌苔薄黄，脉沉滞。去年农历九月间患带状疱疹已愈。

处方：柴胡10g，黄芩10g，制半夏10g，生白芍30g，炒枳实12g，大黄6g（后下），金钱草30g，乌药10g，郁金15g，炒王不留行15g，竹叶10g，炒枣仁30g，小麦30g，栀子6g。15剂，日1剂，水煎服。

三诊（2010年4月23日）：服上药15剂，效可，胁痛消失，睡眠好转。现症见：遇风寒及天气变化，身上酸困，乏力，腿痛。眠差，入睡困难，睡后易醒，每夜眠6小时，心烦，梦多，纳可，平时烧心，二便可，晨起口苦。舌红，苔黄腻，脉沉滞有力。继续治疗胆囊炎和胆结石。

处方：上方去枣仁，白芍改为15g。15剂，日1剂，水煎服。

3. 大柴胡汤治疗胃痛案

刘某某，女，40岁，会计，已婚。

初诊（2009年2月6日）：主诉：早饭后胃隐痛半年。现病史：半年前不明原因出现早饭后胃隐痛，排气后缓解，午饭、晚饭后无此现象，有时晨起口苦，纳眠一般，二便正常。有时大便干，2～3日1次。月经正常。舌质正红，苔腻微黄，脉沉滞。既往胆囊炎4年。方以大柴胡汤加减。

处方：柴胡10g，黄芩10g，清半夏10g，炒枳实10g，生白芍10g，川楝子6g，醋延胡索10g，炒麦芽15g，炒山楂15g，炒神曲10g，连翘10g，大黄6g（后下）。10剂，水煎服，日1剂。

4. 大柴胡汤治疗干呕呃逆案

李某某，女，29岁，教师，已婚。

初诊（2016年12月21日）：主诉：阵发性干呕、呃逆2个月。现病史：自诉从小脾胃功能差，经常在家附近诊所治疗（具体用药不详），效不显。现症见：干呕，呃逆，每于饮冷、坐公交车后加重。饮食可，口气较大，眠可。近半年来，月经提前2～3日，量少，色暗，无血块，经前反应不明显，经行必泻，泻后痛减。大便易干，小便正常。舌暗，苔厚，舌下脉络不明显，脉沉滞。辅助检查：①肝右叶稍强回声（肝内血管瘤）。②血压长期低于90/60mmHg，今日血压102/62mmHg。

处方：柴胡10g，黄芩10g，清半夏10g，炒枳实12g，生白芍10g，大黄6g（后下），生姜3片，大枣3个（切开）为引。10剂，水煎服，日1剂。

二诊（2017年1月3日）：服上方10剂，干呕、呃逆症状减轻。现不能食多，饭后觉胃脘不适，有干呕感觉，自觉口中异味大，眠可，二便正常。舌暗，苔厚，脉沉滞。

处方：柴胡10g，黄芩10g，清半夏10g，炒枳实12g，厚朴9g，炒莱菔子9g，生姜3片，大枣3个（切开）为引。10剂，水煎服，日1剂。

三诊（2017年1月15日）：服上方10剂，干呕、呃逆症状已消。现饮食需注意，不能多食不易消化食物，月经期泄泻，眠可，二便正常。舌暗，苔厚，舌下脉络不明显，脉沉滞。

处方：守上方加白术20g，茯苓20g，生姜3片，大枣3个（切开）为引。10剂，水煎服，日1剂。

5. 大柴胡汤治疗发热案

梁某某，女，32岁，农民，已婚。

初诊（2006年7月3日）：主诉：发热2月余。现病史：患者不明原因出现发热，以低热为主，偶有高热。现症见：低热37.3℃，有时一日发热数小时，有时数日一热，不恶寒，右膝踝部痛，手腕痛，手关节痛微肿。纳可，大便易干，3～4日1次，口不干不渴。舌质红，苔薄白，脉弦细。

处方：柴胡10g，黄芩10g，制半夏10g，炒枳实12g，生薏仁30g，白芍10g，大黄10g（后下），金银花10g，连翘10g，羌活10g，炙麻黄4g，木瓜30g，杏仁10g。6剂，水煎服，日1剂。

二诊（2006年7月10日）：服药自述有效，发热时间缩短，抄方6剂。

三诊（2006年7月17日）：服药当日发热1次，体温37.5℃，以后未再发热，右膝踝酸痛、发热、胀，双手无力，无晨僵，右膝温度稍高于左侧，无明显肿胀，无明显压痛，行走不适。纳佳，夜寐可，大便3～4日1次，小便正常。舌尖稍红，苔薄白，脉沉滞。

处方：羌活10g，炙麻黄4g，当归10g，白芍10g，生薏仁30g，伸筋草30g，忍冬藤30g，威灵仙10g，酒桑枝30g，姜黄6g，木瓜30g。6剂，水煎服，日1剂。

4.半夏泻心汤

【理论阐述】 半夏泻心汤是治疗中气虚弱、寒热互结、升降失常的基础方，亦是寒热平调、辛开苦降、散结除痞法之代表方剂，由半夏、干姜、黄连、黄芩、人参、大枣、甘草组成。此方出自《伤寒论》，《伤寒论》云："但满而不痛者，此为痞，柴胡不中与之，宜半夏泻心汤。"《金匮要略》亦载："呕而肠鸣，心下痞者，半夏泻心汤主之。"方中以辛温之半夏为君，既能散结除痞，又善降逆止呕；臣以辛热之干姜温中散寒，以苦寒之黄芩、黄连泄热开痞，君臣相伍，寒热平调，辛开苦降；佐以人参、大枣甘温益气，以补脾虚；甘草补脾和中而调诸药，为佐使药。诸药相伍，使寒去热清，升降复常，则痞满可除，呕利自愈。张老治疗痞满、腹胀、胃痛、口疮、不寐等病常以此方加减，并常以党参易人参，每获良效。

【可视化图鉴】 对张老用半夏泻心汤组方治疗疾病的相关医案进行抽取，形成的症状集群结果如图3-8所示。张老认为伤寒误下成痞，不由误下而寒热中阻致痞，以及湿热留恋，

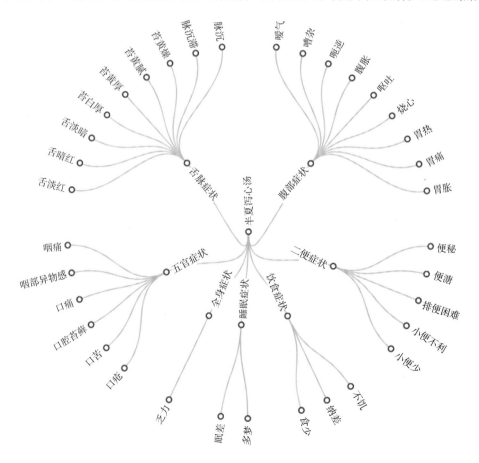

图3-8 张磊应用半夏泻心汤方-症关系图

脾胃虚弱，升降失调致痞者，皆可以此方加减，使脾胃升降气机得复，中焦痞塞之气得抟。此方寒温并用，阴阳并调。寒温并用，不仅有互制之功，更有相反相成之妙，诚如李时珍所谓："此皆一冷一热，一阴一阳，寒因热用，热因寒用，君臣相佐，阴阳相济，最得制方之妙，所以有成功而无偏胜之害也。"脾胃虚弱，升降失调，寒热互结于心下为本方的主要病机，张老认为"脾胃虚弱"主要表现在因长期的胃脘不适，脾胃运化乏源而出现的食少纳呆、无饥饿之感、乏力、脉沉弱等；"气机升降失常"主要表现为胃胀、胃痛、腹胀、呕吐、嗳气、呃逆、脉沉滞或弦等；而"寒"之机主要表现在患者不能饮冷食凉，饮食生冷则胃脘不适，或脘腹痞胀或下利；"热"之机表现在患者不能进食辛辣食物，食则胃中烧灼、胃脘嘈杂、烧心、口苦、口疮、口痛等，舌脉则表现为舌红或舌暗红、舌暗淡，苔黄厚腻，脉沉滞等。

《伤寒论》云："观其脉证，知犯何逆，随证治之。"张老在临床上善用半夏泻心汤为主方，根据临床兼见症状的不同随症加减，此方加减规律挖掘情况如图3-9所示。如腹胀明显者，可加香橼以疏肝解郁、理气和中；加厚朴、枳实、枳壳以行气宽中除胀。食少者，加炒莱菔子、炒山楂、炒麦芽、炒神曲以消食化滞。便溏者，加茯苓、白术、山药以健脾燥湿止泻。小便不利者，加茯苓、泽泻以行气利水，加车前子、瞿麦以利尿通淋。呕吐者，加陈皮行气和胃，入竹茹清热降逆，加丁香以温中降逆；泛酸明显者，加煅瓦楞子、煅乌贼骨以制胃中酸热之感。

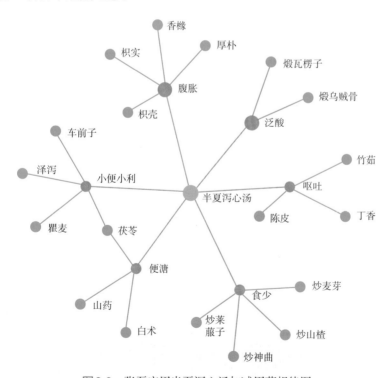

图3-9　张磊应用半夏泻心汤加减用药规律图

经典医案

1.半夏泻心汤治疗胃胀案

魏某某,男,74岁,退休,已婚。

初诊(2008年8月8日):主诉:胃胀4年。现病史:4年前不明原因出现胃胀,整日如此,活动后加重,休息后减轻,洗浴后及食后加重,胃胀甚时疼痛难忍,进食不易消化的食物时加重。纳可,眠一般,大便不干,排便困难,2日1次,小便正常。舌质淡暗,苔白厚,舌体瘦小,脉沉滞乏力。曾因胆囊结石切除胆囊(1999年底),曾查心电图示心肌缺血,脑部检查示脑血管缺血。2007年11月23日查超声影像示慢性浅表性胃炎伴轻度糜烂;2004年8月31日于河南省人民医院查胃镜示慢性红斑性胃窦炎、十二指肠球炎、球部息肉。治以辛开苦降(转大气),方以半夏泻心加厚朴半夏人参甘草汤加枳术汤化裁治疗。

处方:制半夏12g,干姜6g,党参10g,黄芩10g,黄连3g,厚朴12g,炒枳实10g,炒白术10g,炒麦芽20g,炙甘草6g,大枣3个(切开)为引。6剂,水煎服,日1剂。

二诊(2008年8月20日):服上方10剂,胃胀减轻,矢气较前顺畅,大便前左小腹痛,便后痛止,大便不干,但不畅,2日1次。现症:胃胀,饭后活动10余分钟后加重,继续活动后减轻。舌质淡暗,苔厚稍黄,脉细滞。

处方:上方去白术加全瓜蒌30g,杏仁10g。10剂,水煎服,日1剂。

2.半夏泻心汤治疗胃痛案

刘某某,女,44岁,销售,已婚。

初诊(2008年8月27日):主诉:间断胃胀、胃痛不适6年,加重5日。现病史:6年来,患者间断出现胃脘胀闷疼痛,紧窒不适,有时恶心,嘈杂,近5日,不明原因加重,嘈杂,干呕明显,吃酸辣之品后加重,晨起口臭,吐咖啡色唾沫,口干,口苦,伴目珠痛,头顶蒙。食欲差,眠差,平素大便不成形,每日2次,近日大便调,小便量少,无尿痛、尿热,常有小便意。月经规律,量少,1日即净,色正常,无血块,白带量多,异味明显,色黄,常伴小腹隐痛。长期在家具城做销售工作。舌质红,舌尖明显,苔黄厚燥,舌底脉络无迂曲,脉细滞。中医诊断为痞证。

处方:制半夏12g,干姜6g,黄连6g,黄芩10g,党参10g,炒枳实12g,炒白术10g,香橼10g,炙甘草6g,大枣4个(切开)为引。10剂,水煎服,日1剂。

二诊(2010年8月25日):服上药即症轻,近20日纳差,清瘦,胃胀硬,嘈杂,烧心,时恶心,无食欲,眠可,头痛时有,心烦,易怒,易哭,月经可。舌淡有点刺,苔黄燥,脉细滞。前方以辛开苦降法开之,今从胃阴不足治之。

处方:北沙参20g,麦冬15g,炒白扁豆10g,桑叶10g,石斛15g,炒麦芽10g,炒谷芽10g,佛手3g,生甘草6g,粳米一撮(包煎)为引。10剂,水煎服,日1剂。

3.半夏泻心汤治疗腹胀案

吉某某,男,65岁,退休,已婚。

初诊(2006年6月23日):主诉:脘腹胀20余年,再发1年余。现病史:患者脘腹胀20余年,再发1年余,平卧喜用手放于胃脘部,俯卧喜欢用物置于胃脘下,嗳气,打嗝,重者连嗝气10余次，嗳气后觉舒，大便稀溏，稍有饮食不慎则每日2～4次，怕冷，脘腹喜揉喜按，喜热覆，冬天手脚冰凉，纳少，小便稍黄，情绪好转，休息好转则胃胀有好转。舌质淡红，苔薄白，脉弦数。中医诊断为痞证。治以辛开苦降。

处方：制半夏12g，党参10g，干姜10g，黄芩10g，黄连6g，炒枳实10g，炒白术10g，炙甘草6g，大枣4个（切开）为引。10剂，水煎服，日1剂。

二诊（2006年7月5日）：服上药10剂效佳，已不嗳气。现症：脘腹胀，偶嗳气，时腹泻，纳差，稍食不慎则腹泻，脘腹不适，喜揉按，怕冷。舌质暗淡，苔薄白，脉弦。

处方：党参10g，炒白术10g，茯苓10g，制半夏12g，陈皮10g，砂仁6g（后下），黄连3g，炒麦芽20g，炙甘草6g，生姜3片，大枣4个（切开），为引。10剂，水煎服，日1剂。

三诊（2006年7月17日）：服上药症状缓解，腹仍稍胀，夜间睡醒时打嗝，大便每日2次，易溏泻，多不成形，纳较前稍增，无痰，每于腹泻时嗳气，不能食凉，喜温按，夜寐时间6小时，尚安，晨起5～6时大便，4时起床。舌质暗淡，苔薄白，脉缓弱。

处方：党参10g，炒白术10g，茯苓10g，陈皮10g，青皮6g，砂仁6g（后下），制半夏10g，炒枳实10g，炙甘草6g，炒山药15g，生山药15g。10剂，水煎服，日1剂。

四诊（2006年7月31日）：服上药效可，大便已成形，偏干，现腹胀打嗝，纳增，小便可。舌质淡，苔薄白润，脉沉缓有力。

处方：照上方去山药加草果3g，香橼6g。10剂，水煎服，日1剂。

4.半夏泻心汤治疗泄泻案

丁某某，女，57岁，务工，已婚。

初诊（2008年9月8日）：主诉：腹泻20年，右上腹胀1年。现病史：20年前，因产后食生冷出现腹泻，大便溏，内夹不消化食物，每日3次。近1年出现右上腹胀，胀起迅速，与饮食关系不明显，且伴胃痛。2008年8月在我处诊疗后，胃痛消失。现症：右上腹胀，胀起迅速，与饮食关系不明显，大便溏，内夹不消化食物，每日3次，大便次数多时自觉较舒，次数少时腹胀加重。纳食少，食欲差，小便正常。胆囊摘除已8年。舌质淡红略暗，苔白微厚，脉沉滞。

处方：制半夏10g，干姜6g，党参10g，黄芩10g，黄连3g，炒神曲10g，炒麦芽15g，炒山楂15g，香橼6g，炙甘草6g，大枣3个（切开）为引。6剂，水煎服，日1剂。

5.半夏泻心汤治疗口疮案

陈某某，女，53岁，职员，已婚。

初诊（2017年1月25日）：主诉：口腔黏膜扁平苔藓3月余。现病史：诉1年前刷牙时口腔两侧黏膜疼痛，后于2016年11月在郑州大学第一附属医院诊断为口腔黏膜扁平苔藓服用增生平片、成纤维细胞生长凝胶、沙利度胺片，效差。后于河南中医药大学第一附属医院服中药，方如下：白鲜皮、鸡血藤、桔梗、肉苁蓉、牡丹皮、清半夏、砂仁、石菖蒲、太子参、徐长卿、炙甘草、茯苓、炒薏苡，10剂，效差。现症：口腔黏膜扁平苔藓，表面溃烂，不流血，不流脓。纳差，眠一般，小便可，大便每日1次，先干后稀。尾骨处冰冷。舌红，苔黄腻，脉沉滞。30年前流产后患盆腔炎、子宫肌瘤后未育子。

处方：清半夏10g，干姜10g，党参10g，黄芩10g，黄连6g，大黄3g（后下），炙甘草

6g，五倍子6g，大枣3个（切开）为引。10剂，日1剂，水煎服。

二诊（2017年3月31日）：服上方23剂，效可，溃疡减少，仍有白线，每5剂药前2剂觉得效可，后3剂自觉咽干，难以入眠，遂自行减去干姜，减去后上火症状减轻，但小腹凉胀，阴道有黄色质稀分泌物，自述服香砂养胃丸觉腹部舒适，凉胀好转。另诉下午咽部黏，肛口湿痒，现服转移因子口服液和匹多莫德胶囊。纳可，眠可。服药期间大便质软，正常，小便可。舌淡红，苔薄白，脉沉滞。

处方：炙甘草15g，清半夏10g，干姜6g，党参10g，黄芩10g，黄连6g，砂仁3g（后下），黄柏6g，大枣3个（切开）为引。10剂，日1剂，水煎服。

三诊（2017年5月5日）：服上药25剂，口腔痛明显减轻，颊黏膜白线未消失。在郑州大学第一附属医院服转移因子口服液、匹多莫德，一直服用至今。服上述中药后肛门痒难忍。现症见：口黏不渴，自服穿王消炎片后觉口中清爽，上述中药未放大枣，因服枣后口黏不利，服苹果汁后口腔痛加重。肛门痒，不潮湿。慢性盆腔炎多年，小腹易凉痛胀，阴道流清水，未服药治疗。有时自服香砂养胃丸，上述腹痛胀症状减轻。大便先干后软。舌边尖红，苔黄厚，脉细滞。

处方：炙甘草10g，清半夏10g，干姜3g，党参10g，黄芩10g，黄连3g，砂仁3g（后下），黄柏6g，苦参6g，莲子心3g。10剂，日1剂，水煎服。

5. 三黄泻心汤

【理论阐述】 三黄泻心汤，又称泻心汤、大黄黄连泻心汤、三黄汤等，出自《金匮要略》，《金匮要略·卷中》云："心气不足，吐血，衄血，泻心汤主之。"此方为临床治疗实热证的基础方剂，由大黄、黄芩、黄连组成，功能泻火燥湿，主治无形邪热结于心下之热痞证，热盛迫血之吐血、衄血，以及火热上炎之目赤肿痛、口舌生疮等。方中以黄连、黄芩苦寒泻心火，寓"苦寒直折"之法，又伍大黄泻火消痞，导热下行，使热从大便而去，寓"以泻代清"之法，唐容川在《血证论·吐血》中谓："方名泻心，实则泻胃，胃气下泄，则心火有所消导，而胃中之热气，亦不上壅，斯气顺而血不逆矣。"张老认为火热之邪较盛者，不必虑其体质盛弱、病程长短，应秉承"急者治其标""热者寒之"等治疗原则，以此方加味治疗，攻之取其速效。然而三药皆为苦寒之品，素体脾胃虚寒者不可用之，恐苦寒峻泻伤及脾胃。张老常用此方治疗顽固性呃逆、口中异味、不寐、头晕、头痛、汗证等病证，疗效颇佳。

【可视化图鉴】 对张老用三黄泻心汤组方治疗疾病的相关医案进行抽取，形成的症状集群结果如图3-10所示。张老认为实热乃此方主要病机，火炎于上、热壅于中及积热下迫所致病证，皆可用此方为主治疗。火为阳邪，其性炎上，故见头痛、头晕、目赤、目痛、目胀、口疮、口臭、口干、口苦、口痛、咽干、咽痛等头面症状。唐容川《血证论》言："心为君火，化生血液，是血即火之魄，火即血之魂，火生即血升，火降即血降也。"火热炽盛，迫血妄行，故见吐血、衄血。《素问·至真要大论》云："诸逆冲上，皆属于火。"胃热炽盛，胃气上逆，故见嗳气、呃逆、恶心、泛酸、呕吐。邪热壅滞中焦，气机升降失常，故见胃热、胃胀、腹胀、腹痛、纳差等症。胃火炽盛，消烁津液，故见渴喜冷饮；汗为心液，心火亢盛，迫津外出而为汗，故见汗多。邪热扰及心神，故见眠差、多梦。积热下迫，故见便干、便秘、小便黄等症。舌红、舌暗红、苔黄腻、苔薄黄、脉沉滞、脉沉有力、脉数等，皆为实热内盛之象。

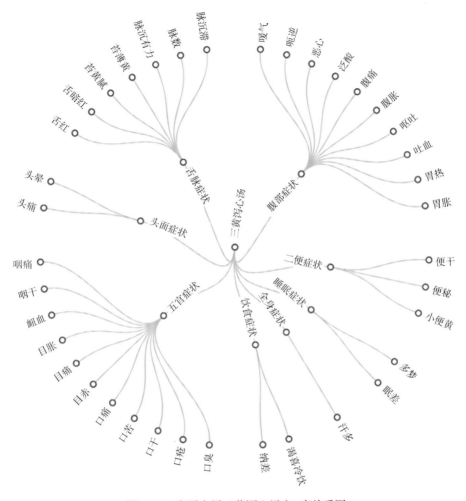

图 3-10　张磊应用三黄泻心汤方 - 症关系图

张老强调临床治病，选方用药，加减变化，药随证变，应做到圆机活法，切忌死板拘泥。张老在临床上运用三黄泻心汤加减规律挖掘情况如图 3-11 所示。若衄血者，加白茅根味涩质黏，长于收敛止血，生地黄、牡丹皮清热凉血，代赭石重镇降逆，凉血止血。若口疮者，玄参、生地黄凉血滋阴以制心火，通草上清心火，下利小肠之热，竹叶清心除烦，四药相合，可导热从小肠出；五倍子、石膏收湿敛疮生肌。若自汗者，浮小麦固表止汗，牡蛎固涩止汗，重用桑叶可清热止汗，如《重庆堂随笔》言："桑叶，虽治盗汗，而风温暑热服之，肺气清肃，即能汗解。"若呃逆甚者，代赭石、柿蒂、半夏、陈皮、竹茹降逆止呃。泛酸者，煅瓦楞子抑酸，炒神曲消食，吴茱萸与黄连合用，可治肝胃不和之泛酸。纳差者，加炒神曲、炒麦芽、炒山楂、炒莱菔子消食和胃。

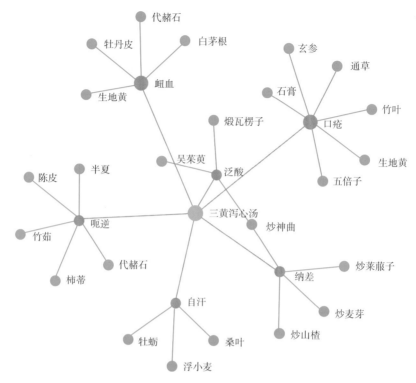

图3-11 张磊应用三黄泻心汤加减用药规律图

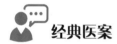 经典医案

1. 三黄泻心汤治疗胃痛案

王某某，男，29岁，工人，已婚。

初诊（2016年5月11日）：主诉：胃脘部胀痛1月余。现病史：患者诉近1月余出现胃脘部阵发性胀痛，饭后明显，饥饿时亦痛，时有泛酸，口干渴，口苦，饮水多，饮能解渴，食欲可，纳食，易饱胀，平时急躁易怒，时有头蒙，平时矢气多，矢气后胀痛减轻，大便每日1次，黏腻不爽，排不净感，小便黄，眠差，梦多，易醒。舌红，苔黄腻，脉沉滞。中医诊断为胃脘痛，证属积气积热。

处方：黄芩10g，黄连6g，大黄3g，槟榔10g，木香10g，炒神曲10g，炒莱菔子10g。10剂，日1剂，水煎服。

2. 三黄泻心汤治疗不寐案

张某某，女，59岁，干部，已婚。

初诊（2017年2月15日）：主诉：寐差15年。现病史：2002年无明显诱因出现寐差，入睡难，易醒，全头痛沉，耳鸣，眼胀涩干，口干涩臭，饮水多，饮能解渴，易口腔溃疡，心烦急躁，身力可。纳可，大便4～5日1次，干结难排，腹不痛，时有恶心，胃胀痛，反酸，晨起手足郁胀，小便正常，时有血尿，时有尿热。54岁时停经。证属阴虚火旺。方以三黄泻心汤加减。

处方：黄芩10g，黄连6g，大黄10g（后下），玄参30g，瞿麦30g，小蓟炭30g。15剂，水煎服，日1剂。

3. 三黄泻心汤治疗口腔溃疡案

付某某，男，35岁，个体，已婚。

初诊（2008年12月15日）：主诉：反复发作口腔、咽部溃疡10余年，脱发3年。现病史：10余年前不明原因出现口腔、咽部溃疡，反复发作，几无宁日。近7日腰部正中痛，纳可，眠可，二便正常，近3年头顶脱发明显。本病未服过中药煎剂。既往无烟酒史，不嗜辛辣。舌质红，苔薄白，脉细。中医诊断为口糜。待服用此方后再酌用甘露饮之类方药。

处方：黄芩10g，黄连6g，大黄3g，党参15g，麦冬15g，五倍子6g，玄参15g。10剂，水煎服，日1剂。

二诊（2009年1月5日）：服上方10剂，咽部溃疡仍痛，未愈，但口腔里无溃疡。纳眠及二便可。现喉咙以疼痛为主，并口渴多饮。舌质红，苔薄白，脉细。

处方：黄芩10g，黄连6g，制半夏10g，党参15g，生甘草10g，生石膏30g，知母15g。10剂，水煎服，日1剂。

三诊（2009年1月23日）：服上方10剂，咽部溃疡好转，但现疼痛红肿，舌两侧溃疡有好转，口腔未见溃疡，腰痛劳累时明显，口干多饮，纳眠、二便可。舌红，苔薄白，脉细。

处方：照上方加薄荷6g（后下），去半夏，加桔梗10g。10剂，水煎服，日1剂。

（二）时方应用篇

1. 补中益气汤

【理论阐述】　补中益气汤是治疗脾胃气虚、中气下陷的代表方剂，出自元代医家李杲所著《脾胃论》，是李杲所创"甘温除热"之法的经典体现。方中重用黄芪为君，其味甘性温，入脾肺经，有补中气、升阳气、固表气之功；臣以人参、炙甘草、白术益气健脾，以加强黄芪补中益气之功；血为气之母，气能生血，气血相因，气虚则营亏，故佐以当归养血和营，亦使所补之气有所依附；陈皮理气和胃，使诸药补而不滞。更以少量升麻、柴胡，升阳举陷助益气之品升提中气，而为佐使，正如李杲在《内外伤辨惑论·卷中》中所说："胃中清气在下，必加升麻、柴胡以引之，引黄芪、人参、甘草甘温之气味上升。"诸药合用，使虚者补之、陷者升之，补中寓升，甘温除热。张老常用此方治疗咳嗽、鼻渊、泄泻、便秘、头痛、眩晕、内伤发热、脱肛、自汗等病证，常取得很好疗效。

【可视化图鉴】　对张老用补中益气汤组方治疗疾病的相关医案进行抽取，形成的症状集群结果如图3-12所示。李杲在《内外伤辨惑论·卷中》中言："脾胃气虚，则下流于肾肝，阴火得以乘其土位。故脾胃之证，始得之则气高而喘，身热而烦，其脉洪大而头痛，或渴不止。"中气虚馁，清阳下陷，阴火上乘，故见发热、自汗、气喘、胸闷、口渴、头痛等症；《灵枢·口问》中言："上气不足，脑为之不满，耳为之苦鸣，头为之苦倾，目为之眩。"头为诸阳之会，清气之府，阴气过盛，故见耳鸣、头昏、头晕、目眩等症；脾胃气虚，故见神疲乏力、畏寒面黄、少气懒言、食少纳差、便溏腹泻、气短等症；母病及子，气虚而卫表不固，外邪袭肺，故见鼻塞、喷嚏、流涕、咳嗽等症；脾主肌肉四肢，气虚失于温煦推动，故见四肢无力、手足冷、便秘、排便无力等症；气虚而滞，故见肢体浮肿、腹胀、胃痛等气滞之象；气虚而陷，故见眼睑下垂、小腹坠胀、肛门坠胀等气陷之象；舌淡、舌暗、脉沉弱、脉沉滞、脉乏力等，皆为中气不足之象。

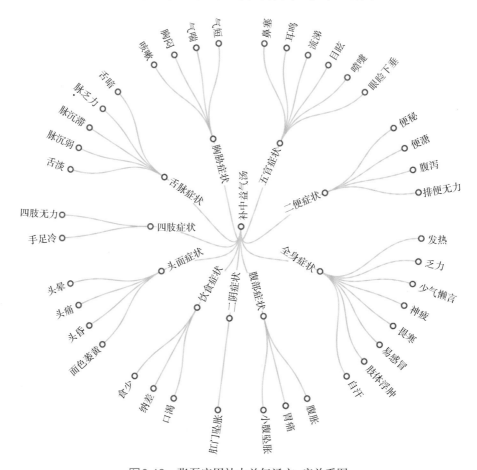

图3-12　张磊应用补中益气汤方-症关系图

　　张老临床运用补中益气汤治疗疾病时，秉承有是证则用是方原则，若为中气不足所致病证皆可以此方用之，不离其证，不失其则；证多兼杂，依据病情，加减灵活。此方加减规律挖掘情况如图3-13所示。若发热者，加白薇退虚热，白芍敛阴养血，尤善治疗下午及夜间发热重者；知母滋阴清热，又可制黄芪之温；鳖甲滋阴，又可潜镇外浮之阳，石膏、黄连善清阳明火热，意在退火以去元气之贼。若头痛者，加蔓荆子、白芷、菊花、谷精草以增升清之功；气虚日久，损及阴营阴，故酌加玄参、知母养血养阴。若头晕者，酌加蔓荆子、菊花、荷叶等清凉透散之品，又以钩藤、龙骨、牡蛎以潜而息之，使上浮之气复安于本位。若遇虚阳上浮之耳鸣明显者，加入龙骨、牡蛎、磁石等镇潜之品以平之，又加黄芩以清热泻火。若见咳嗽者，则加紫菀、款冬花、桑叶等清热润肺止咳之品；且麻黄可宣畅肺气，紫苏子善降泄肺气，二者一升一降，以复肺司肃降之常而止咳。正虚似邪而见易感冒者，多加菟丝子、淫羊藿、补骨脂、枸杞子、附子等培补元气之品，以达先后天同补，精气同益之效。若见腹泻者，加山药以健脾益气止泻；加茯苓健脾渗湿，又可成四君子汤之方义。

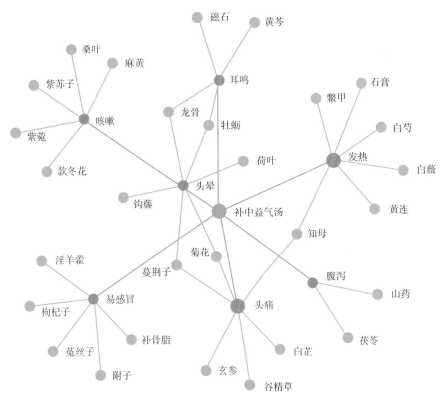

图3-13 张磊应用补中益气汤加减用药规律图

 经典医案

1. 补中益气汤治疗发热案

马某某，女，42岁，教师，已婚。

初诊（2006年7月12日）：主诉：发热1年多。现病史：患者1年来反复感冒发热，现体温38.7℃，头不痛，咳嗽，不吐痰，怕冷，怕风，鼻涕，纳可，大小便正常，月经前提7日，量不多，白带多色淡黄。舌质淡红，苔白厚腻，脉细略数。曾住河南省人民医院治疗，谓血中有念珠菌，用氟康唑治疗4个月仍发热。2006年6月9日河南省人民医院心脏彩超示：风湿性心脏病：①二尖瓣狭窄（重度）并关闭不全（中度）；②三尖瓣反流（中度），主动脉瓣反流；③左房增大；④房颤心律。中医诊断为内伤发热，证属气虚发热。

处方：党参15g，生黄芪30g，炒白术10g，当归10g，陈皮10g，升麻6g，柴胡6g，炙甘草6g。6剂，水煎服，日1剂。

二诊（2006年7月19日）：服上药白天已经不发热，惟以夜间（半夜）体温38.5℃，盗汗多，面色㿠白，纳呆，食不下，大便易泻，小便可，怕冷，全身乏力。舌质淡胖，有齿痕，苔白腻，脉沉乏力。

处方：宗上方加生白芍20g，白薇10g，炒麦芽15g。12剂，水煎服，日1剂。

2. 补中益气汤治疗咳嗽案

戴某某，男，58岁，职工，已婚。

初诊（2010年1月8日）：主诉：咳嗽2年余。现病史：咳嗽，检查无明显异常，咳痰，白痰多，黄痰少。失眠，每日睡4～5小时，醒后入睡难，眼涩，胸痛闷，双下肢出冷汗，腰痛酸，纳食，吐酸水，无食欲感，不知道饿。血糖9mmol/L多，欲小便，小便点滴状、频数。舌质稍紫，苔黄，中部厚腻，脉弦。既往糖尿病10年余，甘油三酯高。精神好，神志清。治以补中清肺涤浊。

处方：党参15g，生黄芪30g，炒白术10g，当归10g，陈皮10g，升麻6g，柴胡6g，桑白皮10g，地骨皮10g，知母10g，车前子15g（包煎），鸡内金10g，黄芩10g，苇根30g，冬瓜子30g，生薏仁30g，桃仁10g。15剂，水煎服，日1剂。

3. 补中益气汤治疗鼻渊案

朱某某，女，37岁，邮局工作，已婚。

初诊（2009年2月18日）：主诉：流清涕、喷嚏10个月，时轻时重。现病史：患者无明显原因出现鼻塞、流涕、喷嚏，服感冒药无效，医院诊为过敏性鼻炎，曾去郑州大学第一附属医院诊治，服西药稍有效，但停药则复，遇凉亦发，宫颈肥大，时觉痒，曾患荨麻疹，肩背痛偶发，胃时晨起满，偶恶心，曾做声带息肉摘除术。月经不正常或提前1周，或2个月未至，量多，有血块，近2次血块甚多，色暗，经前及经期腹痛，腰痛，双乳稍胀。现症见：腰困痛，月经刚净，颈肩困痛，纳差，喷嚏连作阵发，眠差，不易入睡，醒后不能再睡，易上火，咽痛，脸长痘，卧久身麻偶发。既往过敏性鼻炎10个月，宫颈肥大1年。舌淡尖稍红，苔薄白，脉沉弱。

处方：党参10g，生黄芪30g，炒白术10g，当归10g，陈皮10g，升麻6g，柴胡6g，谷精草30g，酒黄芩10g，黄柏10g，青葙子15g，炙甘草6g。10剂，水煎服，日1剂。

4. 补中益气汤治疗眼睑下垂案

王某某，男，59岁，公务员，已婚。

初诊（2009年6月22日）：主诉：上睑下垂2年余。现病史：患者上睑下垂2年余，近1年加重，经查CT、胸片未见异常，曾服新斯的明效差，针灸治疗稍有效，配服营养神经药，曾患肾结石、腰痛病，两兄长曾因患此病，见风流泪。既往肾结石20余年，半年前行介入术。舌红，苔薄白，脉沉弱。证属中气虚弱。

处方：党参15g，生黄芪30g，炒白术10g，当归10g，陈皮10g，升麻6g，柴胡6g，炙甘草6g，防风10g，赤芍10g。6剂，水煎服，日1剂。

5. 补中益气汤治疗耳鸣案

刘某某，男，33岁，经商，已婚。

初诊（2017年1月9日）：主诉：右耳鸣2个月。现病史：2个月前因耳道发炎，于医学院抹消炎药后愈，但耳鸣如蝉，嘈杂情况下不明显，晚上明显，平时腰发凉，间断性尿频、尿急。现症见：右耳鸣如蝉，久坐腰凉疼痛，尿频尿急，矢气多，偶嗳气，口气重，眠浅，易醒，纳可，大便每日2～3次，成形。平素易上火，咽痛，脸起痘，腹部晚上易受凉。舌质红，苔黏腻黄，脉沉乏力。既往患前列腺炎半年。

处方：党参10g，生黄芪30g，炒白术10g，当归10g，陈皮10g，升麻6g，柴胡6g，黄芩10g，黄连6g，炙甘草6g。10剂，水煎服，日1剂。

2. 血府逐瘀汤

【理论阐述】 血府逐瘀汤是治疗血瘀致病的代表方剂，出自清代王清任所著《医林改错》，方由桃仁、红花、当归、生地黄、川芎、赤芍、柴胡、枳壳、甘草、牛膝、桔梗等组成，化裁自四逆散与桃红四物汤，前者善行气开气郁，后者可补血行血滞。方中桃仁、红花、川芎、赤芍活血祛瘀，配合当归、生地黄活血养血，使瘀化而不伤正；柴胡、枳壳疏肝理气，使气行则血行；又加牛膝引瘀血下行而破瘀通经，桔梗载药上行而达于血府，共奏行气活血，祛瘀止痛，调理升降之功。此方为张老临床中应用颇为得心应手之方，所治病症繁多，不胜枚举。正如王清任在《医林改错》中所言："治病之要诀，在明白气血。"若久病之人，经他医屡治乏效者，以此方疏其气血，常有奇效。

【可视化图鉴】 对张老应用血府逐瘀汤组方治疗疾病的相关医案进行抽取，形成的症状集群结果如图3-14所示。此方所治诸证皆为瘀血内阻，气机郁滞所致。血瘀胸中，气机壅滞，故见胸痛、胸闷、胁痛、胁胀等症；血瘀于上，清阳郁遏，清窍失养，故见头痛、

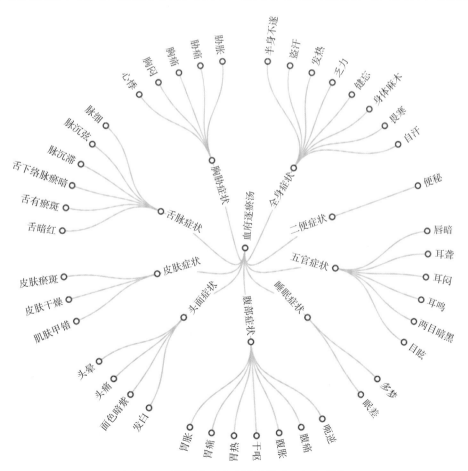

图3-14 张磊应用血府逐瘀汤方-症关系图

头晕、目眩、耳鸣、耳聋、耳闷、健忘等症；血瘀中焦，腑气不通，胃气上逆，故见胃胀、胃痛、腹痛、腹胀、呃逆、干呕等症；瘀久化热，故见身热、胃热等症；瘀热扰心，故见心悸、眠差、多梦等症；瘀热内结，耗伤阴液，津血不荣皮毛，故见发白、皮肤瘀斑、皮肤干燥、肌肤甲错；津伤肠燥，故见便秘；气血瘀滞，阳气不能外达，故见畏寒、乏力等症；久病入络，怪病多瘀，瘀血阻滞半身经络，故见半身不遂；《素问·痹论》言："其不痛不仁者，病久入深，荣卫之行涩，经络时疏，故不痛，皮肤不营，故不仁。"气滞血瘀，阻塞脉络，伤气耗血，故见身体麻木。《医林改错·烦热汗出》云："醒后出汗名曰自汗；因汗而醒名曰盗汗……不知血瘀亦令人自汗、盗汗，用血府逐瘀汤一两服而汗止。"瘀血日久，营卫不谐，故见汗出；面色紫暗、两目暗黑、唇暗、舌暗红、舌有瘀斑、舌下络脉瘀暗、脉沉滞、脉沉弦、脉细等症，皆为瘀血内阻之象。《素问·阴阳应象大论》曰："血实宜决之。"故治以血府逐瘀汤为主，活血与行气相伍，祛瘀与养血同施，升降复常，气血通畅，营卫和谐，则症自除。

张老认为人体的病理是在"失和"状态下运动变化着的机体，针对运动变化着的病症，其理、法、方、药也应随之而动，强调要辨证精准，善抓主症，随症加减。张老应用血府逐瘀汤加减规律挖掘情况如图3-15所示。若发热者，加鳖甲滋阴而潜纳浮阳，《本草汇言》言；"鳖甲，除阴虚热疟，解劳热骨蒸之药也。"加知母、黄柏清热泻火，加竹叶、

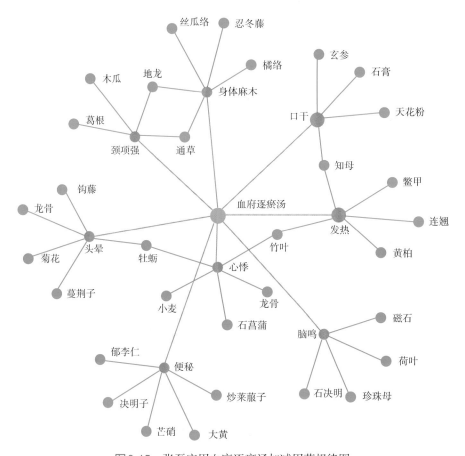

图3-15 张磊应用血府逐瘀汤加减用药规律图

连翘轻清宣透；若头晕者，则加钩藤、菊花、龙骨、牡蛎、蔓荆子诸药以潜阳息风；若见脑鸣者，加磁石、珍珠母、石决明摄纳潜阳，加荷叶以清头目，寓"清震"之义；若口干者，加天花粉、石膏清热生津止渴，加玄参、知母养阴润燥；若颈项强者，加葛根、通草、地龙、木瓜以疏通经脉，经脉得通，津液得布，则筋脉自舒；若心悸者，加龙骨、牡蛎以潜镇心神之浮动，加小麦、竹叶、石菖蒲以清心除烦；若身体麻木者，加忍冬藤、地龙、通草、橘络、丝瓜络之品通行经络；若便秘者，加决明子、郁李仁、炒莱菔子润肠通便，加大黄、芒硝泻热通腑。

 经典医案

1. 血府逐瘀汤治疗头痛案

段某某，女，44岁，销售，已婚。

初诊（2009年7月10日）：主诉：头痛10余年，加重3年。现病史：患者有头痛病10余年，间断发作，休息不好或情绪不好时易发，现头痛加重，饭前痛甚，饭后痛轻，有颈椎病，头顶及太阳穴痛，右轻左重。眠可，但头痛可影响睡眠，纳可。月经正常。既往血压高1年多。舌淡红，苔薄白，脉沉滞，左不易测出。中医诊断为头痛，证属血瘀头痛，先从血瘀治之，方以血府逐瘀汤加减。

处方：当归10g，生地黄15g，桃仁12g，红花10g，赤芍15g，柴胡6g，川芎6g，桔梗6g，炒枳壳6g，怀牛膝10g，白芷6g，生甘草6g。10剂，水煎服，日1剂。

2. 血府逐瘀汤治疗灯笼病案

孙某某，女，78岁，退休，已婚。

初诊（2016年5月27日）：主诉：五心烦热1年余。现病史：患者自诉近1年来出现五心烦热，小便黄热，易自汗，心胸脘腹烦热，时有咽痛，咽部有异物感，时咳清稀痰，时有头痛，饭后腹胀，纳差，眠可，大便每日1～3次，偏稀。舌暗红，苔白，脉细。中医诊断为灯笼病。

处方：当归10g，生地黄10g，桃仁10g，红花10g，赤芍10g，柴胡3g，川芎3g，桔梗3g，炒枳壳3g，怀牛膝10g，瞿麦30g，生甘草3g。6剂，水煎服，日1剂。

3. 血府逐瘀汤治疗不寐案

秦某某，男，54岁，建筑从业者，已婚。

初诊（2008年9月10日）：主诉：失眠5年。现病史：2003年因工作压力大出现失眠，初病时心烦，现心烦不甚，失眠后出现身起痒疹块，曾服中、西药效不佳。现症见：入睡难，心不烦，一夜最多睡3小时，甚则彻夜不寐，夜眠前身痒，抓搔后身起痒疹块，色红，1小时后能自行消失。纳可，大便时有干结，现正常，小便易黄。舌质紫暗，苔白厚，脉细。1990年曾患肝炎，服中药百余剂，产生抗体，多次复查正常。中医诊断为不寐，证属瘀热。

处方：当归10g，生地黄15g，桃仁15g，红花10g，赤芍15g，柴胡6g，川芎6g，桔梗6g，炒枳壳6g，怀牛膝10g，生麦芽15g，生甘草6g，小麦30g。15剂，水煎服，日1剂。

4. 血府逐瘀汤治疗耳鸣耳聋案

李某某，男，45岁，干部，已婚。

初诊（2016年5月13日）：主诉：左耳鸣20余年，双耳听力下降。现病史：患者诉20年前左额部外伤后逐渐出现左侧耳鸣，现左耳嗡鸣，双耳听力下降，偶有左侧头痛，天气变化时加重，平时易咽痛，遇冷热出现打喷嚏，夜间口干渴，饮水一般，纳可，二便正常。舌红，苔薄黄，脉沉滞。方以血府逐瘀汤加减治之。

处方：当归10g，生地黄15g，桃仁10g，红花6g，赤芍10g，柴胡3g，川芎3g，桔梗3g，炒枳壳3g，怀牛膝10g，制香附3g，玄参15g，生甘草3g，通草3g。20剂，水煎服，日1剂。

5. 血府逐瘀汤治疗便秘案

郭某某，女，46岁，商人，已婚。

初诊（2009年3月20日）：主诉：便秘20年。现病史：20年前即便秘，大便头干如羊屎状，3～5日1次，自服番泻叶通便，未就诊，伴胃脘部硬，自觉有包块，腹胀，坐时间长时两腿憋胀、浮肿，头昏脑胀不清醒。饮水后尿急频，坐时间长时尿道不适。纳可，眠时梦多，喜食辛辣，应酬多喝酒多。月经已停4年。舌质红，苔花剥，脉细。中医诊断为便秘。

处方：当归15g，生地黄30g，桃仁12g，红花10g，赤芍15g，柴胡6g，川芎6g，桔梗6g，炒枳壳6g，怀牛膝15g，郁李仁30g，决明子30g，炒莱菔子15g，大黄10g（后下），生甘草6g。15剂，水煎服，日1剂。

---

3. 越鞠丸

【理论阐述】 越鞠丸是治疗气、血、痰、火、湿、食等六郁的代表方剂，出自《丹溪心法·卷三·六郁》："越鞠丸，解诸郁。"又名芎术丸，由香附、川芎、栀子、苍术、神曲五味组成，方中香附行气解郁，以治气郁；川芎行气活血，以解血郁；栀子清热泻火，以解火郁；苍术燥湿运脾，以解湿郁；神曲消食和胃，以解食郁。诸药合用，五郁得解，则痰郁自消。张老认为，此方虽为六郁而设，但辨证关键为肝胆与脾胃不调和而致郁滞，即木土壅郁，其中气、血、火主要责之肝胆，湿、痰、食主要责之脾胃，虽分六郁，实则互为影响，不可孤立看待，且气郁则易引起诸郁，故治以行气解郁为主。临床上，张老师每以此方治疗胃痛、胃胀、腹痛、眩晕、胁痛、郁证等病，证属肝胃不和者，效如桴鼓。

【可视化图鉴】 对张老应用越鞠丸组方治疗疾病的相关医案进行抽取，形成的症状集群结果如图3-16所示。朱丹溪在《丹溪心法·卷三·六郁》中言："气血冲和，万病不生，一有怫郁，诸病生焉。故人身诸病，多生于郁。"张老紧抓"土木壅郁"这一根本病机，气、血、火三郁多责之于肝胆，肝郁气滞，肝失条达，故见胸胁闷胀、气短、咽部异物感等症；气滞则血瘀，故见胸胁刺痛、头痛、头皮紧、舌暗红、脉沉滞、脉沉弦等症；气滞日久，化火伤阴，故见吞酸、泛酸、烧心、嘈杂、舌红、苔黄、脉细等症；郁火上犯头面，故见头晕、口干、口苦、口臭等症；郁火扰心，故见心悸、眠差等症；郁火下移，则见便干、大便黏滞、小便黄等症。湿、痰、食三郁多责之于脾胃，脾胃气滞，升降失常，运化失司，聚湿生痰，饮食积滞，故见脘腹胀痛、胃痞、嗳气、呃逆、恶心、呕吐、食少、纳差、嗜睡、苔白、苔厚腻等症。《删补名医方论·越鞠汤丸》又曰："夫人以气为本……若饮食不节，寒温不适，喜怒无常，忧思无度，使冲和之气升降失常……百病丛生。"病虽分六郁，实则皆由气郁所致，《医方考·郁门》曰："越鞠者，发越鞠郁之谓也。"故张老以越鞠丸为主方，行气解郁，使气畅血行，湿去热清，食化痰消，六郁得解，诸症自除。

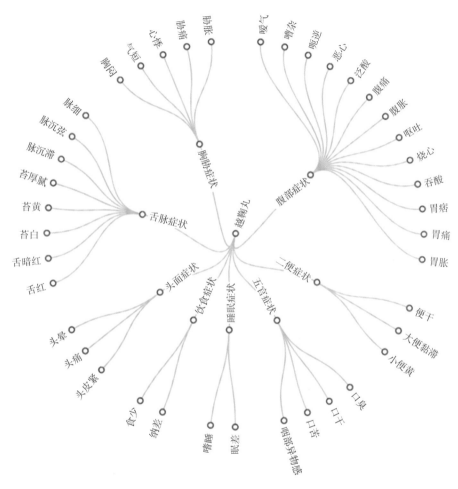

图3-16　张磊应用越鞠丸方-症关系图

张老在临床上善用越鞠丸为主方治疗由肝脾郁滞所致疾病，并根据临床兼见症状之不同随症加减，此方加减规律挖掘情况如图3-17所示。若气郁偏重而见胃胀者，张老常选加厚朴花、代代花、玫瑰花三花合用，以增强理气化瘀除胀之效，此三花为张老遵施今墨之法，针对肝郁气滞、肝胃不和所致胸胁胀痛，胃脘胀满所习用的经验药组；加香橼、甘松以行气解郁，宽中开胃；胃气不利而见呃逆者，加陈皮、青皮、紫苏梗理气宽中，加地龙性寒降泄，以增降气止呃之功。若血郁偏重而见胃痛等，则加丹参饮（丹参、檀香、砂仁）或失笑散（五灵脂、蒲黄）以增活血行气，散瘀止痛之功。火郁偏重而见口干苦等症，则加黄连、黄芩、柴胡、竹叶之类以清肝泻火。食郁偏重而见纳差食少者，酌加炒麦芽、炒莱菔子、炒山楂消食和胃，槟榔一味，《本草汇言》中言："主治诸气，……破滞气、开郁气、下痰气、去积气……消谷气、逐水气……通上气、宽中气、泄下气之药也。"故善行胃肠之气，消积导滞。痰热偏重而见泛酸等症者，加黄连、吴茱萸、半夏以泻火祛痰，加煅瓦楞子以制酸止痛。若见眠差者，加小麦养心，百合清心，琥珀镇静，三药皆有安神之功；半夏、夏枯草二药为张老治疗肝郁火旺，痰热中阻所致不寐的经验药组，正如《冷庐医话·不寐》所言："盖半夏得阴而生，夏枯草得至阳而长，则阴阳配合之妙也。"

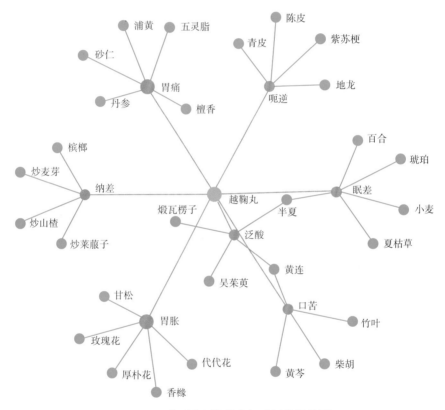

图3-17　张磊应用越鞠丸加减用药规律图

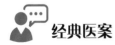

经典医案

1.越鞠丸治疗胃痛案

华某某，男，48岁，职工，已婚。

初诊（2006年2月17日）：主诉：胃上脘疼痛3年。现病史：胃上脘疼痛、发胀，泛酸、嗳气、烧心，饥饿或饱食后均易发作，口干不苦，既不耐热，也不耐寒，睡眠差，入睡慢，易醒，大小便正常，胃镜示：①食管正常；②糜烂性胃炎（轻度）。近时有脐周疼痛，静脉滴注乳酸左氧氟沙星氯化钠注射液而愈。舌质淡红，苔薄白，脉弦细。

处方：川芎10g，炒苍术10g，炒神曲10g，制香附10g，栀子10g，丹参30g，檀香3g

（后下），砂仁3g（后下），五灵脂10g，炒二丑6g，杏仁15g，延胡索10g。12剂，水煎服，日1剂。

二诊（2006年3月3日）：胃胀痛减轻，嗳气、泛酸基本消失，轻微烧心，饭后胃胀，睡眠改善，口涩，大小便正常，时有腹部（脐上）疼痛。舌质红，舌苔薄黄，脉细。

处方：党参10g，柴胡10g，黄芩10g，制半夏10g，炒枳实10g，杏仁15g，延胡索10g，丹参30g，檀香3g（后下），砂仁3g（后下），炙甘草6g，生姜3片，大枣3个（切开）为引。12剂，水煎服，日1剂。

2. 越鞠丸治疗胃胀案

张某，男，43岁，干部，已婚。

初诊（2016年12月7日）：主诉：胃胀2年余。现病史：诉2年前无明显诱因出现胃胀，进食后加重，2015年5月5日于濮阳油田总医院查胃镜示：慢性非萎缩性胃炎，曾服2年中药治疗，疗效一般。现症见：胃脘部胀闷不适，无胃痛，无泛酸烧心，进食后加重，伴嗳气，偶伴两胁肋部胀满，口干口苦，心烦易怒。纳差，眠差，小便调，大便1～2日1次，黏滞不爽，量少。舌质红，苔白厚，脉沉滞。自述既往大量频繁饮白酒史。证属木土壅郁，方以越鞠丸合小柴胡汤加减治疗。

处方：川芎10g，炒苍术10g，炒神曲10g，制香附10g，焦栀子10g，柴胡10g，黄芩10g，清半夏10g，厚朴花10g，代代花10g，玫瑰花6g，甘松6g，生姜3片为引。15剂，水煎服，日1剂。

二诊：服上方后，胃脘部胀闷缓解，诸症减轻。

处方：上方加香橼10g。继服15剂。

3. 越鞠丸治疗郁证案

郭某某，男，72岁，退休。

初诊（2006年6月14日）：主诉：纳差10年。现病史：自1994年胃出血痊愈后，常纳差不欲食，胃脘饱胀感，大便不畅，须服通便药始行，天热加重，无腹胀，口中黏，有异物。眠可，常服各种药物治疗，效差。舌质暗白，苔厚腻略黄，脉沉滞。既往有脑梗死及焦虑症史，已治愈。中医诊断为郁证，证属木土壅郁，土气敦阜。治以达郁，运通，方以越鞠丸加减。

处方：川芎10g，炒苍术10g，炒神曲10g，制香附10g，栀子10g，草果6g，黄芩10g，炒二丑6g，槟榔10g，杏仁15g，决明子30g。10剂，水煎服，日1剂。

4. 逍遥散

【理论阐述】 逍遥散是调肝养血健脾的代表方剂，出自《太平惠民和剂局方·卷九》，书中言："逍遥散，治血虚劳倦，五心烦热，肢体疼痛，头目昏重，心忪颊赤，口燥咽干，发热盗汗嗜卧，及血热相搏，月水不调，脐腹胀痛，寒热如疟。又疗室女血弱阴虚，荣卫不潮热，肌体羸瘦，渐成骨蒸。"此方由柴胡、当归、茯苓、白芍、白术、甘草、薄荷、煨姜组成，主治肝郁气滞，脾虚血弱所致诸症。方中柴胡为君，疏肝解郁，条达肝气；当归养血和血，白芍养血柔肝，二者合用，补肝体而助肝用，使血和则肝和，血充则肝柔，共为臣药;白术、茯苓、甘草健脾益气,使生化有源,可御木乘,亦合《金匮要略》"见肝之病,知肝传脾,当先实脾"之意,共为佐药;酌加少许薄荷,张老提倡以3g为宜,取其轻清以透达肝经郁热;煨姜调中达郁,和胃祛痰,亦为佐药。诸药合用,使肝郁得舒,血虚得养,脾弱得复,气血兼顾,肝脾同调。全方深合《素问·脏气法时论》"肝苦急,急食甘以缓之……脾欲缓,急食甘以缓之……肝欲散,急食辛以散之"之旨。张老临床用此方广泛治疗各种疾病,除妇科疾病之外,心悸、不寐等心系疾病,胃胀、腹痛、便秘等胃肠疾病,头痛、眩晕、胁痛等肝系疾病,水肿、淋证等肾系疾病,郁证、内伤发热等气血津液疾病,凡证属肝郁血虚脾弱者,张老用此方,皆可获良效。

【可视化图鉴】 对张老应用逍遥散组方治疗疾病的相关医案进行抽取,形成的症状集群结果如图3-18所示。肝为藏血之脏,体阴用阳,喜条达而恶抑郁。若七情内郁,肝失条达,肝体失和,故见两胁胀痛、胸闷气短、抑郁、乳胀、善太息、头痛、头晕、目眩、咽部异物感等症;若郁而化火,则见口咽干燥、急躁易怒、发热等症。肝气犯胃,胃气失和,升降失调,故见腹痛、腹胀、胃胀、胃痛、嗳气、呃逆等症;脾胃虚弱,运化失司,故见神疲、纳差、食少、大便先干后稀、腹泻等症。胃不和则卧不安,故见眠差;肝郁反

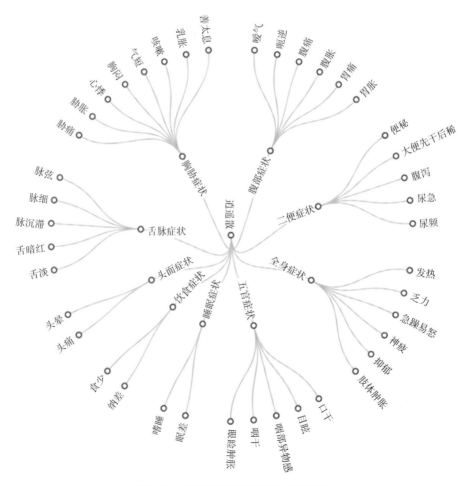

图3-18 张磊应用逍遥散方-症关系图

侮肺金，肺气不利，故见咳嗽；肝气郁滞、心气不畅，故见心悸；气滞血瘀，三焦气化失常，水湿内停，故见眼睑肿胀、肢体肿胀、尿频、尿急；肝气欠畅，脾阳失伸，故见乏力、嗜睡；肝气郁结，腑气不通，津液不布，肠道燥涩，故见便秘。舌淡、舌暗红、脉沉滞、脉细、脉弦等，皆为肝郁脾虚血弱所现舌脉之象。张老根据《素问》"木郁达之，土郁夺之，火郁发之"之原则，处以逍遥散加减，使肝气得疏，脾气得运，肺气得畅，气化复常，水湿得行，则诸症自愈。

张老在临床上善用逍遥散为主方治疗肝郁脾虚血弱所致病证，根据临床兼见症状的不同随症灵活用药，此方加减规律挖掘情况如图3-19所示。《素问·至真要大论》曰："逸者行之。"若肝气内郁，气不外达，血虚不荣而见乏力者，张老常以桑叶、竹茹、丝瓜络三味药配合使用，既可疏肝活络，又可清肝，清代医家王孟英论曰："若血虚有火者，余以竹茹、桑叶、丝瓜络为君，随证辅以他药，极有效。"又加通草善利水通经。若火郁较甚而见口苦者，加牡丹皮、栀子、竹叶、黄芩、郁金清肝泻火。若胸闷者，加瓜蒌、薤白、香附、枳壳、枳实理气宽胸。胁胀者，加川楝子、延胡索、木香、青皮、忍冬藤疏肝理气。胃痛者，加香附、九香虫、甘松、桃仁、红花理气活血止痛。若见便秘者，加槐角凉血通便，杏仁润肠通便，加玄参、生地黄、大黄以增水行舟，通腑泻热。若眠差者，牡丹皮、栀子、百合、郁金、合欢皮清心除烦，解郁安神。

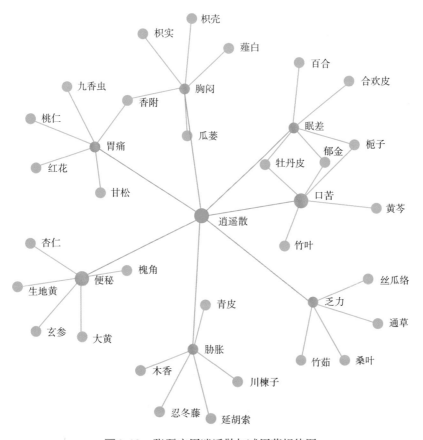

图3-19 张磊应用逍遥散加减用药规律图

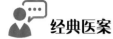 **经典医案**

1. 逍遥散治疗胃痛案

赵某某，女，54岁，工人，已婚。

初诊（2009年10月14日）：主诉：胃脘部隐痛，呈阵发性发作2年余，加重1月余。现病史：2年余前无明显原因出现胃脘部痛，连及左胁肋部，近1个月加重，胃脘部痛时连及两胁肋部。现症见：胃脘部隐痛，连及两胁肋部，呈阵发性发作，痛如针刺，胸闷气短，喜长叹气，平时易生气，易打嗝。纳少，想吃饭但食后胃不舒，眠可，二便可。曾用"三联疗法"治疗，效可，但易复发。断经已6年。舌红，苔根部白腻，中前部少苔，脉细滞。2009年6月21日胃镜示：慢性萎缩性胃炎伴肠上皮化生。病理示：慢性萎缩性胃炎伴肠上皮化生。

处方：柴胡10g，生白芍15g，当归10g，炒白术6g，茯苓10g，薄荷3g（后下），制香附6g，九香虫6g，甘松6g，延胡索10g，川楝子6g，生百合20g，乌药6g，生甘草6g。12剂，日1剂，水煎服。

二诊（2010年3月17日）：上药服20余剂，效可，再继服。近因在家生气，白天晚上不睡觉，一闭眼即做梦，头晕沉，觉不自控，爱钻牛角尖，胃脘胁下不舒，时窜痛，咽干，口苦，不欲饮，左手凉偶麻，心烦躁。纳呆，有饥饿感，不欲食，常打嗝，二便可。舌质红，苔薄白，脉沉滞。

处方：柴胡10g，白芍30g，当归10g，薄荷3g（后下），制香附10g，牡丹皮10g，栀子10g，生百合30g，竹叶10g，生甘草6g。10剂，日1剂，水煎服。

2. 逍遥散治疗发热案

刘某某，女，46岁，农民，已婚。

初诊（2009年11月9日）：主诉：低热（37℃左右）1月余。现病史：患者查出乙肝4年余，近1个月发热，体温37℃左右，口苦，纳少，不能进食油腻，腿无力，心烦甚，急躁易怒。月经2个月未来，近来月经量可，色可，有血块，经前乳房胀痛甚，白带可，二便可，眠可，眠时间多。输液治疗无效，服中药亦无效。舌红，苔白厚腻，夹有点刺，脉沉滞。既往乙肝4年，腰椎间盘突出。2009年10月21日理化检查示：乙肝表面抗原（HBsAg）（+），乙肝e抗原（HBeAg）（+），乙肝核心抗体（HBcAb）（+），乙肝病毒DNA 5.7×10^6 拷贝/毫升↑，谷丙转氨酶449U/L↑，谷草转氨酶590U/L↑，碱性磷酸酶150U/L↑，谷氨酰转移酶112U/L↑，总胆红素22.1μmol/L↑，结合胆红素11.1μmol/L↑。

处方：柴胡10g，生白芍15g，当归10g，炒白术6g，茯苓10g，薄荷3g（后下），制香附12g，牡丹皮10g，栀子10g，青皮10g，生甘草6g，郁金12g，板蓝根30g，败酱草30g，冬瓜子36g，生甘草6g。20剂，日1剂，两煎两服。

二诊（2010年1月15日）：服上药12剂，低热消失，一直服至现在，上方服20剂后加茵陈20g、生薏仁30g，改7剂。现后背痛，腹部热，腹胀，心烦，易怒，小便黄，大便干。舌质淡，苔厚。2010年1月1日复查肝功能，除碱性磷酸酶153U/L↑，白球比1.0外，余皆正常（未服西药）。

处方：芦根15g，白茅根15g，车前草30g，冬瓜子30g，生薏仁30g（包煎），郁金

12g，牡丹皮10g，赤芍10g，白蔻10g（后下），栀子10g，生地黄10g，当归10g，败酱草30g，青皮10g，生甘草6g。20剂，日1剂，水煎服。

3. 逍遥散治疗脏躁案

吴某某，女，48岁，公务员，已婚。

初诊（2010年3月17日）：主诉：胸闷1年，口干10余年，鼻干、眼干涩半年。现病史：患者无明显原因出现胸闷1年，口干10余年，鼻干、眼干涩半年，后经西医、中医诊疗效果不明显。偶有双手发胀，近月经2个多月1次，颜色较暗，腹胀。纳眠可，大便近期不成形，小便正常。舌红，少苔，脉细。平时易上火，烦躁欲哭。其夫30多岁即病逝，两子已工作。既往发现白细胞低5年。2010年1月16日尿常规示：亚硝酸盐（＋）。2009年10月22日实验室检查示：血沉↑，免疫球蛋白↑。中医诊断为脏躁，证属肝郁化火伤阴。

处方：柴胡10g，白芍15g，当归10g，炒白术6g，茯苓10g，薄荷3g（后下），牡丹皮10g，栀子10g，生百合30g，小麦30g，郁金10g，合欢皮30g，生甘草6g，大枣4个（切开）为引。15剂，日1剂，水煎服。

二诊（2010年4月7日）：服上方15剂，烦躁欲哭现象已止。现症见：上腹闷，无胸闷，口干，眼涩，怕光，精神差，乏力，大便不成形，每日2～3次，无黏液，口干喜饮，冷热无特殊，现仍易上火，时上腹闷，时烦躁，自觉热时手脚特别热，冷时手脚特别凉，经常鼻内干，吃饭时流鼻涕。纳眠可，小便可。舌质暗红，苔薄白，脉细弱。证属肝胃失和之候。

处方：柴胡10g，生白芍10g，炒枳实10g，栀子10g，淡豆豉30g，通草6g，炒麦芽15g，炒谷芽15g，石斛20g，生甘草6g，小麦30g。10剂，日1剂，水煎服。

5. 黄连温胆汤

【理论阐述】　黄连温胆汤是为治疗痰热中阻，胃失和降之证所设方剂，出自清代医家陆延珍《六因条辨》，由黄连、竹茹、枳实、半夏、陈皮、甘草、生姜、茯苓等药组成，化裁自温胆汤加黄连。温胆汤则出自孙思邈《备急千金要方·卷十二·胆腑方》："温胆汤，治大病后虚烦不得眠，此胆寒故也，宜服之方。"后经宋代医家陈无择在该方基础上加入茯苓、大枣，方成现今临床所常用之温胆汤。黄连温胆汤正是在此方基础上加入黄连而成，方中半夏、陈皮、生姜偏温，功能燥湿化痰，理气和胃，即以之温胆；黄连、竹茹、枳实清胆和胃，除烦降逆，功在清热，正如罗东逸所言："和即温也，温之者，实凉之也。"又以茯苓渗湿健脾，大枣和中培土，炙甘草益气和中，调和诸药。诸药并用，全方不寒不燥，化痰与理气共施，清胆与和胃并行，共奏清热化痰，调和胆胃之功。张老临床多运用此方治疗心悸、胸痹、不寐、胃痛、胃胀、眩晕、耳鸣耳聋、郁证、内伤发热、癫痫等病。

【可视化图鉴】　对张老应用黄连温胆汤组方治疗疾病的相关医案进行抽取，形成的症状集群结果如图3-20所示。《难经·三十五难》曰："胆者，清净之腑也；胃者，水谷之腑也。"胆为清净之府，主决断而调气机，喜静而恶扰；胃为水谷之仓，司受纳而腐熟水谷，喜润而恶燥。二者常相互影响，如《素问·气厥论》言："胃移热于胆。"《灵枢·四时气》曰："邪在胆，逆在胃。"胆为邪扰，失其宁谧，故见胆怯易惊；胆热犯胃，胃失和降，胆胃失和，故见胃脘胀痛、泛酸、烧心、恶心、呕吐、嗳气、呃逆、嘈杂、纳差、腹部胀满等症；痰浊阻滞，故见咽部异物感；痰火上扰，蒙蔽清窍，故见头晕、头重、目眩、耳鸣等症；心藏神，痰火扰心，心神失守，故见心烦心悸、眠差多梦、急躁易怒、抑郁、焦虑、注意力不集中等症；痰热壅滞，胸中气机不畅，故见胸闷；胃气上逆，气冲于肺，故见气喘、咳嗽；痰火内盛，故见口干、口苦、口臭、口黏、渴喜冷饮、烘热汗多、便秘尿黄、腹泻伴见排便不爽等症；舌红、苔黄腻、苔厚、脉沉滞、脉弦滑，皆属痰热内扰之象。故方用黄连温胆汤以理气化痰，清胆和胃，宁心安神，痰火得去，诸症自平。

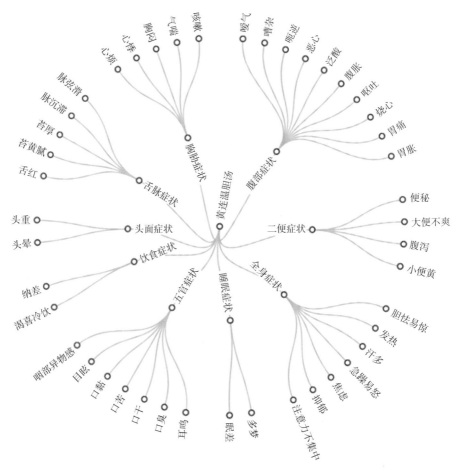

图 3-20　张磊应用黄连温胆汤方-症关系图

张老在临床上善用黄连温胆汤为主方治疗痰火内扰，胆胃不和所致疾病，并临床因症不同而随症加减，此方加减规律挖掘情况如图 3-21 所示。若眠差者，加小麦、酸枣仁养心安神，琥珀镇静安神，夜交藤交通心肾，又入小米一撮为引，取《黄帝内经》半夏秫米汤之意，诸药共奏安眠之效。痰火扰心，神受其扰而多梦者，加小麦养心安神，琥珀、朱砂重镇安心神，连翘、莲子心清折心火，取清宫汤之意，诸药用之，则梦纷不见，即《素问·灵兰秘典论》言："主明则下安。"心悸者，加灯心草、郁金清心，连翘、麦芽宣透，龙齿潜镇，诸药皆可入心而安神定悸；心烦者，栀子、淡豆豉、竹叶、灯心草、郁金清心泻火；《素问·阴阳应象大论》曰："中满者，泻之于内。"故胃胀者，加大黄通腑泻热，香附疏肝理气，厚朴花、代代花、玫瑰花三花为张老治疗胃脘胀满的经验用药；烧心者，加煅瓦楞子制酸，蒲公英清热，吴茱萸降逆，炒神曲消食；咳嗽者，加黄芩、车前子清上焦热，利肺中浊邪，海浮石化痰止咳，杏仁、紫苏子宣降肺气。

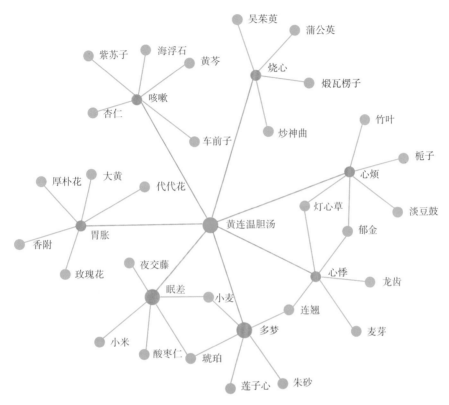

图3-21　张磊应用黄连温胆汤加减用药规律图

经典医案

1. 黄连温胆汤治疗不寐案

刘某某，男，48岁，教师，已婚。

初诊（2008年12月5日）：主诉：情绪低落、间断失眠心慌4年余。现病史：4年前因家中变故，加劳累后出现情绪低落，心慌害怕，不敢入睡，有濒死感，在郑州大学第一附属医院诊为抑郁症，服药2个月症状缓解，遂停药，后复发，继用抗抑郁药1年余，间断服用地西泮片。现症见：情绪低落，心慌，入睡困难，睡眠差时出现心慌，头晕，查心率、血压偏高，服用美托洛尔降压。纳可，小便频数不利，大便溏。舌暗红，苔白腻，脉沉滞。既往前列腺肥大。证属痰火扰心。

处方：制半夏10g，陈皮10g，茯苓10g，炒枳实10g，竹茹30g，黄连6g，胆星6g，夜交藤30g，小麦30g，生甘草6g，郁金10g。15剂，水煎服，日1剂。

二诊（2008年12月26日）：服上药15剂，情绪低落、心慌消失，入眠可，情绪平稳，未再服用地西泮片，血压平稳正常，小便正常，大便稍稀，每日2～3次。前几日出现两手指间发痒，继服消失，后因出差停药，回来继服2剂，手指间痒再发，夜间痒，白天正常。舌淡红，苔薄白，脉沉有力。

处方：上方竹茹改为20g，加炒枣仁20g，夏枯草10g。10剂，水煎服，日1剂。

2. 黄连温胆汤治疗胃酸烧心案

张某某，男，30岁，无业，已婚。

初诊（2008年12月15日）：主诉：胃酸、烧心1年余。现病史：患者1年余前无明显原因自觉胃酸，烧心，食辣椒、饮酒后更甚，且腹胀，不消化。现无特殊不适，纳食可，易打饱嗝，渐重，眠可，易出汗，燥热，醒时胸口湿，大便正常，饮酒后偶腹泻。舌淡红，苔薄白，脉沉有力。既往饮酒（时喝半斤）、吸烟（1日1盒）。证属胆气犯胃。

处方：制半夏12g，陈皮10g，茯苓10g，炒枳实12g，竹茹30g，黄连6g，吴茱萸1g，炒神曲10g，生甘草3g。10剂，水煎服，日1剂。

二诊（2009年1月5日）：服上药10剂，效可，胃酸、烧心、打嗝减轻。现症见：胃酸，烧心，打嗝，饮酒后加重，且酒后伴有腹胀，不消化。纳可，眠可，夜间易出汗，二便正常。舌淡红，苔薄白，脉沉有力。

处方：上方加煅瓦楞子20g，藿香6g（后下）。10剂，水煎服，日1剂。

3. 黄连温胆汤治疗郁证案

吴某某，女，32岁，农民，已婚。

初诊（2006年2月10日）：主诉：抑郁恐惧4年。现病史：15年前因心情不畅，受惊吓，导致3日3夜未眠，渐出现眠差，眼痛，近4日病情加重，精神抑郁、恐惧，善思善悲，心烦急躁，头痛，头晕，时有呕吐欲哭，口干不苦，食欲可，平时口服抗精神抑郁药物文拉法辛、帕罗西汀。大小便正常，月经正常，白带适中。舌质红淡，苔白白腻，脉沉滞。中医诊断为郁证，方以黄连温胆汤加减治之。

处方：清半夏12g，陈皮10g，茯苓12g，炒枳实15g，竹茹30g，黄连6g，栀子10g，胆南星10g，郁金15g，小麦30g，生甘草6g，生白芍30g。15剂，水煎服，日1剂。

（三）验方应用篇

1. 谷青汤

【理论阐述】 张老据《素问·阴阳应象大论》"故因其轻而扬之"及《温病条辨》"治上焦如羽，非轻不举"之理，确立了"轻清法"，而谷青汤即是张老所立临证八法之轻清法的代表经验方，由谷精草、青葙子、决明子、薄荷、菊花、蝉蜕、酒黄芩、蔓荆子、生甘草等药组成，主要用于治疗风热之邪伤于头部所致疾患。方中谷精草味辛质轻升散，长于疏散头面风热；青葙子苦寒清降，功专清泻肝火，共为君药；菊花、薄荷、蔓荆子、蝉蜕疏风清热，清利头目，黄芩苦寒，清热燥湿，泻火解毒，且酒制升散可达高巅，共为臣药；决明子甘苦微寒，润肠通便，泻热下行，为佐药；生甘草清热解毒，又可调和诸药，为佐使药。诸药合用，共奏疏散风热，清利头目之功，方中药物性多寒凉，味多辛甘，质多轻清，速达病所，以祛除病邪。张老常用此方治疗眩晕、头痛、耳鸣、脑鸣、眼痛、鼻渊、低热等病，每每获效。

【可视化图鉴】　对张老应用谷青汤组方治疗疾病的相关医案进行抽取，形成的症状集群结果如图3-22所示。头居人之巅顶，为诸阳之会，清阳之府；风、火、热皆为阳邪，无论外感还是内伤所生，感之即易袭阳位，犯人之高巅，正如《素问·太阴阳明论》所言："阳受风气……伤于风者，上先受之。"可见风热之邪易于袭人头面，故见头痛胀昏、头热沉紧、面部热肿等头面症状；华云岫在《临证指南医案·眩晕门》中言："《经》云：诸风掉眩，皆属于肝，头为六阳之首，耳目口鼻皆系清空之窍，所患眩晕者，非外来之邪，乃肝胆之风阳上冒耳。"肝火上扰清阳之府，故见头晕目眩、头蒙目昏等症；风火上壅清窍，故见目赤胀痛、目干涩、目眵鼻痛、鼻塞、鼻痒喷嚏、耳鸣脑鸣、耳聋耳闷、口苦口干等五官症状；厥阴风火循经上逆，故见颈强、项痛；郁热壅于胸中，故见胸闷、咳嗽；肝火扰神，心神不守，故见眠差、多梦；舌红、舌尖点刺、苔薄白、苔薄黄、脉细数等，皆为上焦风热之象。谷青汤所选药物多归肝经，性多寒凉，味多辛甘，质多轻清，清散合用，直达病所，肝经郁热得疏，阳经风热得散，则以上诸症自愈。

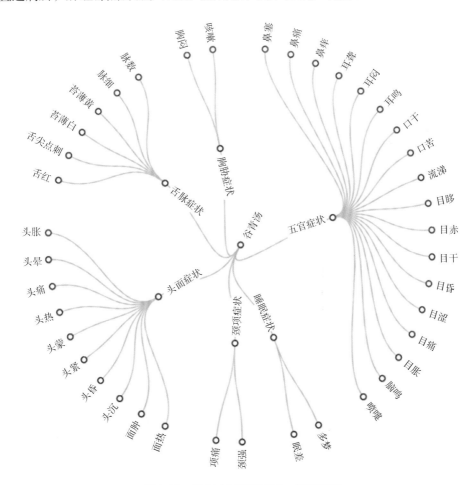

图3-22　张磊应用谷青汤方-症关系图

张老在临床上善用谷青汤为主方，根据临床兼见症状的不同随症加减，此方加减规律挖掘情况如图3-23所示。张老认为头部疾病多热少寒、多实少虚，只要紧抓风火之邪上犯这一关键病机，根据临床兼证不同，便可灵活加减。目胀者，加夏枯草、茺蔚子清肝明目，《医学纲目》云："盖目珠连目本，肝系也，属厥阴之经……夏枯禀纯阳之气，补厥阴血脉，故治此如神。"《本草经疏》曰："茺蔚子……补而能行，辛散而兼润者也。目者，肝之窍也，益肝行血，故明目益精。"加玄参滋阴降火，取"壮水之主，以制阳光"之意。头昏者，加荷叶、桑叶疏散风热，竹叶、川芎清热祛风，泽泻导热下行。头痛者，加白芷、羌活祛风止痛，龙胆草清肝泻火，川芎、延胡索活血行气。头晕者，加钩藤、牛膝、泽泻、石决明、珍珠母平抑肝阳。鼻塞者，加苍耳子、辛夷、白芷、桑叶宣通鼻窍。耳鸣者，加龙骨、牡蛎、珍珠母、牛膝潜阳敛浮。项强者，加葛根、威灵仙、通草舒筋通络。眠差者，加栀子清心泻火，酸枣仁、知母、玄参、生地黄养心安神。

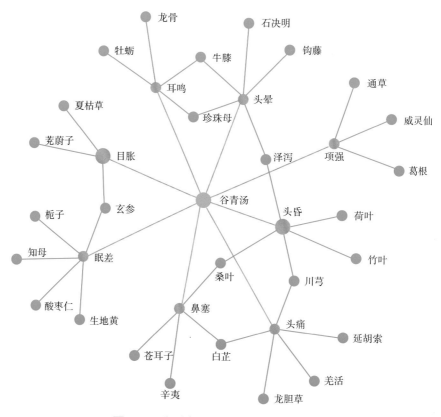

图3-23 张磊应用谷青汤加减用药规律图

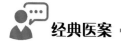

经典医案

1. 谷青汤治疗头痛案

李某某，男，38岁，教师，已婚。

初诊（2009年7月27日）：主诉：头昏痛3年余。现病史：患者有偏头痛史10余年，最近3年余出现头昏，头脑不清。现症见：头昏痛，无力，左太阳穴处跳痛，常服止痛药，过冷觉舒，头常昏沉。易疲劳，腰酸背痛。纳眠可，最近情绪不佳，近2年有抑郁表现（患者自述）。由于长期服止痛片致胃不适。二便正常。舌红，尖有红刺，苔微黄，中后部黄，前部少苔，脉沉弦数。既往血脂偏高，前列腺炎，10岁左右曾患黄疸型肝炎。

处方：谷精草30g，青葙子15g，决明子10g，蝉蜕6g，薄荷10g（后下），菊花10g（后下），蔓荆子10g，酒黄芩10g，羌活10g，牛蒡子10g，延胡索10g，石斛15g，麦冬10g，生甘草10g。10剂，水煎服，日1剂。

二诊（2009年12月9日）：服上药10剂，并配全耳尖背侧放血疗法，头痛明显好转。现症见：头基本不痛，但头昏沉，小便频，尿急，性欲差，全身乏力，腰背酸痛。纳可，二便可。舌质淡红，苔薄黄腻，脉沉有力。

处方：谷精草30g，青葙子15g，决明子10g，蝉蜕6g，菊花10g（后下），荆芥6g，蔓荆子10g，玄参30g，车前草30g，炒麦芽15g，生甘草6g。10剂，水煎服，日1剂。

三诊（2010年2月12日）：服上药20剂，效可，头痛减轻，头仍晕沉，性欲差，身乏力，小便频急，大便可，纳眠可。舌淡嫩，苔黄，脉沉滞。因近2日帮助别人办喜事，头又疼痛，但较前轻。

处方：上方加桃仁10g，赤芍20g，荷叶15g，川芎10g。20剂，水煎服，日1剂。

2. 谷青汤治疗眩晕案

张某某，女，47岁，画家，已婚。

初诊（2008年8月27日）：主诉：间断头晕2年，加重8个月。现病史：近2年来，患者不明显原因间断出现一过性头晕，半年前，不明原因突然加重，天旋地转，头颅MRA检查示：颅内动脉硬化，右侧大脑中后动脉狭窄。服中药治疗后头晕症状基本消失，停药2个月后，现又感头晕，无视物旋转，纳眠可，二便调，记忆力减退，腿酸。月经规律，每次持续10～15日，白带正常。既往高血压1年，服药控制欠佳，平素血压（140～160）/（95～100）mmHg，今测血压165/105mmHg，血糖、血脂正常。舌质淡红，有裂纹，苔薄黄，舌底脉络无迂曲，脉沉伏而滞。证属阴虚火旺阳亢。

处方：谷精草30g，青葙子15g，决明子10g，蝉蜕6g，薄荷10g（后下），菊花10g（后下），酒黄芩10g，蔓荆子10g，夏枯草15g，玄参15g，珍珠母30g（先煎），怀牛膝10g，生白芍20g，泽泻10g，生甘草6g。15剂，水煎服，日1剂。

二诊（2008年11月5日）：服上方共20余剂，服前8剂，头部较舒，后因操劳过度，续服效不如前，仍头晕，双耳鸣轰响，总体上症状明显减轻。腿酸，乏力，饮水后随即小便，大便不干。舌质淡红，苔薄黄，脉沉滞。服降压药血压控制不佳，血压180/110mmHg。

处方：夏枯草30g，稀莶草30g，龙胆草10g，珍珠母30g（先煎），生白芍15g，干地龙10g。10剂，水煎服，日1剂。

3. 谷青汤治疗鼻渊案

张某某，男，20岁，学生，未婚。

初诊（2006年7月14日）：主诉：鼻炎2年。现病史：患者鼻炎2年，易感冒，感冒后鼻塞，流清涕，量多，头晕头痛，前额胀，平时咽部痰多，易咯吐，纳可，二便可。舌质红淡，苔薄白，脉细。中医诊断为鼻渊。

处方：谷精草30g，青葙子10g，决明子6g，薄荷10g（后下），菊花10g（后下），蔓荆子10g，酒黄芩10g，白芷6g，炒苍耳子10g，辛夷4g，牛蒡子10g，桔梗10g，生甘草6g。15剂，水煎服，日1剂。

4. 谷青汤治疗耳鸣案

陈某某，男，43岁，经商，已婚。

初诊（2008年10月27日）：主诉：双侧耳鸣3年余。现病史：患者3年余前反复出现左侧化脓性中耳炎，治愈后逐渐开始出现耳鸣，从左侧开始时轻时重，于晚上6～7时及咬牙后加重，因耳鸣服用一段时间六味地黄丸无明显效果，近4日左腹部隐痛，吃韭菜后出现胃热，烧心，恶心，平时无明显不适，晨起干咳无痰，咽痒，腰酸痛，腿痛。头蒙，昨日测血压：138/106mmHg。平时血压稍高。纳眠可，大小便正常。舌质红稍暗，苔薄白，脉沉滞。2年前查MRI示：$L_{5/6}$腰椎间盘突出。证属肝火旺。

处方：谷精草30g，青葙子15g，决明子10g，蝉蜕6g，薄荷70g（后下），菊花10g（后下），酒黄芩10g，蔓荆子10g，生龙牡各30g（先煎），生甘草6g。15剂，水煎服，日1剂。

5. 谷青汤治疗目胀案

刘某某，女，54岁，农民，已婚。

初诊（2008年8月20日）：主诉：眼浑、眼胀、眼疲劳10余年。现病史：10余年前于做针线活时突然出现眼胀、眼易疲劳，曾在河南省中医院眼科诊治，诊断为双眼老花眼、双眼底动脉硬化、青光眼待排，予滴眼药及口服中成药治疗，效差，今来诊。平素常感背痛、背胀。纳眠可，便秘，大便干结，每日1～2次，睡醒后似感疲劳，小便频，有时小便有热感，无尿痛，小便发红。平素易感冒。2008年4月曾停经，8月又来月经，色、量均正常，白带多，外阴痒，白带有时白有时黄。平时易上火。舌质淡红，苔薄黄乏津，舌底脉络无迂曲，脉弦细。血压：150/100mmHg。尿常规：WBC（±），隐血（+），葡萄糖（++）。证属火旺（肝）阴伤。

处方：谷精草30g，青葙子15g，决明子15g，蝉蜕6g，薄荷10g（后下），菊花10g（后下），酒黄芩10g，蔓荆子10g，夏枯草30g，茺蔚子20g，制香附3g，竹叶10g，生甘草6g，玄参15g。10剂，水煎服，日1剂。

二诊：服上药10剂，目胀及目昏明显减轻，后又挂号困难，停服。近1周自觉病情又如首诊时，目胀，目昏，有时入睡难，有时眠浅，眼疲劳感，不能看电视。小便频短，大便不干，每日1～2次。右肩胛骨处痛，窜至右臂疼痛。舌质淡红略暗，苔薄白，脉沉滞。血压150/50mmHg。

处方：谷精草30g，青葙子15g，蔓荆子10g，酒黄芩10g，荷叶30g，夏枯草30g，菊花10g（后下），羌活10g，姜黄6g，连翘10g，酒桑枝30g，葛根30g，生甘草6g。10剂，水煎服，日1剂。

2. 山前汤

【理论阐述】 燮是和、理、调之意，燮理法为张老取法于《黄帝内经》"阴平阳秘"的平衡观，用于久病慢病所致阴阳、气血、脏腑功能失调，通过调和、治理等方法，恢复阴阳平衡的方法。山前汤是张老所创临证八法之燮理法的代表经验方，由生山楂、炒山楂、生车前子、炒车前子、炒山药、生山药等药组成，专为脾胃虚弱，积湿内生所设，张老尤善用此方治疗顽固慢性腹泻。脾胃虚弱，运化无力，湿滞内生，清浊不分，混杂而下而致泄泻，据"腑以通为顺"及"小水利则大便坚"之理，以生山楂、炒山楂消导化瘀，生车前子、炒车前子利湿化浊，炒山药、生山药健脾止泻，使大肠传导得复，且方中生熟同用，补泻兼施，阴阳并调，积滞得消，脾胃健运，清浊有序，则腹泻自愈。

【可视化图鉴】 对张老应用山前汤组方治疗疾病的相关医案进行抽取，形成的症状集群结果如图3-24所示。脾胃虚弱，运化水谷精微无力，聚水成湿，积谷为滞，湿滞内生，故见乏力、畏寒、汗多、消瘦、纳差、食少、口干、口中无味等症；水湿和积滞壅阻，中焦气机不利，故见腹胀、腹痛、胃胀、胃痛、嘈杂、嗳气、呃逆、肠鸣、干呕等症；《黄帝内经》曰："清气在下，则生飧泄。"积湿内盛，清浊不分，混杂而下，故见腹泻、便溏、完谷不化、食后即泻等症。脾虚气陷，故见肛门下坠；脾虚积湿内生，下焦气机不利，故见阳痿、早泄等症。胃不和则卧不安，故见眠差多梦；舌暗、舌红、苔薄白、苔白腻、脉沉细、脉沉滞等，皆为脾胃虚弱，湿滞内盛之象。故张老设山前汤，消导化瘀法与利湿化浊法合用，且深得一阴一阳之理，用之得当，效如桴鼓。

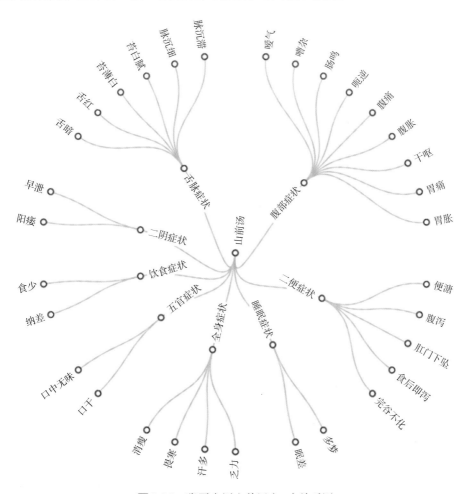

图3-24 张磊应用山前汤方-症关系图

张老在临床上善用山前汤为主方治疗脾虚积泄，并据兼症不同而灵活加减，此方加减规律挖掘情况如图3-25所示。若腹泻甚者，加白术、白芍、羌活、独活、防风健脾燥湿，祛湿止泻。若脾虚肝郁之腹痛即泻，泻后痛减者，则合痛泻要方，以陈皮、白术、白芍、防风补脾柔肝，祛湿止泻；兼肠胃湿热之大便黏滞者，则合葛根芩连汤，以葛根、黄芩、黄连、甘草清胃肠之湿热，汪昂在《医方集解·表里之剂》中言及葛根芩连汤曰："葛根，专治阳明之表，加芩、连以清里热，甘草以调胃气，不治利而利自止"；如纳差者，炒麦芽、炒神曲、炒山药、陈皮消食和胃；若兼心悸者，加小麦、生龙骨、生牡蛎养心安神，镇惊定悸；若眠差者，加竹茹、桑叶、丝瓜络以清火安眠，清代著名医家王孟英论述此三味："若血虚有火者，余以竹茹、桑叶、丝瓜络为君，随证辅以他药，极有效。"

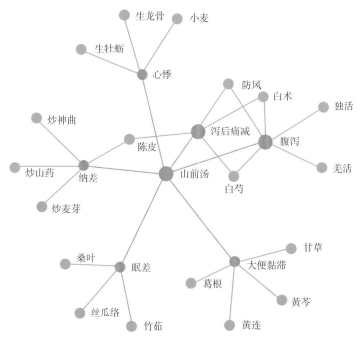

图3-25　张磊应用山前汤加减用药规律图

 经典医案

1. 山前汤治疗大便频数案

李某某，男，35岁，个体，已婚。

初诊（2009年9月25日）：主诉：大便次多半年余。现病史：患者平素胃肠功能不好，大便每日2～4次，成形，有排不尽感。现症见：大便每日2～4次，成形，有排不尽感。运动后身乏力，眠差，梦多，眠浅，每晚睡7～8小时。纳可，晚上食欲好，吃晚饭后喜饮水。夜尿多，每夜2次，白天小便可。据述从儿童时起大便即次多。平素饮酒多。舌淡红，苔微黄，脉沉滞。

处方：炒山楂15g，生山楂15g，炒车前子15g（包煎），生车前子15g（包煎），葛根10g，黄芩10g，黄连6g。6剂，日1剂，两煎两服。

二诊（2009年10月30日）：服上药9剂，效好，现大便每日1～2次，质可，身乏力消失，前几日因饮酒过多，眠时盗汗多。纳眠可，小便可，但夜尿2次，近几日腰痛。舌淡红，苔白，脉同上。

处方：上方加炒山药15g，生山药15g。6剂，日1剂，两煎两服。

三诊（2012年12月25日）：服上药6剂，症状减轻，大便每日1～2次。现症见：排便不顺，小便可，近几日腰痛。舌质淡红，苔白，脉沉偏弱。

处方：生山药1000g，鸡内金30g，共为细面，每次30g为粥食之，每早1次，与饭同进。

2. 山前汤治疗泄泻案

张某某，男，45岁，职员，已婚。

初诊（2009年7月1日）：主诉：腹泻10年。现病史：患者近10年来无明原因出现腹泻，每日3～4次，便急，未经治疗。现症见：腹泻，纳可，眠差，眠不实，小便正常，口臭，心烦，易怒，善太息，脐周凉，腹泻受凉时加重，受凉时腹痛，得温则减。舌淡红，苔薄黄，脉沉滞。

处方：炒山楂15g，生山楂15g，炒车前子15g（包煎），生车前子15g（包煎），陈皮10g，生白芍10g，防风3g，炒白术10g，炮干姜10g，黄连6g。7剂，水煎服，日1剂。

二诊（2009年7月17日）：服上药7剂，效可。大便已成形，每日2次，腹不痛，眠改善，身无力好转，口臭缓解，心烦好转。舌淡红，苔薄黄，脉沉偏弱。

处方：党参10g，生黄芪15g，炒白术10g，黄连6g，清半夏10g，陈皮6g，茯苓10g，泽泻10g，防风3g，羌活3g，独活3g，柴胡3g，生白芍10g，炮干姜10g，炙甘草6g。10剂，水煎服，日1剂。

3. 山前汤治疗腹痛案

赵某某，男，54岁，工人，已婚。

初诊（2006年6月2日）：主诉：左少腹隐痛3年。现病史：患者左少腹隐痛3年，痛则下坠，欲便，便后痛不减，大便稀溏，每日2～4次，不怕凉。纳可，小便可。舌质红，苔白腻有裂纹，脉呈弦象。2003年11月6日肠镜示：直肠炎。2006年4月20日肠镜示：慢性结肠炎。证属肝强脾弱，小肠泌别清浊失常。治以燮理法，方以山前汤加减。

处方：炒山楂15g，生山楂15g，炒车前子15g（包煎），生车前子15g（包煎），炒陈皮10g，炒白芍10g，炒白术10g，防风6g，黄连6g。6剂，水煎服，日1剂。

3. 丹百汤

【理论阐述】 丹百汤是张老专为气滞血瘀兼有阴虚之证所设经验方，由丹参饮（丹参、檀香、砂仁）与百合汤（百合、乌药）加瓜蒌、郁金化裁而成，丹参饮与百合汤出自《时方歌括》，陈修园用此二方言："皆治心胃诸痛，服热药而不效（者宜）之。"方中丹参饮为辛香温通、理气活血之要方，百合汤为养阴理气、活血止痛之妙方，又合瓜蒌、郁金以宽胸理气化瘀，诸药合用，共奏化瘀止痛，养阴理气之功，使活血不留瘀，理气不温燥，亦合张师"心血宜养宜活"之旨。张老常用此方治疗胸痹、胁痛、腹痛、胃痛、不寐等病证，效如桴鼓。

　　【可视化图鉴】　对张老应用丹百汤组方治疗疾病的相关医案进行抽取，形成的症状集群结果如图3-26所示。心血宜通，心血宜养，血脉瘀阻，心失所养，胸阳不振，故见胸痛、胸闷、心前区痛、心悸、气短等症；《类经·疾病类》言"盖心为君主之官，神之所舍也。神动于心，则五脏之神皆应之，故心之所至即神也，神之所至即心也"，心脉瘀阻，新血不生，心失所养，神不内守，故见眠差、多梦等症；气滞血瘀，气行不畅，清阳失展，故见乏力、打哈欠、咽部阻塞感、善太息等症；气血瘀滞，腑气不通，胃气上逆，故见胃痛、胃胀、腹胀、腹痛、嗳气、呃逆等症；阴虚血瘀，大肠燥结，故见口干、口渴、便秘、便干等症；气机不调，血行不畅，不通则痛，故见身青、胁部胀痛、乳房胀痛、腰背疼痛等症；舌淡暗、舌红、裂纹舌、脉沉滞、脉沉弦、脉细等，皆属阴虚血瘀之象。故张老以丹百汤活血理气，养阴安神，气行瘀通，心养神安，则诸症自愈。

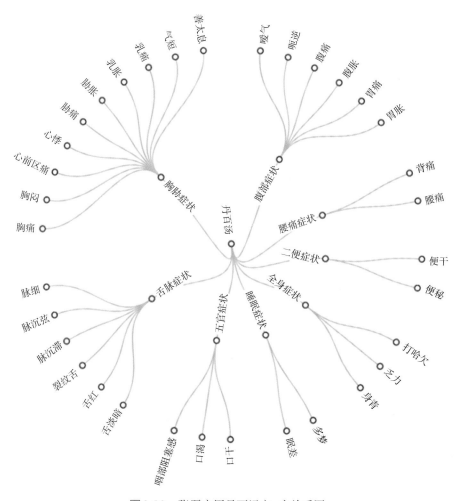

图3-26　张磊应用丹百汤方-症关系图

　　吴仪洛在《成方切用》中言："病有标本先后，治有缓急逆从，医贵通变，药在合宜。"张老在临床上善用丹百汤为主方治疗阴虚血瘀所致病证，并据兼见症状的不同随症加减，此方加减规律挖掘情况如图3-27所示。如胸闷者，加薤白、枳实、枳壳、降香、川芎宽胸理气活血，薤白、枳实合瓜蒌，又有"瓜蒌薤白白酒汤"之意；若心悸者，加党参、麦冬、五味子、小麦补益心气；若见心烦者，则酌加栀子、竹叶、灯心草轻折心火；若胃痛甚者，加五灵脂、蒲黄、川楝子、延胡索、大黄活血化瘀，理气通腑；若便秘者，加大黄泻热通腑，加决明子、杏仁、郁李仁润肠通便；若眠差者，加酸枣仁、茯神、柏子仁、小麦养心助眠。

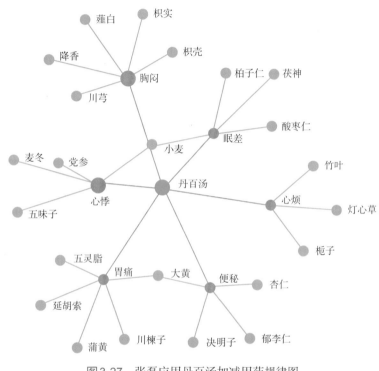

图3-27 张磊应用丹百汤加减用药规律图

 经典医案

1. 丹百汤治疗胸痹案

朱某某，女，44岁，个体，已婚。

初诊（2009年3月11日）：主诉：心慌、闷气时发3月余。现病史：患者患有高血压病，3月余来遇冷则心慌，闷气，且后背前胸痛，打嗝多，闷气不能忍受，须急服救心丸方缓解。饭后易恶心，不欲食，双乳腺痛亦加重。眠差，恶梦多，最多能睡5小时，眠则恶梦，易醒，心烦甚，易生气。经期长3年余，量不多，持续10余日，色黑，来时腹痛、腰痛，须用热水袋敷方缓，来前双乳痛。身多发脂肪瘤，怕冷，易口臭。曾多次查心电图未发现异常。舌淡有齿痕，苔薄黄，脉沉滞。既往高血压10年（低压＞100mmHg，服药控制差），颈椎病10年，乳腺增生10余年，剖宫产2次，子宫肌瘤8年。理化检查：2009年2月6日郑州市第三人民医院彩超示：①左室偏大；②左室主动松弛功能减低；③二尖瓣、三尖瓣反流。中医诊断为胸痹，证属心血瘀阻，心火过旺。方以丹百汤加味治疗。

处方：全瓜蒌30g，薤白10g，丹参30g，檀香3g（后下），砂仁3g（后下），郁金12g，降香6g，生百合30g，乌药10g，栀子10g，竹叶10g，灯心草3g。15剂，水煎服，日1剂。

2. 丹百汤治疗胃痛案

李某某，女，63岁，退休，已婚。

初诊（2010年8月26日）：主诉：胃胀、胃痛四五年，加重1月余。现病史：患者于四五年前即胃部不舒，胃胀痛，近1个月加重。现症见：胃胀，胃痛，食欲差，食量少，现只能进流食，食其他食物则胃不舒。口干涩，饮水不多，眠差，入睡困难，患者自觉因胃不舒影响睡眠，睡后易醒，梦多，心烦。大便2日1次，便头干，时有不成形，排便不畅，小便正常。舌红，少苔，脉沉有力。曾在郑州大学第二附属医院西医治疗，稍好转，曾在我处服中药，稍缓解。既往高血压，最高时170/100mmHg，血脂偏高，胆摘除、子宫切除20余年。2009年8月13日彩超示：①胃炎伴糜烂；②十二指肠球炎。证属气血瘀滞，腑气不通。

处方：丹参30g，檀香3g（后下），砂仁3g（后下），生百合30g，乌药10g，川楝子6g，延胡索10g，大黄10g（后下），五灵脂10g，蒲黄10g（包煎），栀子6g。10剂，水煎服，日1剂。

二诊（2010年9月16日）：服上药15剂，胃痛有所减轻，但胃部仍有不舒，胃仍胀，右胁部窜痛，窜到颈胸部及背部，身乏力，气短，时有胸闷。食欲较前有所改善，食量较前多，口干涩，饮食不多，睡眠差，入睡困难，睡后易醒，大便2日1次，不成形，小便正常。舌绛少苔，脉沉有力，舌下脉络瘀紫。

处方：上方加木香10g，九香虫6g，去大黄加杏仁15g。10剂，水煎服，日1剂。

3. 丹百汤治疗乏力气短案

张某某，女，63岁，退休，已婚。

初诊（2009年9月30日）：主诉：双下肢乏力、气短10余年，丙肝4年余。现病史：2008年因心绞痛，冠脉阻塞60%～70%做手术，放入2个支架。现症见：小腹疼痛，下坠感，两腿乏力，浑身乏力，心慌，气短，胸闷，全身经常出现瘀青片，有压痛，面色萎黄。纳可，眠差，入睡困难，眠时间短，每夜2～3小时。二便可，大便不顺畅，黏滞不爽，每日1～2次。平素易生气，易怒。曾服中药（不详）治疗，效不佳，丙肝在当地抗病毒治疗，但近来丙肝病毒RNA有所增高。平素怕冷明显，不易出汗。近日小腹坠痛明显。口干咽痒，有时口苦不欲饮，长期乏力，未曾治疗。舌红，苔黄略厚，舌底脉络迂曲，脉沉弦。既往史：高血压，血脂偏高，控制尚可；冠心病10余年；丙肝10余年来，反复出现小便频繁，尿热，尿痛，自服"生脉饮"等补药，后则复发；双侧肾囊肿。理化检查：谷丙转氨酶63U/L↑，谷草转氨酶48U/L↑，丙肝病毒RNA定量8.55×10^{6}拷贝/毫升↑。方以丹百汤加减治疗。

处方：丹参30g，檀香3g（后下），砂仁3g（后下），生百合30g，乌药10g，全瓜蒌30g，薤白15g，郁金10g。10剂，水煎服。

4. 眠安汤

【理论阐述】 眠安汤为张老结合多年经验所拟经验方，由百合、生地黄、茯苓、茯神、炒酸枣仁、麦冬、竹叶、灯心草、生龙骨、生牡蛎、小麦、甘草、大枣诸药组成，化裁自百合地黄汤、甘麦大枣汤、酸枣仁汤，三方皆出自张仲景所著《金匮要略》，百合地黄汤原方主治"意欲食复不能食，常默默，欲卧不能卧，欲行不能行……如有神灵者，身形如和，其脉微数"之百合病，甘麦大枣汤主治"喜悲伤欲哭，象如神灵所作，数欠伸"之脏躁病，酸枣仁汤主治"虚劳虚烦不得眠"之不寐病。张老创此方用于治疗阴虚阳浮、心神不宁并火旺的失眠、脏躁、心悸等病，疗效甚佳。方中百合、生地黄、麦冬养阴清心，益气安神；炒酸枣仁、小麦、大枣养心安神；茯苓、茯神健脾安神；生龙骨、生牡蛎镇潜安神；竹叶、灯心草轻折心火；甘草甘缓和中，调和诸药。全方共奏滋阴清热、养心安神之功。

【可视化图鉴】 对张老应用眠安汤组方治疗疾病的相关医案进行抽取，形成的症状集群结果如图3-28所示。《黄帝内经》曰："人过四十而阴气自半""阳气者烦劳则张"。阴气衰减，阴阳失调，阳浮于外，不与阴交，故见眠差、多梦等症；阴虚日久，虚阳亢奋，虚火内生，复损阴液，心阴伤而心火旺，故见心悸、胸闷、口苦、小便热赤、易上火等症；肝火旺盛而炎于上，故见急躁易怒、头痛头晕、头昏头胀、耳鸣脑鸣等症；心阴不足，肝气失和，心神失宁，神魂不安，故见悲伤欲哭、抑郁易惊、注意力不集中等神志症状；肺阴损伤，故见口干、咽干等症；脾阴伤而肠道失润，故见便秘便干、排便困难等症；肾阴伤，故见潮热汗多、健忘乏力等症；面红、面热、舌红、舌淡暗、苔少、苔薄黄、脉细、脉弦数等症，皆为阴虚火旺之象。故张老拟眠安汤，养阴安神，使心有所主，则"主明而下安"。

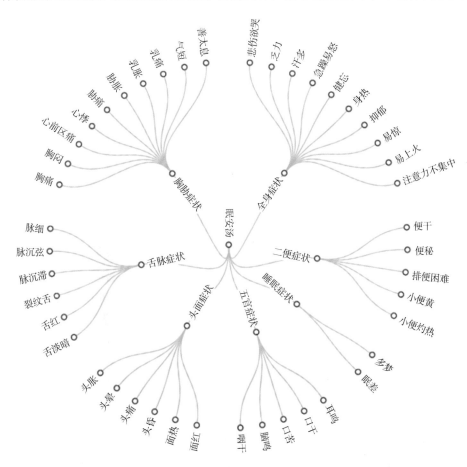

图3-28 张磊应用眠安汤方-症关系图

张老认为临床患者往往不是仅有一个单一症状，要分清疾病症状的主次，紧抓主症，随症加减，灵活用药。张老在临床上以眠安汤为主方加减规律挖掘情况如图3-29所示。眠差者，加琥珀、龙齿镇惊安神，合欢皮解郁安神，夜交藤交合阴阳，牛膝引火下行，诸药皆可奏安眠之效；胸闷者，加川芎、枳实宽胸理气，张老亦常用紫苏梗、紫苏叶理气，《药品化义》曰"苏梗，能使郁滞上下宣行，凡顺气诸品惟此纯良……宽胸利膈，疏气而不迅下"；心烦者，加黄连、栀子、牡丹皮清心除烦；耳鸣者，加龙胆草、黄芩、夏枯草清肝泻火；头晕者，加胆南星、半夏、枳实清热化痰；健忘者，加山萸肉、女贞子、旱莲草补肾益精；头痛者，加谷精草、决明子、菊花、蔓荆子、青葙子清利头目。

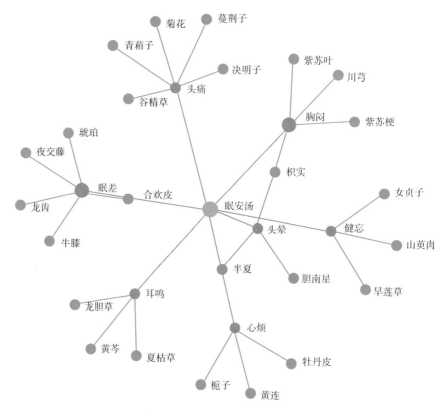

图3-29　张磊应用眠安汤加减用药规律图

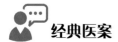 **经典医案**

1.眠安汤治疗不寐案

何某某，女，47岁，公务员，已婚。

初诊（2008年9月12日）：主诉：失眠10年。现病史：2010年前无明显原因出现失眠，经常彻夜不寐，精神振奋，服中药、西药不断，效不佳，甚则服安眠药亦不效，近年自我调整后，服1～2片阿普唑仑，最多能睡3个小时，有时心烦，易急躁。纳可，月经正常，量不大，左小腹痛甚，经前后均痛。昨日查彩超示：子宫肌瘤，卵巢囊肿，子宫内一囊肿。白带不多，色不黄，咽干堵塞感。素嗜辛辣。舌质红，苔薄白，裂纹多（自幼如此），脉细。方以眠安汤加味。

处方：生地黄15g，生百合30g，知母10g，麦冬20g，炒枣仁30g，茯神10g，竹叶10g，灯心草3g，小麦30g，炒枳实15g，生白芍30g，生甘草6g，大枣4个（切开）为引。10剂，水煎服，日1剂。

二诊（2009年3月9日）：服上药50剂，效可，失眠好转。现症见：服半片安眠药能入睡1～2小时，但眠不实，易醒，醒后难以入睡。手麻，口气热。纳可，二便正常。月经提前，时1个月2次，量可，色可，有少量血块，白带可。舌质红，苔少裂纹，脉细。今从心肝肾三经治之。

处方：生地黄15g，山萸肉10g，生山药15g，泽泻10g，牡丹皮10g，茯苓10g，生白芍15g，夏枯草12g，竹叶10g，麦冬15g，炒枣仁30g，知母10g，小麦30g，百合30g，紫苏梗10g，生甘草6g，大枣5个（切开）为引。15剂，水煎服，日1剂。

2. 眠安汤治疗脏躁案

马某某，女，52岁，个体，已婚。

初诊（2009年10月28日）：主诉：头晕头痛、口干口苦、眠差半年。现病史：烘热，热饮后汗多，毛孔如针刺样疼痛，夜晚双膝以下肿胀不适，右头痛，头晕，项强，心烦，双肩痛不适。纳一般，入眠困难，二便正常。舌淡体胖，中后部苔薄略黄，余无苔，脉偏细。自子宫切除（宫颈未切）后，每月尚有少量月经，直到去年方断，平时怕热不怕冷。既往子宫切除术10年，高血脂，轻度脂肪肝。理化检查：尿潜血（++）。B超：轻度脂肪肝，胆囊壁毛糙。经颅多普勒：左前动脉轻度痉挛，右中动脉流速减慢。颈椎正位片：颈椎病。中医诊断为脏躁。

处方：生地黄10g，生百合30g，炒枣仁30g，茯神10g，小麦30g，麦冬15g，生白芍10g，葛根30g，竹叶10g，竹心3g，生龙牡各30g（先煎），木瓜30g，生甘草6g，藕节30g，大枣4片（切开）为引。10剂，日1剂，两煎两服。

二诊（2009年12月11日）：服上药10剂，烘热汗出、心烦减轻。现症见：口黏，口苦，口干甚，饮水不多，口臭，后部头痛，耳痒延至耳闷，右眼珠胀不适，胃胀，左下肢凉痛。纳可，眠差，不易入睡，每夜眠两三小时，因下班晚，每夜凌晨一两点才入睡。舌红，舌面点刺，苔微黄，脉细滞。

处方：谷精草30g，青葙子15g，决明子10g，蝉蜕6g，菊花10g（后下），薄荷10g（后下），酒黄芩10g，蔓荆子10g，夏枯草30g，玄参30g，生甘草6g。15剂，水煎服，日1剂。

3. 眠安汤治疗头痛案

常某某，女，42岁，公务员，已婚。

初诊（2006年5月8日）：主诉：头痛20年，失眠2年。现病史：经常性头痛，发蒙，头皮紧，记忆力下降，心烦。眠差，重时2～3日不欲合目，时借助地西泮片1片助眠，纳可，月经正常，大便干，2～3日1次，小便正常。舌质暗淡，苔少，脉细。证属阴虚火旺阳亢。

处方：生地黄15g，百合30g，炒枣仁30g，茯苓10g，麦冬30g，竹叶10g，灯心草3g，生龙牡各30g（先煎），谷精草30g，决明子15g，菊花10g（后下），蔓荆子10g，青葙子15g，小麦30g，生甘草6g。15剂，水煎服，日1剂。

二诊（2006年5月22日）：服药后头痛减轻，失眠好转，能睡5～6小时，易早醒，入睡难，梦多，近几日已不服地西泮片，心不烦。纳可，大便偏干，月经正常，经前乳房胀。舌质红略暗，苔薄黄，脉沉滞细。

处方：上方决明子改为30g，加全瓜蒌10g，青皮15g，夏枯草15g，大枣5个（切开）。15剂，水煎服，日1剂。

5. 固元汤

【理论阐述】 固元汤是张老所立临证八法之一的固元法的经典验方，由菟丝子、补骨脂、淫羊藿、山茱萸、枸杞子、人参等药组成。元气，《黄帝内经》称之为"真气"，《素问·上古天真论》曰："恬淡虚无，真气从之，精神内守，病安从来。"元气是人身之根本，元气旺则身健寿永，元气虚则易罹疾患，且缠绵难愈，亦可出现正虚似邪之象，若以外邪治之，则治非其法。故张老专为元气虚弱之证而创固元汤，方中用菟丝子、山茱萸、枸杞子、补骨脂、淫羊藿等药，多为辛甘性温之品，善于培补元气。张老临床善用此方治疗反复感冒、虚劳、内伤发热、阳痿等病，常有佳效。

【可视化图鉴】 对张老应用固元汤组方疾病的相关医案进行抽取，形成的症状集群结果如图3-30所示。元气，又名"原气""真气"，是人体生命活动的原动力，人体各脏腑

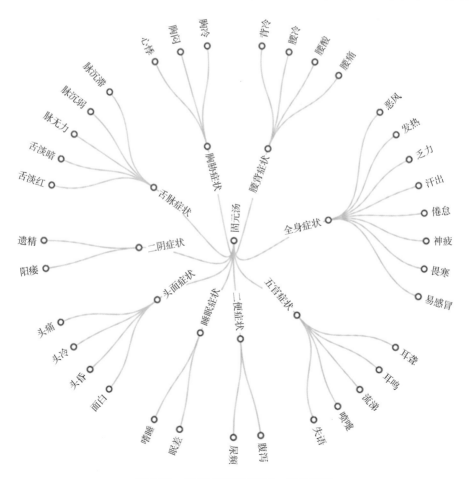

图3-30 张磊应用固元汤方-症关系图

经脉皆赖元气的推动、激发与温煦，元气充沛，则脏腑强盛，身体康健，若元气虚衰，则灾病丛生。元气亏虚，卫外不固，故见易感冒、恶风畏寒、发热汗出、喷嚏流涕等症；元气不足，运化不及，气血亏虚，鼓动无力，故见神疲乏力、倦怠嗜睡、头昏面白等症；元神失养，故见失语；胸阳不振，故见心悸、胸闷等症；元气不足，元阴元阳俱虚，温煦气化不及，故见耳鸣耳聋、头胸发冷，腰背发凉、腰冷酸痛、阳痿遗精、腹泻尿频等症；舌淡红、舌淡暗、脉无力、脉沉弱、脉沉滞等症，皆为元气亏虚之象。正如《慎斋遗书》所说："故知两肾乃先天水火之窟。元气之厚薄，于此分焉；形体之寿夭，由此判焉。善保养者，使火不妄动，真气不损，存守于中。"故张老用固元汤，所选药物多辛甘性温，多入肾经，温补肾阳兼补肾阴，使阳得阴助而源泉不竭，元气得充，诸症自除。

张老在临床上善用固元汤为主方治疗元气不足所致疾病，并根据临床兼见症状灵活加减，此方加减规律挖掘情况如图3-31所示。若见汗多者，加防风、白术、浮小麦益气固表止汗，防风、白术又有玉屏风散之意，《兰台轨范》评玉屏风"治风邪久留而不散者，自汗不止亦宜"。眠差者，加茯神、酸枣仁、小麦养心安神；纳差者，加炒麦芽、炒谷芽、炒山药消食健脾；若低热者，加龙骨、牡蛎潜镇摄纳，附子、白薇固阳而助其收涩，阳能固，阴得守，火自归根，四药有二加龙骨汤之意，清代陈修园赞二加龙骨汤云"探造化阴阳之妙，用之得法，效如桴鼓"，张老常用此治疗阴阳失调所致低热；畏寒者，加防风、白术固护卫表，肉桂、肉苁蓉温补肾阳；乏力者，加附子、干姜温阳，当归、丹参益阴。

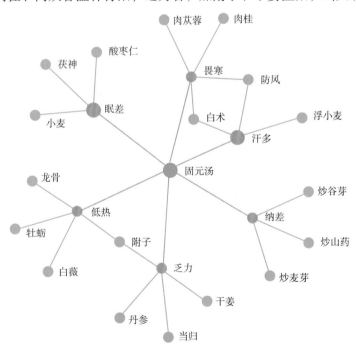

图3-31　张磊应用固元汤加减用药规律图

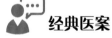

经典医案

1. 固元汤治疗反复感冒案

袁某某，女，43岁，无业，已婚。

初诊（2008年8月25日）：主诉：畏风寒、易感冒10余年。现病史：10余年前无明显原因出现畏风寒，易感冒，1个月感冒1次，四肢乏力，多梦，上午、劳累、饥饿时易耳鸣，头蒙沉，睡眠质量差，纳可，二便正常，自觉穿衣汗出微多时不感冒，晨起口时苦。既往4年前做宫颈癌手术（子宫全切）。舌质淡暗，苔黄稍厚，脉缓弱。证属元气不足，正虚似邪。治以固元法。

处方：菟丝子10g，补骨脂10g，淫羊藿10g，山萸肉10g，枸杞子10g，生黄芪15g，炒白术6g，防风3g。10剂，水煎服，日1剂。

二诊（2008年10月15日）：服前药30余剂，自觉上症均减一半。近2个月以来，未再出现咽痛、口苦及感冒，精神转佳，不再怕冷，耳鸣明显减轻。现头沉、头晕于中午饥饿时严重。眠差早醒，醒后难再入睡，恶梦多。纳可，二便调。运动后偶有胸闷，项部、后枕部胀痛，腰痛、下腹坠胀痛20余日。舌质暗红，苔黄厚腻，边有齿痕，舌底脉络迁曲，脉细。既往乳腺增生16年，4年前于宫颈癌术后发现双侧卵巢囊肿，经中药治疗效差。理化检查：2008年9月21日查白带常规：霉菌（＋）。体检血压、血糖、血脂均正常。2008年10月9日复查示：左侧卵巢囊肿，盆腔积液，124mm×71mm。

处方：炒白术10g，炒苍术10g，茯苓10g，猪苓10g，泽泻10g，桂枝3g，生黄芪15g，冬瓜仁30g，生薏仁30g，制附子6g，连翘10g，赤小豆30g，生甘草6g。15剂，水煎服，日1剂。

2. 固元汤治疗乏力纳差案

潘某某，女，51岁，职员，已婚。

初诊（2010年1月8日）：主诉：全身乏力、纳差20余年。现病史：无食欲感，发冷畏寒，浮肿，饮水后解小便，间隔长，眼睛发昏，四肢乏力酸困，大便日行1次，不成形，稀溏。20年前，生产大出血后无月经，至今未潮。手足冰凉，皮肤粗糙，面色萎黄，眼睑浮肿，精神稍差，神志清。舌质淡红，苔稍白腻，脉沉弱。使用泼尼松5日。既往席汉氏综合征、双下肢静脉曲张。证属元气不足，血气虚寒，运化不及。

处方：补骨脂10g，菟丝子10g，山萸肉10g，枸杞子10g，淫羊藿10g，党参10g，当归10g，丹参30g，茯苓15g，制附子6g，干姜6g，炒麦芽10g，炒谷芽10g，大枣4个（切开）为引。30剂，水煎服，日1剂。

3. 固元汤治疗怕风案

李某某，男，46岁，农民，已婚。

初诊（2010年2月22日）：主诉：怕风10余年。现病史：患者怕风10余年，初见头皮紧，渐头痛，部位不固定，打牌1小时即感头痛，平时易疲劳，易腹泻，外出吃饭即亦腹泻，无腹痛，对清热解毒药敏感，服后易腹泻，对阳光过敏，晒后起红疹，痒甚（8年）。入睡难，恶梦多，二便正常，纳可。舌淡红，苔薄黄，脉偏弱。未曾治疗，头痛时自服止痛药，自述上症因重感冒后诱发。证属元气欠充，治以固元法。

处方：菟丝子10g，枸杞子15g，山萸肉10g，淫羊藿10g，补骨脂10g，生黄芪15g，炒白术10g，防风6g，炒山药20g，炙甘草6g，生姜3片，大枣3个（切开）为引。10剂，水煎服，日1剂。

第四章　　用药规律篇

一、用药规律概述

中药，主要来源于天然的植物、动物、矿物及其加工品，韩保昇在《蜀本草》中有言："药有玉石草木虫兽，而直言本草者，草类药为最多也。"故中药又习称本草。临床上，张老强调辨证落脚点即是用药，药用得当与否，与疗效好坏直接关系，譬如作战，若遣兵不精或用兵不当，即便战略战术正确，亦难取胜。临证用药之理，犹如临阵作战之法，或轻取之，或重攻之；或急取之，或缓图之；或集攻之，或单取之；或施王道之法，或行霸道之师；或驱敌外出，或灭敌于内；辨证已毕，目标即定，调兵遣将，战胜敌兵，即治愈疾病，正如徐春甫《古今医统》所言："治病犹对垒。攻守奇正，量敌而应者，将之良；针灸用药因病而施治者，医之良也。"

张老强调临证欲用药得当，应注意以下几个方面：其一，要明其性味功用及其炮制之用，做到"知己知彼"，临证用之方能得心应手。其二，要明其用量大小与疗效变化之间关系，同一味药，用量不用，疗效亦有差别，如柴胡若用于解表退热，量宜大，常用15～30g；用于疏肝解郁，量宜中等，10～15g；用于升举阳气，少量即可，一般不超过6g。凡欲升提中气、疏利气机、醒脏腑之困或唤起脏腑之性、引火归原、助气化之用、兼治标证、反佐之用等，处方之中药用均需小量。其三，要明其配伍关系变化对其药物功效的影响。大凡有两味药以上的方子，皆存在配伍的关系，药物相配，或可增效，或可减毒，或反生毒。如麻黄配伍紫苏子，功善宣降肺气，平喘止咳；升麻配伍葛根，长于升散透达，解肌透疹；生姜配伍半夏，既有理气和胃，降逆止呕之功，生姜又可制约半夏之毒。临床用药若能掌握药物"七情"之变，尽得配伍之巧，即可大大提高疗效。此外，张老临证用药首选药食两用之品，次选无毒之品，常选廉价之品，多选药源丰富之品，医者仁心，可见一斑。

药物的配伍，即指临床上根据病情的需要不同和药物的性能特点，有目的地选择两种以上的中药配合在一起应用。"药有个性之特长，方有合群之妙用"，方剂组方疗效的发挥，很大程度上取决于中药的配伍。药对是临床上常用且相对固定的两味中药的配伍形式，是方剂最小的组方单位，也是中药配伍应用的基本形式；药组由临床上常用的、相对固定的几味药物组合而成，是在中医药理论的指导下，以中药药性理论为基础，针对某些疾病或证候起特殊治疗作用的药物组合。药对和药组的应用，是历代医家积累临床用药经验的总结升华。张老在多年的临证积累之下，针对某些疾病治疗亦形成了常用的药物配伍应用，通过对张老临床诊疗病案的整理分析挖掘，形成张老常用药物配伍规律，如图4-1所示，可见张老临证常用陈皮配伍半夏、柴胡配伍黄芩的药对组成，陈皮与半夏配伍，最能燥湿健脾，理气化痰；柴胡与黄芩配伍，长于清肝泻肝，和解少阳；对于药组，张老常用冬瓜仁与薏苡仁、桃仁，忍冬藤配伍丝瓜络、通草，桑叶配伍竹茹、丝瓜络等，亦多为利湿祛浊，调畅气机，疏通经络之用。在变化飞速的当今，生活节奏加快，生活压力增大，临床由肝郁气滞，痰凝血瘀所致疾病愈多。气之不调，运化失常，则百病由生，正如张介宾在《景岳全书》中所言："夫所谓调者，调其不调之谓也。凡气有不正，皆赖调和。"故治病调气是关键。

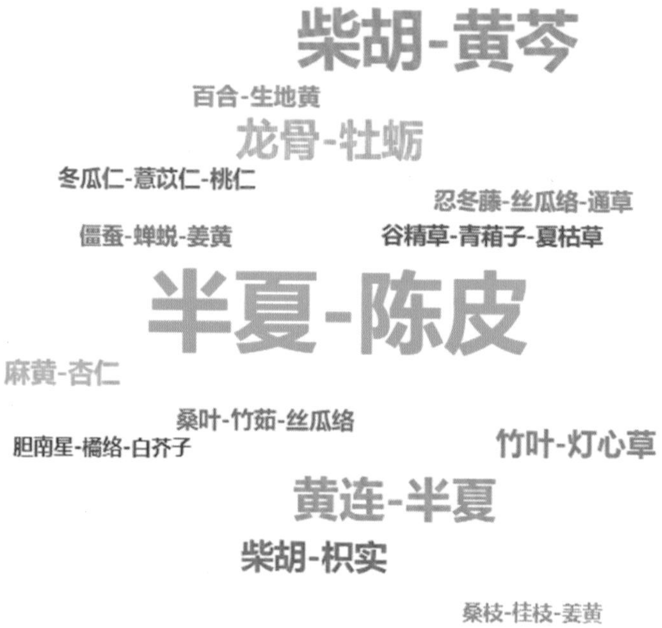

柴胡-黄芩

百合-生地黄

龙骨-牡蛎

冬瓜仁-薏苡仁-桃仁

忍冬藤-丝瓜络-通草

僵蚕-蝉蜕-姜黄　　谷精草-青葙子-夏枯草

半夏-陈皮

麻黄-杏仁

桑叶-竹茹-丝瓜络

胆南星-橘络-白芥子　　　　竹叶-灯心草

黄连-半夏

柴胡-枳实

桑枝-桂枝-姜黄

图4-1　张磊常用中药配伍分布图

二、用药规律各论

（一）常用药对篇

1. 黄连-半夏

【理论阐述】 黄连为毛茛科植物黄连、三角叶黄连或云连的干燥根茎。其味苦，性寒。归心、脾、胃、肝、胆、大肠经。功有清热燥湿，泻火解毒之效。黄连在《神农本草经》中被载为上品，《神农本草经》云："主热气，目痛，眦伤，泣出，明目，肠澼，腹痛，下利，妇人阴中肿痛。久服，令人不忘。一名王连。生川谷。"半夏为天南星科植物半夏的干燥块茎，可捣碎生用，或用生石灰、甘草制成法半夏，也可用生姜、白矾制成姜半夏，用白矾制成清半夏等。其味辛，性温，有毒。归脾、胃、肺经。功能燥湿化痰，降逆止呕，消痞散结。半夏在《神农本草经》中被载为下品。《神农本草经》云："味辛平。主伤寒，寒热，心下坚，下气，喉咽肿痛，头眩胸胀，咳逆肠鸣，止汗。一名地文，一名水玉。生川谷。"

黄连苦寒，功善清热燥湿，以开中焦气分之热结；半夏辛温，长于温化寒湿，降逆止呕，以开中焦气分之湿结；二者相伍，一辛一苦，辛开苦降，调畅气机，调和中焦；一温一寒，寒温并用，清热与燥湿并举，共奏清热燥湿、降逆除痞、化痰止呕之功效。黄连之苦寒可佐半夏之辛温，使温化而不致辛热；半夏降逆宣畅气机，又可增黄连燥湿之用，故凡湿热、痰湿阻滞于中上二焦，气机不化，均可用此药对治疗。黄连与半夏配伍常用于治疗痰热互结于心下，按之则痛之结胸证，常见于咳嗽、哮喘、胃脘痛、心绞痛、急性胰腺炎、胆道蛔虫病、幽门梗阻、梅核气等；湿热痰浊、郁结不解之胸脘满闷、痰多黄稠；寒热错杂，肠胃不和，症见心下痞，干呕或呕吐，肠鸣下利，见于急、慢性胃炎，胃及十二指肠溃疡，慢性肠炎，早期肝硬化，慢性胆囊炎，口腔溃疡等。

【可视化图鉴】　通过对张老应用黄连半夏配伍治疗疾病的相关医案的抽取挖掘分析，形成配伍用药关系如图4-2所示。张老常用半夏配伍黄连治疗湿热痰浊、郁结不解之胸脘满闷、痰多黄稠；寒热互结、气机失畅之心下痞闷、按之疼痛等。张老善用经方，以半夏配伍黄连，合瓜蒌共成小陷胸汤，治疗痰热互结之结胸证，症见胸脘痞闷，按之则痛，咳痰黄稠；以半夏配伍黄连，又入黄芩、干姜、党参等药，共成半夏泻心汤之意，治疗寒热错杂之痞证，症见心下痞、呕吐、肠鸣下利等；又巧用时方，加入陈皮、茯苓、竹茹、枳实等药，共成黄连温胆汤，治疗痰热扰心之失眠、壅塞胸膈之胸闷，痰热中阻之泛酸、烧心、呃逆、呕吐等症，屡获良效。

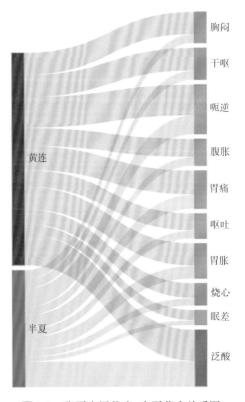

图4-2　张磊应用黄连-半夏药症关系图

经典医案

1. 黄连配伍半夏治疗胃痛案

马某某，男，78岁，退休，已婚。

初诊（2006年1月25日）：主诉：胃痛间作数10年，再发2月余。现病史：年轻时即有"胃病"，胃痛，按甚。近2月余再发，饮食不节致，现症见：胃痛，饭后作。无胃胀，无烧心，嗳气少，口干口苦不明显；大便干结，2日1次，自觉脘腹硬，按之痛，食辛辣食物即上火，口干牙痛。脉沉有弦象，舌中间苔较厚腻，舌质偏淡。曾有早搏、房颤病史，有过敏史。西医诊断为慢性胃炎。方以小陷胸合失笑散合百合汤化裁。

处方：制半夏12g，黄连4g，全瓜蒌30g，五灵脂10g，蒲黄10g（包煎），百合30g，乌药10g，延胡索10g，决明子30g，杏仁15g。10剂，水煎服，日1剂。

二诊：胃痛减轻，胃部硬变软，食欲尚可，大便不干，夜服"酸汤"，口不干苦，胃不胀，按之偶减轻。舌质淡红，苔薄白。

处方：照上方去五灵脂加山楂15g，浙贝母10g，香橼10g，茯苓10g，焦栀子10g。10剂，水煎服，日1剂。

2. 黄连配伍半夏治疗胃痞案

褚某某，女，51岁，农民，已婚。

初诊（2006年2月10日）：主诉：胃脘痞塞1个月。现病史：平素胃胀不舒，现胃脘痞塞，时痛时胀，无嗳气及烧心，食欲一般，口不干苦，大便1日1次，小便正常，胃部怕凉。月经已2个月未来，白带适中。舌质红，苔薄白，脉沉滞。

处方：制半夏10g，党参10g，黄芩10g，黄连3g，干姜10g，香橼10g，炙甘草6g，炒枳实10g，炒白术10g，大枣6g（切开）。15剂，水煎服，日1剂。

3. 黄连配伍半夏治疗胃酸烧心案

张某某，女，50岁，保管员，已婚。

初诊（2008年8月20日）：主诉：胃酸、烧心3年。现病史：3年前不明原因出现胃酸，烧心，半年后查胃镜示有息肉，切除息肉后症状未改善。现症：食面食及甜东西后胃酸，烧心，纳食尚可，每晨起吐黄色稀涎，口苦，晨起明显，口腔热。眠差，入睡难，一夜睡5小时。两手指尖强硬，饮食不慎时易腹泻，小便可，有时尿热。夜间咬牙。舌质淡红，苔薄黄，脉沉有力。

处方：制半夏10g，陈皮10g，茯苓10g，黄连6g，吴茱萸2g，炒神曲10g，煅乌贼骨15g。7剂，水煎服，日1剂。

二诊（2008年8月27日）：服上方7剂，今晨起未吐黄色稀涎。烧心消失，胃酸已不明显，口苦、口酸减轻，口腔热减轻，有时胃脘左侧痛、午休后胃不适现象消失。舌质淡暗，苔中心黄腻，脉沉滞。

处方：上方加浙贝母10g，川芎6g，炒苍术10g，制香附10g，栀子10g。10剂，水煎服，日1剂。

4. 黄连配伍半夏治疗不寐案

罗某某，女，57岁，退休，已婚。

初诊（2009年12月28日）：主诉：失眠10余年。现病史：失眠10余年，须服地西泮才能入睡，每夜服1片，有时不服则彻夜不眠，眠浅梦多，头痛，不能见凉气及风。晨起口干苦，饮水不多，纳可，小便可，大便1～2日1次。断经10余年（曾做子宫肌瘤术）。腰痛（体检时发现多发肾结石）。曾有高血压半年（服药后控制可），血脂稍高。舌淡红，边齿痕，苔黄，脉有弦象。治先祛其痰火，后再议治。

处方：制半夏10g，陈皮10g，茯苓10g，炒枳实10g，黄连3g，竹茹30g，胆星6g，生白芍30g，小麦30g，夏枯草15g，生甘草6g，怀牛膝10g。15剂，日1剂，两煎两服。

二诊（2010年1月11日）：服上药失眠有好转，现仍失眠，一夜可睡3～4小时，但眠浅易醒，头已不痛，头蒙，双耳嗡鸣，晨起口干不欲饮水，面色萎黄，眼周暗，头昏沉不清醒。纳可，二便可，易急躁。舌质淡红，苔薄白，脉细。

处方：连翘12g，莲子心3g，麦冬30g，竹叶10g，玄参15g，黄连3g，肉桂2g，炒枳实10g，生白芍30g，夏枯草10g。15剂，水煎服，日1剂。

三诊（2010年3月31日）：服上方15剂后失眠好转停药，现每晚12时后睡觉，能睡4～5小时，眠浅易醒，难再入眠，多梦，脾气急躁偶发脾气，近来头蒙，昏沉，纳可，时口干（不喜欢饮水）口苦，大小便正常，仍耳鸣如蝉声。右肩关节冷沉痛2月余未治疗。据述高脂血症已10余年，服降脂药效果不佳，高血压控制可。舌质暗红，苔薄黄，脉缓细。

处方：上方连翘改为15g，加仙茅10g，仙灵脾10g，小麦30g。15剂，水煎服，日1剂。

5. 黄连配伍半夏治疗胸闷案

程某，男，28岁，程序员，已婚。

初诊（2009年11月6日）：主诉：胸闷、心动过速3个月。现病史：无诱因3个月前出现胸闷不适，心动过速，后步行至医院，心电图亦正常，窦性心动过速（心率140次/分）。现常觉胸闷、心慌、气短、头蒙，有濒死感，平素工作压力大，他医以焦虑症治疗，现服地西泮。记忆力稍减，忧郁，自觉晚间症状重，眠一般，梦多，服地西泮后纳差，易呕吐，二便正常。舌尖红，苔厚腻略黄，脉沉有力。证属痰火扰心。

处方：清半夏10g，陈皮10g，茯苓10g，炒枳实10g，黄连3g，竹茹30g，胆南星6g，灯心草3g，小麦30g，生甘草3g。15剂，水煎服，日1剂。

---

2. 半夏-陈皮

【理论阐述】 半夏为天南星科植物半夏的块茎，性温味辛，有毒，入脾、胃、肺经，内服具有燥湿化痰，降逆止呕，消痞散结之效，外用有散结消肿止痛之功。《名医别录》言其："主消心腹胸中膈痰热满结，咳嗽上气，心下急痛坚痞，时气呕逆，消痈肿……生令人吐，熟令人下。"陈皮为芸香科植物橘及其栽培变种的成熟干燥果皮，其性温味辛苦，归脾、肺经，具有理气健脾，燥湿化痰之功。《名医别录》言其："主下气，止呕咳……治脾不能消谷，气冲胸中，吐逆，霍乱，止泄，去寸白。"

半夏味辛而散结除痞，性温可祛寒燥湿，沉降而能下逆气，《本草从新》言其为"治湿痰之主药"；陈皮味辛苦，辛可行气，苦能降气，性温而化寒湿，为理气化痰之要药，寓"治痰先治气，气顺则痰消"之意。半夏得陈皮之助，气得顺而增化痰之力；陈皮得半夏之助，痰得除而长理气之功，二者配伍，辛散、苦燥、温化相合，散中有降，温而通化，使脾气运而痰自化，胃气降则呕自止，气机畅则痞自除，共奏燥湿化痰、健脾和胃、理气止呕之功。凡因痰湿所致咳嗽、胃胀、呕吐、眩晕等病证，皆可运用此药对治疗。半夏与陈皮的配伍，可见于《太平惠民和剂局方》所载二陈汤方中，方中以半夏、陈皮为

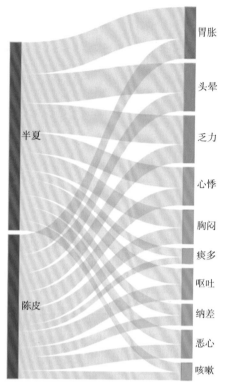

图4-3　张磊用半夏-陈皮药症关系图

君，且因二者皆贵陈久，故有二陈之名，主治"痰饮为患，或恶心呕吐，或头眩心悸，或中脘不快，或发为寒热，或因食生不和"。

【可视化图鉴】　通过对张老应用黄连半夏配伍治疗疾病的相关医案的抽取挖掘分析，形成配伍用药关系如图4-3所示。张老常用半夏配伍黄连治疗痰湿阻滞，气机不畅所致胃胀纳差、恶心呕吐、头晕乏力、心悸胸闷、咳嗽痰多等病证。若痰湿内停，胃失和降而见恶心呕吐、胃胀、纳差者，配伍茯苓、甘草，以成二陈汤方，功能健脾燥湿，和胃止呕，又可佐枳实、厚朴、黄连、竹茹、麦芽、神曲等理气化痰，消食和胃之品；若痰阻气滞所致心悸胸闷者，配伍瓜蒌、薤白、苏梗等宽胸理气之品；若痰湿犯肺，肺失宣降所致咳嗽痰多者，则配伍茯苓、甘草燥湿健脾，寓补土生金之意，又可加白芥子、紫苏子、海浮石等以增化痰止咳之力；若痰湿蒙蔽清窍，阻滞经络而见头晕乏力者，可选冬瓜仁、生薏仁、桃仁等药荡涤湿浊之邪，使浊去力复。

经典医案

1. 半夏配伍陈皮治疗胃胀案

王某某，女，65岁，退休，已婚。

初诊（2010年3月26日）：主诉：胃胀3月余。现病史：平时食硬、吃多胃不适，3个月前因感冒时服阿司匹林致胃胀、黑便，胃镜示：胃出血溃疡，胃胀，食欲不佳，只能食流食，在当地进服中药，能少量进食，现仍胃胀，吃多不舒服。眠差，多梦，二便可，大便稍干。舌质稍暗红，苔黄厚腻，脉沉滞。既往肝炎30余年，现痊愈。

处方：制半夏10g，陈皮10g，茯苓10g，炒枳壳10g，炒莱菔子10g，炒麦芽15g，炒谷芽15g，佛手3g，甘松3g，杏仁10g，藿香6g（后下），决明子10g。12剂，水煎服，日1剂。

二诊（2010年4月23日）：服上药12剂，胃胀减轻，现只能进流质饮食，不能吃硬物，食欲好转，近几日头晕，眼不欲睁。大便2日1次，质干，小便可，眠差，易醒，梦多。舌苔较厚腻，舌尖红，脉沉有力。2010年2月1日胃镜示：胃多发溃疡；病理示：胃溃疡。

处方：上方加全瓜蒌15g，薤白10g，决明子增至15g。12剂，水煎服，日1剂。

2. 半夏配伍陈皮治疗眩晕案

胡某某，女，46岁，农民，已婚。

初诊（2010年4月28日）：主诉：发作性头晕、四肢无力10余年。现病史：患者10余年前开始出现上述症状，每于紧张生气时易诱发，发作时头晕，四肢软弱无力，不能自控，下坠欲解大便，四肢冰凉，意识清醒，心慌胸闷，腹胀有濒死感，家中无此病史，自觉双目不能闭，面色苍白，20余日前曾发作1次，平常发作时3～4分钟即可缓解，在当地按心脏病治疗，未服过中药，发作时欲笑，随后欲哭。平常血压稍高，140/100mmHg，服药控制可，发作时舒张压可降至60mmHg。纳差，眠差，睡时头部憋胀感，二便可。舌质淡红，苔薄白，脉沉滞。证属气机厥逆。方以半夏白术天麻汤加味。

处方：制半夏10g，陈皮10g，茯苓10g，炒白术6g，川芎10g，天麻6g，熟地黄10g，炒枣仁20g，远志10g，柏子仁10g，泽泻12g，炒枳实10g，通草6g，生甘草6g。10剂，水煎服，日1剂。

二诊（2010年5月10日）：服上方10剂，觉症状稍减轻。现症见：晚睡觉时头胀痛，小腹时痛，仍有心慌胸闷，腹胀，血压130/100mmHg。舌暗淡，薄腻苔，脉沉滞。

处方：制半夏12g，陈皮10g，茯苓10g，炒枳实10g，竹茹30g，川芎10g，炒苍术10g，炒神曲10g，制香附10g，栀子10g，生甘草6g。10剂，水煎服，日1剂。

3. 半夏配伍陈皮治疗咳嗽案

张某某，女，67岁，农民，已婚。

初诊（2006年4月21日）：主诉：咳嗽10日，不恶寒，无发热。现病史：10日前不明原因咳嗽，夜间重，吐黏沫，无胸闷及胸痛，胃中不适，打嗝，口干、口苦，自觉心里热，夜间4～5时烦躁出汗，后背酸困。纳可，无腹胀及腹痛，大便正常，白带不多。舌质红，苔黄厚，脉细。既往高血压史5年，胃病史。证属胃气上逆，气冲于肺。

处方：制半夏12g，陈皮10g，茯苓10g，炒枳实10g，竹茹30g，炒莱菔子10g，炒白芥子10g，炒苏子10g，黄连6g，前胡10g，生甘草6g。6剂，水煎服，日1剂。

3. 柴胡-黄芩

【理论阐述】 柴胡为伞形科植物柴胡或狭叶柴胡的干燥根，味辛苦而性微寒，归肝、胆、肺经，具有解表退热，疏肝解郁，升举阳气之功。《神农本草经》将其列为上品，言其"主心腹肠胃中结气，饮食积聚，寒热邪气，推陈致新"。黄芩为唇形科植物黄芩的干燥根，性寒味苦，归肺、胆、脾、大肠、小肠经，具有清热燥湿，泻火解毒，止血，安胎之效。其列于《神农本草经》中品中，《神农本草经》谓其"主诸热黄疸，肠澼，泄利，逐水，下血闭，恶疮疽蚀火疡"。

柴胡辛散苦泄，微寒退热，微香疏泄，性善条达，善透泄少阳之邪热，亦可疏泄郁滞之气机，升举下陷之清阳，还可退热截疟，为治少阳病证要药；黄芩苦燥寒清，入胆而清泄少阳之邪热，入脾肠则清燥肠胃之湿热，又有泻火解毒、凉血止血之功。二者配伍，柴胡可透散半表之邪，黄芩能清泄半里之邪；柴胡长于开郁，黄芩善于泄热；柴胡

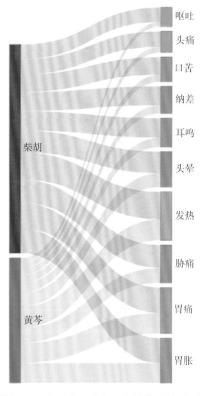

图4-4 张磊应用柴胡-黄芩药症关系图

升举清阳，黄芩降泻浊火；散清相合，开泻并用，升降相因，使邪气得以驱除，枢机得以和畅，湿热得以清化，共奏和解少阳、清泻肝胆之效。凡少阳邪热、气滞湿蕴所致寒热往来、胸胁苦满、心烦喜呕、口苦咽干、食欲不振等病证，皆可配伍柴胡黄芩治疗。

【可视化图鉴】 通过对张老应用柴胡黄芩配伍治疗疾病的相关医案的抽取挖掘分析，形成配伍用药关系如图4-4所示。张老临床善用柴胡配伍黄芩治疗邪犯少阳，气机郁滞，湿热内蕴所致发热、口苦、胃脘胀痛、纳差、呕吐等病证。若邪犯少阳，风火上壅所致发热、口苦、头晕、耳鸣等症，配伍半夏、人参、甘草等药，可成小柴胡汤方以和解少阳，又可加夏枯草、菊花、谷精草、青葙子等药以清利头目；若肝失疏泄，气机郁滞而见胁痛、头痛等症，则配伍香附、川芎、川楝子、延胡索、青皮、木香等行气活血之品；若湿热内蕴，胃气不和而致胃痛胃胀、呕吐纳差等症，则酌加黄连、半夏、干姜等清热燥湿、化痰止呕之品。

经典医案

1. 柴胡配伍黄芩治疗发热案

刘某某，女，33岁，营销人员，已婚。

初诊（2006年1月16日）：主诉：低热时发时止1年余。现病史：患者1年余前出现发热，体温37.5℃左右，无其他症状，唯感全身乏力，未进行正规治疗，每次低热约1周后自行缓解，近1个月来盗汗明显，食欲不振，二便正常，睡眠佳，偶感腰酸，春季发热较多。舌质正红，苔薄白，脉细。证属少阳风热稽留。

处方：柴胡10g，黄芩10g，清半夏10g，党参10g，金银花15g，连翘10g，白茅根30g，车前草30g，生甘草6g。10剂，水煎服，日1剂。

2. 柴胡配伍黄芩治疗胃胀痛案

毛某某，女，34岁，司机，已婚。

初诊（2006年2月13日）：主诉：胃胀胃痛10日。现病史：平素即消化不好，春节因饮食不节，出现胃胀、胃痛，输"消炎"药物治疗，效果不明显。现症见：胃胀，饭后加重，连及乳房，头部不适，大便不干，小便可，口苦，眠差。月经后错7日，色暗，经行7日不净（上环），腰痛，白带适中。舌质红，苔黄腻，脉沉滞。

处方：柴胡10g，黄芩10g，制半夏10g，蒲黄10g（包煎），五灵脂10g，炒山楂15g，制香附6g，连翘10g，焦栀子6g。6剂，水煎服，日1剂。

二诊（2006年2月27日）：服上药10剂，胃胀胃痛减轻，现夜晚胃胀，眠差，胡思乱想，多梦，感冒1周，现咽部不适，咽部有痰，饭后胃胀，二便调。舌质红，苔黄腻，脉沉滞有力。

处方：川芎10g，炒苍术10g，炒神曲10g，制香附10g，焦栀子10g，柴胡10g，黄芩10g，蒲黄10g（包煎），五灵脂10g，清半夏10g，生姜3片，大枣3个（切开）为引。6剂，水煎服，日1剂。

三诊（2006年3月10日）：上方服21剂疼痛减轻，脐上发胀痞实，食油腻后则右胁部隐痛，曾乙肝大三阳转换为小三阳，2月16日在南阳路一医院做肝胆B超，未见阳性结果，报告示胃排空较差，知饥欲食，食后胃实，大便正常，月经正常，色黑，腰痛。舌质红，苔黄，脉沉滞。

处方：川芎6g，炒苍术10g，炒神曲10g，制香附10g，栀子10g，蒲公英15g，炒枳实10g，竹茹15g，川楝子6g，延胡索6g。10剂，水煎服，日1剂。

3. 柴胡配伍黄芩治疗耳鸣案

史某某，女，28岁，眼科医生，已婚。

初诊（2008年7月11日）：主诉：耳鸣10个月。现病史：10个月前不明原因出现耳鸣，无耳闷，无听力减退，曾至河南中医药大学第一附属医院诊为神经性耳鸣，服聪耳熄鸣丸、耳聋胶囊，开始有效，后乏效。后至郑州大学第一附属医院电测听无异常，予高压氧3个月，症状减轻，近3日服通气聪耳丸。现症见：双耳鸣，声调低，纳可，睡眠欠佳，二便调。月经正常，经前无乳房胀痛，目前正值行经。舌质淡红，边有齿痕，苔白略厚，脉细。证属热郁少阳，热害空窍。

处方：柴胡10g，黄芩10g，党参10g，制半夏10g，金银花15g，连翘10g，生龙牡各30g（先煎），谷精草30g，蝉蜕6g，生甘草6g。10剂，水煎服，日1剂。

二诊（2008年9月1日）：服上方29剂，耳鸣稍减，睡眠欠佳。舌质淡红，苔薄黄，脉细。

处方：柴胡6g，黄芩10g，谷精草30g，青葙子15g，决明子10g，蝉蜕6g，薄荷10g（后下），菊花10g（后下），蔓荆子10g，玄参15g，生甘草6g。10剂，水煎服，日1剂。

4. 柴胡-枳实

【理论阐述】 柴胡性微寒，味辛苦，入肝、胆、肺经，功能和解表里，疏肝解郁，升举阳气，亦可退热截疟，《名医别录》言其能"除伤寒心下烦热，诸痰热结实，胸中邪逆，五脏间游气，大肠停积，水胀，及湿痹拘挛"。枳实味苦辛酸，而性微寒，归脾、胃经，有破气消积，化痰散痞之功，《神农本草经》列其为中品，并言其"主大风在皮肤中，如麻豆苦痒，除寒热结，止利，长肌肉，利五脏"。

柴胡辛散升阳，疏肝解郁，透表泄热；枳实苦泄沉降，下气消痞、化痰除积。二者配伍，一升一降，相因相用，气畅瘀行，邪去热清，清气得升，浊气得降，共奏疏肝和胃、

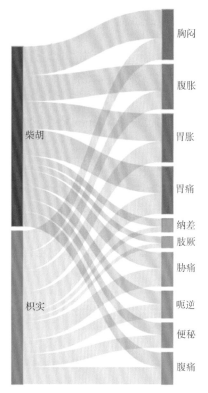

图4-5　张磊应用柴胡-枳实药症关系图

理气消痞、通阳达郁之功效。柴胡配伍枳实见于《伤寒论》大柴胡汤及四逆散中，主治肝胃不和、郁热内结、气机不调之胸胁胀满、脘痞呕恶、腹痛下利以及肝郁气滞，阳气失展而致四肢厥逆者等。

【可视化图鉴】　通过对张老应用柴胡枳实配伍治疗疾病的相关医案的抽取挖掘分析，形成配伍用药关系如图4-5所示。张老常用柴胡配伍枳实治疗胸闷胁痛、脘腹胀痛、呃逆纳差、便秘肢厥等肝胃不和、气机不利病症。若肝气不疏，膈气失肃，气滞血瘀，而见胸闷、胁痛者，配伍瓜蒌、薤白、丹参、檀香等药以宽胸理气，活血化瘀；若肝郁犯胃，腑气不通，胃气上逆，而见脘腹胀痛、呃逆、便秘、纳差等症者，可配伍大黄泻热通腑，白芍柔肝缓急，半夏、生姜降逆止呕，以寓"大柴胡汤"和解少阳，内泻阳明之意；若肝气郁结，火气内郁，阳不达于四肢而见四肢厥逆者，配伍白芍养血柔肝，养肝体助肝用，以寓"四逆散"透邪解郁之功，又可酌加通草、香附、桃仁、红花等药以增通行经络之功。

 经典医案

1. 柴胡配伍枳实治疗胸闷案

陈某某，男，37岁，中医师，已婚。

初诊（2009年6月22日）：主诉：胸闷、心慌1个月。现病史：患者平素易生气，近1个月出现胸闷，心慌，服中西药（不详）效不佳。现症见：胸闷，心慌，心烦易怒，善太息。纳可，眠一般，二便调。舌质淡，苔薄白，脉沉滞。1年前曾患颈椎病。

处方：柴胡10g，炒枳实10g，生白芍10g，青皮6g，陈皮6g，竹叶10g，生甘草10g，生龙牡各30g（先煎）。6剂，水煎服，日1剂。

二诊（2009年6月29日）：服上药6剂，胸闷、心慌减轻，余症亦减。纳可，眠可，近1个月小便黄热，查尿蛋白（＋），自述5月20日因心慌住院，出汗一昼夜，汗出湿衣后出现小便黄。舌淡红，苔淡白，脉沉滞。

处方：生地黄15g，竹叶10g，车前草30g，瞿麦30g，知母10g，连翘10g，滑石30g（包煎），生甘草6g，通草6g。10剂，水煎服，日1剂。

三诊（2009年7月10日）：服上药9剂，诸症减轻，心慌已基本消失，小便黄，痛已愈，尿蛋白（−）。纳可，眠可。舌淡红，苔薄黄，脉细。

处方：生地黄10g，竹叶10g，车前草15g，瞿麦15g，知母10g，栀子10g，赤苓15g，滑石20g（包煎），桑寄生15g，山萸肉10g，生甘草6g。10剂，水煎服，日1剂。

2. 柴胡配伍枳实治疗胃胀案

侯某某，女，53岁，农民，已婚。

初诊（2006年5月10日）：主诉：胃脘膜胀、打嗝4年。现病史：患者4年来胃脘膜胀，打嗝，食后痞满，口中异味，时有烧心，不吐酸，有时自汗出。大便每日2次，小便正常，白带不多。月经已断1年。舌质淡红，苔白稍厚，脉沉弱。B超示：胆囊壁毛糙，肝胰脾未见异常。证属胆气犯胃。

处方：柴胡10g，炒枳实10g，制半夏10g，竹茹15g，陈皮10g，制香附10g，黄芩10g，香橼10g，生甘草6g，炒神曲10g。15剂，水煎服，日1剂。

3. 柴胡配伍枳实治疗肢厥案

邵某某，女，20岁，学生，未婚。

初诊（2006年1月9日）：主诉：肢厥5年余。现病史：患者每年冬季四肢冷，上肢至肩，下肢至髋、腰部冰凉，久坐后腰痛，膝部酸，皮肤干燥屑多。近2个月月经量少，血块多，周期可，经期3日，白带量多色黄。纳可，消化差，大便易溏，时先干后溏，曾服温补药觉不适，时小腹凉痛胀，平时易上火，头晕，鼻不通气。舌质淡胖，苔薄白稍黄，脉细。证属火气内郁，阳不达于四肢，阳气出入失常。

处方：柴胡10g，白芍10g，炒枳实10g，通草6g，黄芩10g，连翘10g，炒麦芽15g，生甘草6g。15剂，水煎服，日1剂。

5. 麻黄-杏仁

【理论阐述】　麻黄为麻黄科植物草麻黄、中麻黄或木贼麻黄的干燥草质茎，其味辛微苦，而性温，归肺、膀胱经，具有发汗解表，宣肺平喘，利水消肿之功，《神农本草经》将麻黄列为中品，并言其"主中风、伤寒头痛，温疟，发表出汗，去邪热气，止咳逆上气，除寒热，破症坚积聚"。杏仁为蔷薇科植物山杏、西伯利亚杏、东北杏或杏的干燥成熟种子，其味苦，性微温，小毒，入肺、大肠经，具有止咳平喘，润肠通便之效，杏仁为《神农本草经》下品之药，《神农本草经》载曰："主咳逆上气，雷鸣，喉痹，下气，产乳，金创，寒心，贲豚。"

麻黄与杏仁均入肺经，皆有平喘之效，麻黄辛温，主宣发肺气，杏仁苦温，主肃降肺气，二者相合，一宣一降，肺气宣降之权得复，邪气去而肺气和，无论外感内伤，肺寒肺热，凡属邪气壅肺，肺失和降之咳喘，皆可用之，为临床治疗咳喘的常用药对。《本经疏证》云："麻黄汤、大青龙汤、麻黄加术汤、麻黄杏仁薏苡甘草汤、厚朴麻黄汤、文蛤汤，皆麻黄、杏仁并用……则可谓麻黄之于杏仁，犹桂枝之于芍药，水母之于

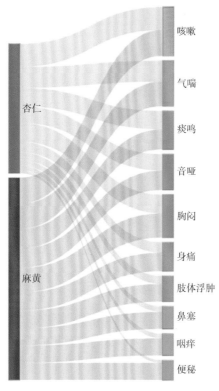

咳嗽

气喘

痰鸣

音哑

胸闷

身痛

肢体浮肿

鼻塞

咽痒

便秘

杏仁

麻黄

图4-6　张磊应用麻黄-杏仁药症关系图

虾也。"

【可视化图鉴】　通过对张老应用麻黄杏仁配伍治疗疾病的相关医案的抽取挖掘分析，形成配伍用药关系如图4-6所示。张老常用麻黄配伍杏仁治疗肺气不利所致各种咳嗽气喘、胸闷痰鸣、鼻塞咽痒、音哑身痛、肢体浮肿、便秘等病证。若邪壅肺气，肺失宣肃，而见咳嗽气喘、胸闷、痰鸣等症，属寒者，配伍桂枝、干姜、细辛、半夏、陈皮等药以解表散寒，属热者，配伍黄芩、桑白皮、地骨皮、白果、款冬花等清肺泻热之品；肺气壅闭，金实不鸣，则见音哑之症，可酌加蝉蜕、牛蒡子、木蝴蝶等宣肺利咽之品；肺气郁滞，机窍不利，故见鼻塞咽痒、身痛等症，可加桑叶、苏叶、桔梗等利肺之品；肺失宣降，水湿失运，经络湮瘀，故见肢体浮肿，配伍冬瓜仁、薏苡仁、木瓜等利湿祛浊之品；肺气不宣则腑气不通，故见便秘，配伍炒莱菔子、桃仁、火麻仁、郁李仁等质润多脂之品以润肠通便。

 经典医案

1. 麻黄配伍杏仁治疗咳嗽案

宋某某，女，11岁，学生。

初诊（2008年6月25日）：主诉：咳嗽1个月。现病史：1个月前无明显原因出现咳嗽，有痰，色白，不易咯吐，曾至郑州市中医院诊治，服中药汤剂乏效，继服抗菌消炎类药物（头孢类、阿奇霉素等）无效，1周前出现发热，体温38.3℃，抗菌消炎治疗后热退，然咳嗽不减，现服橘红痰咳颗粒，仍无效。现症见：咳嗽剧烈，欲呕，白天重，有痰，色白，咽痛痒。纳少，从小遗溺至今未止。舌质红，苔薄黄，脉细。胸透示：心肺未见明显异常。证属肺伏风热，清肃失常。

处方：炙麻黄6g，杏仁10g，牛蒡子10g，桔梗10g，白僵蚕10g，木蝴蝶10g，黄芩10g，车前子15g（包煎），生甘草6g，延胡索10g。6剂，水煎服，日1剂。

二诊（2008年7月2日）：服上药6剂，咳甚时呕吐现象消失，咳嗽及痰量均减，咽已不痛仍痒。纳食增加，眠可，大便正常，小便可。舌质淡红，苔黄稍厚，脉细。既往遗尿11年。

处方：上方加当归10g，蝉蜕6g，白果10g。6剂，水煎服，日1剂。

三诊（2008年7月9日）：服上药6剂，咳嗽已轻，痰量已很少，咽痒、遗尿改善，自觉服上药时胃痛欲呕。有时头晕，多在坐久起立时发作。二便正常，吃西瓜后易腹泻。舌质偏红，苔薄白。

处方：炙麻黄6g，白果10g，杏仁10g，炙杷叶12g，延胡索10g，白僵蚕10g，木蝴蝶10g，生甘草6g，桑螵蛸10g，五味子10g。12剂，水煎服，日1剂。

四诊（2008年7月28日）：服上药12剂，咳嗽较前减轻，仍咽痒，咳嗽，痰少，白天稍重，胃痛欲呕症状消失，遗尿症状基本消失，二便调。舌质红，苔薄黄，脉细。

处方：炙麻黄6g，白果10g，炮干姜3g，桑螵蛸10g，五味子10g，炙杷叶10g，延胡索10g，炙甘草6g，黄芩10g。12剂，水煎服，日1剂。

五诊（2008年9月19日）：服上药12剂，咽痒、咳嗽基本消失，现觉痰多，色白，难咯。胃痛，饭后易作。偶有遗尿，二便可。舌质红，苔薄白，脉细。

处方：炙麻黄6g，白果仁10g，肉桂6g，桑螵蛸10g，五味子10g，益智仁10g，生山药15g，黄芪15g，桑叶10g，炙甘草6g。15剂，水煎服，日1剂。

2. 麻黄配伍杏仁治疗哮喘案

薛某某，女，38岁，设计师，已婚。

初诊（2009年7月17日）：主诉：哮喘10余年。现病史：天气变化或异味刺激均可诱发哮喘，发作前伴有鼻痒、喷嚏，现用喷剂有效。近2年食后胃部有疙瘩，按压可下移，服四磨汤有效，大便干，4～6日1次，晨起易咽干，喜清嗓。经期偏长，量少，周期准，色暗有块，白带多，色黄稠。纳可，眠可，易上火，舌有溃疡。舌淡红，苔薄白有剥裂，脉细。证属肺失清降，腑气失通。

处方：北沙参30g，天冬10g，麦冬20g，炙杷叶10g，炙紫菀15g，杏仁10g，桃红10g，炙麻黄3g，炒苏子3g，决明子20g，当归10g，炒莱菔子10g，生甘草3g。10剂，水煎服，日1剂。

二诊（2009年7月31日）：服上药10剂，效可。现症见：口苦，鼻无嗅觉，闻不到气味，食后胃部有疙瘩，汗多，对冷热敏感。纳眠可。月经周期正常，量色质可，白带多，色黄稠。易上火。舌红，苔微黄腻，脉细。

处方：北沙参15g，麦冬15g，天冬10g，生百合20g，桑白皮10g，地骨皮10g，苇根30g，杏仁10g，炙麻黄3g，炒苏子6g，瓜蒌皮10g，决明子20g，生甘草3g，炒麦芽15g，鸡内金6g。15剂，水煎服，日1剂。

3. 麻黄配伍杏仁治疗便秘案

刘某某，女，26岁，销售，未婚。

初诊（2009年10月9日）：主诉：便秘10余年，加重1年余。现病史：患者自述上初中时即便秘，持续至今，近1年加重。现症见：大便5～6日1次，须服"肠清茶"后才能排便，便干，如羊屎，色深，近大便带血，便中有白黏液，伴腹胀。月经周期正常，量少，色暗红，有血块，量多，经期腰酸，白带色黄稠，小便黄，小便多。2007年曾来我处治疗，效可，后未持续服药，又如故，前日曾按结肠炎治疗，效无。纳少，近1年来消瘦，体重下降5kg。舌绛，苔少，脉细。治以增水行舟法。

处方：槐花30g，槐角30g，地榆15g，杏仁10g，瓜蒌皮15g，桔梗10g，麻黄3g，炒莱菔子15g，桃仁12g，炒火麻仁30g，生白芍15g，大黄10g（后下）。10剂，水煎服，日1剂。

6. 龙骨-牡蛎

【理论阐述】 龙骨为古代哺乳动物如犀类、牛类、象类、鹿类、三趾马类等动物骨骼化石，其性平，味甘涩，归心、肝、肾经，具有镇惊安神、平肝潜阳、收敛固涩之功，《神农本草经》载其为上品，谓其"主心腹鬼注，精物老魅，咳逆，泄利脓血，女子漏下，症瘕坚结，小儿热气惊痫"。牡蛎为牡蛎科动物长牡蛎、近江牡蛎或大连湾牡蛎的贝壳，其味咸，性微寒，归肝、胆、肾经，具有敛阴潜阳、重镇安神、化痰软坚、收敛固涩之效。《神农本草经》亦将其列为上品，书中载其"主伤寒寒热，温疟洒洒，惊恚怒气，除拘缓鼠瘘，女子带下赤白"。

龙骨、牡蛎二者皆入肝、肾二经，皆具重镇安神、平肝潜阳、收敛固涩之功效，为临证潜镇息风、收敛固涩的常用药对，《医学衷中参西录·治吐衄方》亦云："人身阳之精为魂，阴之精为魄。龙骨能安魂，牡蛎能强魄。魂魄安强，精神自足，虚弱自愈也。是龙骨、牡蛎，固为补魂魄精神之妙药也。"龙骨又可入心经，而长于重镇安神；牡蛎为咸寒介类之品，善于化痰软坚，《本草求真》亦言："龙骨功与牡蛎相同，但牡蛎咸涩入肾，有软坚化痰清热之功。"故二药配伍，相须为用，收外浮之阳，平亢奋之火，镇不安之神，敛元气归根，使阳得潜，火得平，心得安，神得藏，阴得养，气可归，阴阳调和，则病自除。龙骨、牡蛎配伍使用，见于《伤寒论》之桂枝甘草龙骨牡蛎汤，原为误治而致的烦躁不安、烦惊等症所设，临床常用此二者治疗眩晕耳鸣、心悸失眠、瘰疬瘿瘤、癥瘕痞块、自汗盗汗、遗精早泄等病证。

【可视化图鉴】 通过对张老应用龙骨牡蛎配伍治疗疾病的相关医案的抽取挖掘分析，形成配伍用药关系如图4-7所示。张老善用龙骨配伍牡蛎治疗阴虚阳亢风动所致不寐、心悸、眩晕、耳鸣、头痛、汗证、颤证、遗精等疾病。若虚阳上扰心神所致眠差、心悸、烦躁等症，配伍莲子心、竹叶、连翘等药以清心火，如清宫汤之属；若肝肾亏虚，肝阳上亢而见头晕头痛、耳鸣耳聋、烘热汗出等症，则酌加怀牛膝、山萸肉、谷精草、菊花、蔓荆子等药以补肾平肝；若肝风内动，筋脉失养而致四肢颤抖者，配伍天麻、钩藤、石决明、代赭石等镇肝息风之品，如天麻钩藤饮、镇肝熄风汤之类；肾虚不固而见遗精者，配伍芡实、莲须、金樱子等药以固肾涩精，如金锁固精丸之属。

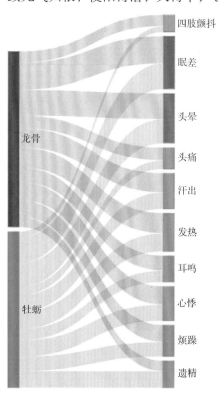

图4-7 张磊应用龙骨-牡蛎药症关系图

经典医案

1. 龙骨配伍牡蛎治疗不寐案

姜某某，女，40岁，教师，已婚。

初诊（2006年6月2日）：主诉：失眠1个月。现病史：患者1个月来失眠，服安神药脑灵素、乌灵胶囊、地西泮等能睡，不服则只睡2～3小时，有时心惊悸，胸闷，心烦，口苦，口中无味，食后觉食物消化慢，两肘两膝关节发凉，不痛，头蒙。月经提前3～4日，白带不多。舌质红，苔薄白，脉细数。证属阴虚火旺阳亢。

处方：制半夏12g，陈皮10g，茯苓10g，炒枳实15g，竹茹30g，黄连6g，生白芍30g，灯心草3g，小麦30g，生龙牡各30g（先煎），黄芩10g，生地黄15g，生甘草6g。10剂，水煎服，日1剂。

二诊（2006年6月16日）：服上方后睡眠好转，已不心烦，口苦涩，左侧卧位睡眠时心慌，自感畏惧睡觉，食欲较前减少，大便不畅，小便正常。舌质红，苔白，脉细。据述发病曾因孩子学习生气操心升学。

处方：炒枳实12g，生白芍20g，郁金10g，竹叶10g，灯心草3g，小麦30g，炒枣仁30g，生地黄10g，百合20g，制半夏10g，生龙牡各30g（先煎），麦冬15g，生甘草6g，大枣6个（切开）为引。10剂，水煎服，日1剂。

2. 龙骨配伍牡蛎治疗眩晕案

刘某某，女，70岁，退休，已婚。

初诊（2017年1月20日）：主诉：头晕25年。现病史：患者自诉15年前无明显原因出现头晕，伴视物旋转，恶心呕吐，西医诊断为梅尼埃病，现多于上午感头晕沉不清，巅顶跳痛，双目憋胀，如有物压，偶有视物旋转，甚者恶心呕吐，紧闭双目，平躺于床上，不可转动，休息后缓解。纳可，寐稍欠佳，偶有入睡稍困难。大便不成形，有解不净感，多质稀黏，每日1次，偶矢气多，小便色淡黄。平素不易上火，口中和。舌红，苔稍腻，黄白相间，脉细弦。甘油三酯略高，未服降脂药。中医诊断为眩晕，证属肝阳暴张，胃气上逆，夹痰。

处方：清半夏10g，陈皮10g，茯苓10g，炒白术10g，泽泻12g，川芎10g，天麻10g，钩藤30g（后下），生龙牡各30g（先煎），生甘草6g。10剂，水煎服，日1剂。

3. 龙骨配伍牡蛎治疗汗证案

陈某某，女，59岁，商人，已婚。

初诊（2006年4月26日）：主诉：汗出4年。现病史：4年前无明显原因出现汗出，面瘫（已治愈），现汗出时全身汗出，时半身汗出，晚上汗出尤甚，头痛，颈项强，胸闷，心慌，急躁，汗出后身凉痛，口干，口苦，纳差，吐酸，腹胀，大便干，2～3日1次，小便多。舌质暗，苔腻黄，脉细。

处方：桂枝10g，生白芍10g，制附子10g（先煎），桑叶20g，大黄10g（后下），生龙牡各30g（先煎），炙甘草6g，浮小麦30g（另包），煎水泡药。2剂，水煎服，日1剂。

4月28日，上方继服10剂。

二诊（2006年5月17日）：服上药效可，出汗减轻，现症仍有自汗，身凉，全身关节响，头部、下肢汗较多，双脚怕凉甚，可冷至腰部，双小腿肚抽筋，见凉则骨节痛，恶风，易感冒，纳差，口苦，口干，喜饮，吐酸水，双目干涩，喜长出气，胸闷，大便易干。舌质红稍暗，苔薄，脉细。

处方：熟地黄10g，生地黄10g，黄芩10g，黄连6g，黄柏10g，当归10g，生黄芪30g，浮小麦30g，煅牡蛎30g，大黄10g（后下）。6剂，水煎服，日1剂。

7. 竹叶-灯心草

【理论阐述】 竹叶是禾本科植物淡竹的干燥叶，味甘辛淡而性寒，归心、胃、小肠经，具有清心除烦、生津止渴、利尿通淋之功效，主治热病烦渴，口舌生疮，小便短赤等病证，《神农本草经》言其"主咳逆上气，溢筋恶疡，杀小虫"。灯心草为灯心草科植物灯心草的干燥茎髓，其性微寒，味甘淡，归心、肺、小肠经，具有清心火，利小便之功效，主治心烦失眠，口舌生疮，小便不利，尿少涩痛等病证，《景岳全书·本草正》谓其能"通水道涩结癃闭，治五淋，泻肺热，降心火，除水肿，止血，通阴气，散肿止渴"。

竹叶、灯心草二味，皆甘淡质轻之品，均入心、小肠经，而可清心利尿。竹叶兼入胃经，而长于清阳明之热而止呕逆，灯心草又入肺经，而善于清泄肺热；二者合用，清心降火，除烦安眠，清肺止逆，而为灯心竹叶汤，主治干呕，夏月手足心热，面赤饮冷，吐出浑浊等。此方出自《证治准绳·幼科》，主治干呕，其言："灯心竹叶汤，治干呕。竹叶（三十片），灯心（三十根），水煎服。"

【可视化图鉴】 通过对张老应用竹叶与灯心草配伍治疗疾病的相关医案的抽取挖掘分析，形成配伍用药关系如图4-8所示。张老善用竹叶配伍灯心草治疗心火亢盛，伤阴动神所致心悸、不寐、口舌生疮、淋证、早泄等病。若心火内盛，扰及心神，而见眠差、心烦、心悸等症，则配伍连翘、莲子心等增强清心之力，龙骨、牡蛎潜镇安神，小麦、枣仁等以养心安神；汗为心液，心火旺而迫津外泄，见发热汗出者，配伍小麦、煅牡蛎、山萸肉等以清心养阴敛汗；火热内盛，灼津烁液，熏灼于口而见口干咽燥、口舌生疮者，酌加麦冬、生地黄、牡丹皮、栀子、赤芍之类以养阴清热；若心火下移小肠，而见小便赤热者，配伍车前草、木通、通草等清热利尿；心胃火盛，胃气上逆，则见干呕，酌加生地黄、牡丹皮、黄芩、黄连清热止呕；君相火旺，而致早泄者，配伍泽泻、山萸肉、牛膝等滋阴泻热。

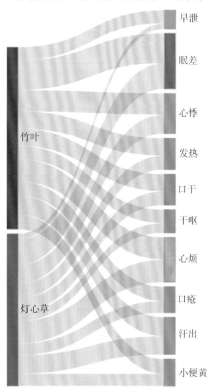

图4-8 张磊应用竹叶-灯心草药症关系图

经典医案

1. 竹叶配伍灯心草治疗不寐案

徐某某，男，45岁，律师，已婚。

初诊（2009年7月29日）：主诉：失眠2年余。现病史：2年余前因工作压力大，出现失眠，每晚睡觉至后夜4时即醒，醒后有精神，不能再入眠，偶服半片地西泮入眠，或至天亮不眠，曾服中药（不详），治疗好转。现失眠多梦，过虑，无心悸。颈椎病5年，时轻时重，现项背沉痛不适。纳食可，晨起口苦，大小便正常。时有血压偏高，未服药。平素应酬难免喝酒。既往血脂偏高，2009年3月16日体检示：高黏滞血症。舌质偏红，苔薄黄，有裂纹，脉略数。治以清心凉肝去着。

处方：生地黄15g，竹叶10g，灯心草3g，牡丹皮10g，槐花30g，炒枳实12g，生白芍30g，泽泻10g，滑石30g（包煎），生甘草6g。10剂，水煎服，日1剂。

二诊（2009年8月24日）：服初诊方10剂，后又调方，效可，眠好转，每夜睡眠6小时左右。现症见：不服地西泮也能入睡，每夜睡眠6小时左右。左腰酸痛，纳可，二便正常。舌红，少苔，脉沉有力。

处方：冬瓜仁30g，生薏仁30g，桃仁10g，竹叶10g，连翘10g，泽泻10g，滑石30g（包煎），炒山楂15g，炒苍术10g，清半夏10g，茯苓10g，陈皮10g，生甘草3g，白蔻10g。10剂，水煎服，日1剂。

2. 竹叶配伍灯心草治疗心悸案

连某某，男，56岁，农民，已婚。

初诊（2008年8月11日）：主诉：自觉心悸10余年，近1个月加重。现病史：自觉心跳快10余年，2003年曾在我处诊治，按心、膀胱热，用生脉饮、导赤散加减，服药效可，此后4年较平稳。近2年因体力活重，病加重，经常睡眠休息不足，平均日劳动时间超过18小时，常服用速效救心丸、丹参丸等，平素食辣椒、蒜、葱后心悸，不适，饥饿及过饱、阴天、小便时自觉心悸。现症见：盗汗，心悸，常梦魇，心悸时身无力，气喘，胸闷，出虚汗。眠可，纳食一般，二便可。舌质淡红，苔后部黄腻，脉迟缓。现正服美托洛尔。2008年8月1日心脏彩超示：左心功能测定结果：①心脏各房室内径及大血管根部内径正常；②室间隔、室壁厚度及搏动幅度正常；③二尖瓣、三尖瓣关闭欠佳，余瓣膜形态回声及活动正常；④房室间隔连续完整。彩色多普勒血流显像（CDFI）：①二尖瓣、三尖瓣口收缩期可见少量反流，余瓣膜口血流信号正常；②房室水平无分流。2008年8月5日检查示：①窦性心律；②频发室性早搏；③频发房性早搏；④阵发性心房纤颤。治以清心凉肝安神，佐以助消化。

处方：生地黄15g，竹叶10g，麦冬20g，牡丹皮10g，金银花10g，茯神10g，小麦30g，灯心草3g，生龙牡各30g（先煎），石菖蒲6g，远志10g，丹参15g，生甘草6g。15剂，水煎服，日1剂。

二诊（2008年8月29日）：服药15剂，心悸明显减轻，活动后感左胸前落空不适，盗汗明显减轻，服药后感腹胀，口酸，时心烦躁不安，纳食减少，无食欲，二便正常，食青菜水果则腹胀明显。舌质红，苔白厚，脉缓涩。

处方：制半夏10g，陈皮10g，茯苓10g，炒枳实10g，竹茹30g，石菖蒲6g，黄连3g，香橼10g，生甘草6g。10剂，水煎服，日1剂。

3. 竹叶配伍灯心草治疗早泄案

李某某，男，29岁，经商，已婚。

初诊（2008年12月3日）：主诉：早泄半年余。现病史：患者半年余前自觉早泄（稍触即泄）即开始治疗，服中药（方不详）效不显。现症见：有性欲，可勃起，2分钟左右即泄。眠可，精神可，大便可，小便饮水少则黄。夫妻两地分居。既往慢性前列腺炎2个月。舌淡红有齿痕，苔薄白，脉细。治以清心凉肝固肾。

处方：生地黄15g，麦冬30g，竹叶10g，金银花10g，连翘10g，牡丹皮10g，车前草15g，金樱子10g，山萸肉16g，灯心草3g，莲须10g，生甘草6g。10剂，水煎服，日1剂。

8. 百合-生地黄

【理论阐述】 百合为百合科植物卷丹、百合或细叶百合的干燥肉质鳞叶，味甘微寒，归心、肺经，有养阴润肺，清心安神之功，主治阴虚燥咳，劳嗽咳血，虚烦惊悸，失眠多梦等病证，《神农本草经》将其列为中品，并载其"主邪气腹胀、心痛，利大小便，补中益气"。生地黄为玄参科植物地黄的干燥块根，其味甘而性寒，归心、肝、肾经，有清热凉血，养阴生津之效，主治温毒发斑，血热出血，热病伤阴，舌绛烦渴，津伤便秘等病证，《神农本草经》载其为上品，言其"主五脏六腑寒热邪气，坚筋骨，长肌肉，倍力，金创，解毒"。

百合、生地黄二者，皆甘寒质润之品，且皆入心经，而养阴清心。百合兼入肺经，而善于养阴润肺，清心宁神，生地黄可入营血分，而善于清热凉血，养阴生津。二者合用，补而不腻，清而不燥，共为《金匮要略》之百合地黄汤，主治百合病，《金匮要略·百合狐惑阴阳毒病证治》曰："百合病……意欲食复不能食，常默默，欲卧不能卧，欲行不能行，饮食或有美时，或有不用闻食臭时，如寒无寒，加热无热，口苦，小便赤……如有神灵者，身形如和，其脉微数。"尤怡《金匮要略心典》亦言："百合色白入肺，而清气中之热，地黄色黑入肾，而除血中之热，气血即治，百脉俱清，虽有邪气，亦必自下。"

【可视化图鉴】 通过对张老应用百合生地黄配伍治疗疾病的相关医案的抽取挖掘分析，形成配伍用药关系如图4-9所示。张老常用百合配伍生地黄治疗心肺阴虚内热所致情志抑郁、急躁易怒、发热汗出、口干口苦、心悸失眠、小便黄赤等症。若心肺阴虚内热之百合病而见急躁易怒、抑郁、发热、汗出、口苦、小便黄等症，配伍知母、郁金等以增养阴润肺，清心安神之功；若心阴亏虚，心火亢

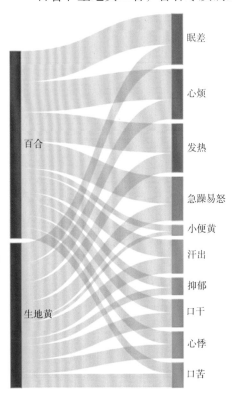

图4-9　张磊应用百合-生地黄药症关系图

盛而见心烦不安、心悸眠差等症，则配伍龙骨、牡蛎等清潜之品，竹叶、灯心草等清心之药，茯神、枣仁等养心之品，共奏除烦安神之功；若肺阴亏虚而见口鼻干燥、咽干燥咳等症，则酌加麦冬、玄参等药以增养阴润肺之力。

 经典医案

1. 百合配伍生地黄治疗不寐案

邢某某，女，33岁，职员，未婚。

初诊（2008年7月23日）：主诉：间断性失眠1年。现病史：自幼眠差多梦，近2年出现间断性失眠，有时能持续1周，夜睡1～2小时，易醒，多梦，入睡难，心烦躁，右胁稍痛，全身不适，常处于紧张状态。平时头沉，头痛，易胃胀，嗳气，善叹息。月经周期正常，量少，色暗，行经第1、2日小腹痛，有时重。易疲劳，二便正常。2000年因积水切除左肾。舌质淡红，苔薄白，脉细。

处方：生地黄10g，百合20g，炒枣仁20g，茯神10g，茯苓10g，竹叶10g，灯心草3g，麦冬15g，制半夏10g，紫苏叶6g（后下），生龙牡各30g（先煎），小麦30g，炒枳实10g，生白芍30g，生甘草6g，大枣4个（切开）为引。10剂，水煎服，日1剂。

二诊（2008年8月15日）：服上药10剂，入睡较前改善，能较快入睡（晚上10～11时入睡），每凌晨3时醒，难再复睡，白天精神差。头痛，头胀，常间隔1个月出现小腹疼痛较甚，休息后缓解，曾检查无器质性病变。右腰部肌肉内有一块状物，如弹珠大，常痛，曾经西医诊为软骨炎，服西药无效。后背酸沉胀紧。长期操作电脑。舌质淡红，苔薄白，脉沉细。

处方：上方加五灵脂10g，蒲黄10g（包煎），制香附10g，黄芩10g。10剂，水煎服，日1剂。

2. 百合配伍生地黄治疗脏躁案

于某某，女，48岁，会计，已婚。

初诊（2009年9月21日）：主诉：乏力、心慌3年余，加重10余日，失眠3年。现病史：3年前无明显原因出现乏力、心慌，近10余日加重。现症见：乏力，心慌，心电图示早搏，汗多，动则汗多为甚，心烦，急躁易怒，失眠，不易入睡，睡后易醒，须服地西泮片才能入睡，胸闷，气短，喜长出气。纳可，二便正常。月经周期时提前时错后，量多，色可，有血块，经前乳房胀痛，白带多，色黄。舌红，苔微黄，脉细。曾于2007年在我处服中药，近自服阿胶，胆囊摘除后胃痛，牙痛。既往胆囊摘除术后4月余（胆囊息肉），贫血（月经过多所致），血压高，血脂高。中医诊断为脏躁。

处方：生地黄10g，生百合20g，炒枣仁30g，茯苓10g，麦冬15g，小麦30g，竹叶10g，灯心草3g，川楝子10g，延胡索10g，炙甘草6g，大枣6个（切开）为引，10剂，水煎服，日1剂。

3. 百合配伍生地黄治疗烦躁案

宋某某，女，35岁，职员，已婚。

初诊（2009年9月16日）：主诉：心烦、急躁易怒三四个月。现病史：患者因小儿子体质不好，思虑过度，出现心烦，急躁易怒，逐渐加重。现症见：心烦，急躁易怒，咽喉部有物堵塞感，有咽喉部相对应之后背部疼痛。怕冷，膝盖及双腿部外侧面部位发凉。患者有胆囊息肉，不能进食油腻肉食，纳可，大便2日1次，质干，量少（有痔疮史），小便正常，眠可。月经提前6~7日，量少，色暗，有少许血块，经前乳房稍胀，白带正常，孕3产1。在郑州大学第一附属医院按抑郁症治疗，服抗抑郁药物，效可，患者担心西药有副作用，故来诊治。舌红，苔黄腻厚，脉沉滞。

处方：柴胡10g，生白芍10g，当归10g，茯苓10g，薄荷3g（后下），制香附10g，牡丹皮10g，栀子10g，桃仁10g，红花6g，生地黄10g，生百合30g，知母10g，郁金10g，生甘草6g。20剂，水煎服，日1剂。

二诊（2009年10月16日）：服上药20剂，效可，烦躁已大减轻，但左腿膝盖仍凉，腿外侧发凉，颈部不适，活动后减轻，纳眠可。月经仍提前5~6日，量少色暗。二便正常。舌淡暗，苔薄白，脉细滞。

处方：栀子10g，淡豆豉30g，竹叶10g，灯心草3g，知母10g，小麦30g，生甘草6g，郁金10g，黄芩10g。6剂，日1剂，两煎两服。

（二）常用药组篇

1. 谷精草-青葙子-夏枯草

【理论阐述】 谷精草，味辛甘，而性平，归肝、肺经，具有疏散风热，明目退翳之功效，主治风热头痛、目赤肿痛、羞明、目生翳膜等病证，《本草择要纲目》言其"头风痛，目盲翳膜，痘后生翳，止血，功在菊花上"。青葙子，味苦，性微寒，归肝经，具有清肝泻火、明目退翳之功效，主治肝热目赤肿痛、眼生翳膜、视物昏花、肝火眩晕等病证，《神农本草经》载其为下品，谓其"主邪气，皮肤中热，风搔，身痒，杀三虫"。夏枯草，味辛苦，而性寒，归肝、胆经，具有清肝明目、散结消肿之功效，主治目赤肿痛，头痛眩晕，瘰疬瘿瘤，乳痈乳癖，痈疖肿毒等，《神农本草经》亦列其为下品，言其"主寒热，瘰疬，鼠瘘，头创，破癥，散瘿结气，脚肿湿痹"。三者均为轻清上浮而又凉散之品，可速达头巅，皆入肝经，功可清肝泻火，清利头目，常用于治疗风热或肝热所致头部疾患，如头痛、头蒙、耳鸣、眼胀、鼻塞、流浊涕等病。

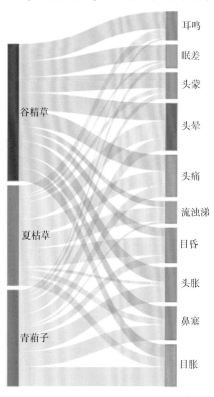

图4-10　张磊应用谷精草-青葙子-夏枯草药症关系图

【可视化图鉴】 通过对张老应用谷精草、青葙子、夏枯草配伍治疗疾病的相关医案的抽取挖掘分析，形成配伍用药关系如图4-10所示。此三味药为张老所创谷青汤的关键组成，其性轻清凉散而善治风热、郁热所致头面部疾患。若风热上犯头面，而见头面胀痛者，则加蔓荆子、菊花、桑叶、荷叶、白芷、羌活等疏散风热，祛风止痛之品；若肝火上扰清阳，而见头晕头蒙、耳鸣、目昏目胀等症，酌加石决明、珍珠母、钩藤、牛膝、泽泻等平肝潜阳之品；若风火上壅清窍而见鼻塞流涕者，则加苍耳子、辛夷、白芷等宣通鼻窍之品；若心肝火旺，心神不藏，而见眠差者，则加竹叶、栀子、酸枣仁、生地黄等清心泻火、养心安神之品。

 经典医案

1. 谷精草、青葙子、夏枯草配伍治疗头晕案

马某某，女，70岁，退休，已婚。

初诊（2008年6月6日）：主诉：口干、时头晕2月余。现病史：2月余前无明显诱因出现口干、不欲饮，时头晕，无视物旋转，曾在河南省人民医院住院治疗，1周前出院。现症见：口干，不欲饮，视物昏花，左眼流泪，时头晕，右背部沉困。纳眠可，大便偏干，一日一行，小便正常。舌质淡红，苔黄厚腻，脉沉弦。既往高血压史20余年，现口服降压药血压控制可；糖尿病3年，现胰岛素治疗，血糖控制可。理化检查：头颅CT示左侧基底节腔隙性梗死，右内囊膝部腔隙性梗死；血脂偏高，脂肪肝。

处方：谷精草30g，青葙子15g，决明子20g，蝉蜕6g，薄荷10g（后下），菊花10g（后下），酒黄芩10g，蔓荆子10g，夏枯草15g，荷叶15g，生麦芽15g，茵陈15g，生甘草6g。15剂，水煎服，日1剂。

二诊（2008年6月20日）：服上方15剂，精神好转，左眼流泪改善，头晕消失，仍口干，不欲饮，咽痒则咳，视物昏花，右肩疼痛。纳眠可，大便每日2～3次，始成形，小便正常。舌质淡红，苔中后部白厚，脉细。

处方：生山药30g，生白芍30g，怀牛膝15g，麦冬15g，茯苓10g，生地黄10g，生石决明30g（先煎），菊花10g（后下），生甘草6g。20剂，水煎服，日1剂。

2. 谷精草、青葙子、夏枯草配伍治疗耳鸣案

苏某某，女，20岁，学生，未婚。

初诊（2006年4月3日）：主诉：耳鸣3个月。现病史：患者因在迪厅兼职，环境嘈杂，渐现耳鸣。现症见：耳鸣，眠差，多梦，心悸，情绪欠佳，纳差，口干，月经推后，经期腹痛，经前乳房胀痛，大便正常，小便黄。舌质淡暗，苔白稍腻，脉细。证属风热上扰清阳玄府。

处方：谷精草30g，青葙子15g，决明子10g，薄荷10g（后下），菊花10g（后下），酒黄芩10g，蔓荆子10g，生龙牡各20g（先煎），车前草15g，夏枯草10g，生甘草6g。6剂，水煎服，日1剂。

3. 谷精草、青葙子、夏枯草配伍治疗头痛案

葛某某，女，46岁，无业，已婚。

初诊（2006年7月17日）：主诉：右颞侧头痛近1年。现病史：因未休息好而引发头痛，以右颞侧为甚，自觉疼痛甚则面部有血管状突起如包样，欲用巾裹头部，服复方乙酰水杨酸片并睡眠后缓解，因子宫腺肌病2004年底行子宫全切术，白带量多，时白时黄，

口不干不苦，饮水不多，急躁易怒，头胀，以右侧为甚，大便干，病作时昼夜背痛，双目珠胀，只用西药未服过中药。舌质淡，苔白欠润，脉细滞。

处方：谷精草30g，青葙子15g，酒龙胆草10g，酒黄芩10g，大黄10g（后下），蔓荆子10g，薄荷10g（后下），菊花10g（后下），白僵蚕10g，夏枯草30g，生甘草6g，桃仁10g，红花10g。6剂，水煎服，日1剂。

二诊（2006年7月24日）：右侧头痛减轻，左侧偶发，近日舌尖痛，牙龈肿痛，口腔溃疡，口苦，不干，不多饮，心烦易怒，头蒙头沉。夜寐可，大便稀，2日1次，小便黄少，小腹痛，白带量少色黄。舌淡红，苔薄白，脉细。

处方：上方去大黄加决明子30g，生地黄10g，栀子10g，白芷6g，白芍15g。12剂，水煎服，日1剂。

4. 谷精草、青葙子、夏枯草配伍治疗鼻渊案

樊某某，男，37岁，财会，已婚。

初诊（2008年10月6日）：主诉：间断发作流涕5年。现病史：5年前出现每秋季即流清涕，服药后1个月能愈。今年发作时间延长，流黄涕，夜间鼻塞，晨起及午休后打喷嚏。眠时易早醒，夜3～4时醒，醒后难以复睡。纳可，二便可。今年4～5月份大便稀。舌质红，苔薄黄，脉沉有力。理化检查：血脂高。治以清补兼施。

处方：党参10g，生黄芪15g，当归10g，炒白术10g，陈皮10g，升麻6g，柴胡6g，谷精草30g，青葙子15g，酒黄芩10g，薄荷6g（后下），辛夷6g，炒苍耳子10g，竹叶10g，夏枯草15g，生甘草6g。10剂，水煎服，日1剂。

5. 谷精草、青葙子、夏枯草配伍治疗不寐案

郭某某，女，23岁，幼师，未婚。

初诊（2006年6月12日）：主诉：失眠、头痛3个月。现病史：3个月来经常晚睡，入睡难，易醒多梦，头顶及双侧太阳穴疼痛。纳可，大便2～3日1次，身困乏力，头晕。月经正常，白带经前多，色量正常，无异味。近来小腿肚经常抽筋，怕冷，情绪不稳，心烦易怒。舌淡暗胖，苔白厚，脉细。证属郁热。

处方：谷精草30g，青葙子15g，决明子10g，蝉蜕6g，薄荷10g（后下），菊花10g（后下），酒黄芩10g，蔓荆子10g，夏枯草10g，木瓜30g，竹叶10g，栀子6g，麦冬15g，知母10g，生甘草6g。6剂，水煎服，日1剂。

2. 冬瓜仁-薏苡仁-桃仁

【理论阐述】 冬瓜仁，味甘，性凉，入肺、脾、小肠经，功能清肺化痰，利湿排脓，适用于治疗肺热咳嗽、肺痈吐脓、肠痈等病证，《名医别录》载其"主除烦满不乐"。薏苡仁，味甘淡，而性凉，归脾、胃、肺经，功能上清肺热而排脓消痈，下利肠胃而渗湿止泻，又有解毒散结之功，其位于《神农本草经》上品之列，《神农本草经》曰："主筋急拘挛，不可屈伸，风湿痹，下气。"桃仁，味苦甘，而性平，入心、肝、大肠经，功能活血祛瘀以消痈，润肠通便以泄瘀，又能降泄肺气而平喘，《神农本草经》列其为下品，谓其"主瘀血，血闭癥瘕，邪气，杀小虫"。冬瓜仁清热化浊，祛痰排脓；薏苡仁健脾渗湿，清热排脓；桃仁活血祛瘀，润燥通便。三药合用，清热、利湿、化痰、逐瘀俱备，清上、畅中、渗下并行，标本并治，具有荡涤三焦浊邪之功，适用于痰、湿、热、瘀等各类浊邪为患的病证，此三味是张老涤浊法的常用药组，为张老涤浊法之典型体现。

【可视化图鉴】　通过对张老应用冬瓜仁、薏苡仁、桃仁配伍治疗疾病的相关医案的抽取挖掘分析，形成配伍用药关系如图4-11所示。此三味药出自《金匮要略·肺痿肺痈咳嗽上气病脉证治》所载附方之《千金》苇茎汤，原方主治"咳有微热，烦满，胸中甲错"之肺痈，张老则据《素问·汤液醪醴论》所言"平治于权衡，去菀陈莝……疏涤五脏"之旨立涤浊法，扩大了该药组的应用范围，在临床上根据具体辨证情况，加味治疗上、中、下三焦之湿浊所致病证。如浊邪阻肺，肺失清肃，而见咳嗽气喘、胸闷痰多等症，配伍苇根、桔梗、黄芩、海浮石、葶苈子、苏子、麻黄等药以增涤浊化痰、宣降肺气之力；浊邪中阻，脾失健运，而见体胖困倦、胃脘胀满、舌苔厚腻及有高血压、糖尿病倾向者，配伍半夏、陈皮、茯苓、泽泻、苍术、神曲等药以健脾

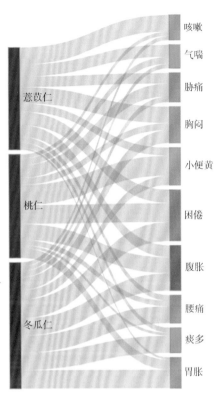

图4-11　张磊应用冬瓜仁-薏苡仁-桃仁药症关系图

燥湿，化痰祛浊；肝热脾湿，浊邪积着，而见右胁不适或疼痛、腹胀等症，配伍川芎、皂刺、郁金、延胡索、败酱草、浙贝母、夏枯草、茵陈蒿、大黄等药以疏肝清热，利湿涤浊；浊滞下焦，膀胱失利，而见小便黄浊不利、小腹不适、腰部酸痛、会阴胀痛者，配伍白茅根、连翘、赤小豆、滑石、牛膝、地龙、琥珀、冬葵子等药以清热利尿，化瘀散结。

 经典医案

1. 冬瓜仁、薏苡仁、桃仁配伍治疗咳嗽案

胡某某，男，67岁，农民，已婚。

初诊（2008年10月31日）：主诉：咳嗽半年。现病史：半年前出现咳嗽，低热，在郑州大学第一附属医院做螺旋CT扫描：①胸廓入口，气管左侧肿块——甲状腺肿？；②右侧胸腔积液，右下肺门占位？；③左肺上叶舌段炎症。在家服中、西药治疗。现症见：咳嗽，痰白，有时难咳，体温37.3℃左右，最高38℃，晚间体温易高，白天体温尚正常，偶高，腿软无力，气喘，胸部稍痛。纳可，眠可，二便正常。2个月前咯血，现已消失。以往嗜烟每日2盒，甚至3盒。舌质暗红，苔黄厚不匀，脉数大。2008年10月25日胸透示：右下肺感染，不排除占位。

处方：苇根30g，冬瓜仁30g，生薏仁30g，桃仁10g，桔梗20g，海浮石30g（包煎），白前15g，桑白皮10g，地骨皮10g，橘红6g，生甘草10g。20剂，水煎服，日1剂。

二诊（2009年4月6日）：服上药35剂，咳嗽好转，现症见：胸闷气喘，吐白痰，脚

累微痛，晨起好转，胸部隐痛，时有下肢隐痛，晨起咳嗽，纳可，眠可，二便正常。舌质红暗，苔白腻，中间剥苔，脉沉有力。

处方：苇根30g，冬瓜仁30g，生薏仁30g，桃仁10g，桔梗20g，白前12g，橘红10g，浙贝母6g，黄芩10g，藕节30g，生甘草6g，蚤休10g，北沙参15g。30剂，水煎服，日1剂。

2. 冬瓜仁、薏苡仁、桃仁配伍治疗胃胀案

孔某某，男，44岁，公务员，已婚。

初诊（2010年1月13日）：主诉：胃胀2月余。现病史：患者平素爱喝酒，生活不规律，而致胃部胀满，做胃镜示：慢性食管炎，慢性萎缩性胃炎。服药不详。现症见：胃部胀满，胃痛，大小便可。舌质淡红，苔薄白，脉沉滞。平素在乡镇工作，生活不规律，应酬多，饮酒多。既往胃炎。2010年1月3日辅助检查示：①慢性食管炎；②慢性萎缩性胃炎，幽门螺杆菌阴性；③中度脂肪肝；④谷氨酰转移酶118U/L↑；⑤血压130/100mmHg；⑥符合左冠状动脉前降支中远段壁冠状动脉表现，收缩期较舒张期腔截面积轻度受压变窄。证属湿浊内郁，治以涤浊法。

处方：白茅根30g，冬瓜子30g，生薏仁30g（包煎），桃仁10g，泽泻10g，炒苍术10g，茯苓10g，陈皮10g，连翘10g，赤小豆30g（包煎），郁金10g，赤芍10g，白蔻10g（后下），厚朴12g，清半夏10g，生甘草3g。20剂，水煎服，日1剂。

二诊（2010年2月10日）：服上药20剂，觉效可，饮食快或热时胃上口堵闷感。纳可，二便可，眠可，因工作习惯晨起三四时即不能再睡。舌淡红，苔薄白，脉沉滞乏力。

处方：制半夏10g，陈皮10g，茯苓10g，炒白术10g，炒苍术10g，荷叶10g，冬瓜子30g，生薏仁30g（包煎），郁金15g，白蔻10g（后下），泽泻12g，炒麦芽15g，炒神曲10g，炒山楂15g，桃仁10g，生甘草3g。20剂，水煎服，日1剂。

三诊（2010年3月12日）：服上药但觉效佳，胃脘堵闷感消失，眠可，易早醒，现无明显不舒适。未服西药。舌质淡红，苔薄白，脉沉滞。2010年3月10日长垣宏力医院化验示肝功能均正常。

处方：党参10g，炒白术10g，茯苓10g，制半夏10g，陈皮10g，炒苍术10g，白蔻6g（后下），藿香6g（后下），冬瓜子30g，生薏仁30g（包煎），连翘10g，炒麦芽15g，炒神曲10g，炒山楂15g，郁金12g，生甘草6g。20剂，水煎服，日1剂。

3. 冬瓜仁、薏苡仁、桃仁配伍治疗胁痛案

孙某某，女，78岁，农民，已婚。

初诊（2017年1月6日）：主诉：左胁下间断性胀痛，伴胃口闷痛2年余。现病史：2016年10月于河南省人民医院发现双肺腺癌（考虑双原位）、胃腺癌，进食不易消化的食物后易出现左胁下胀痛2年余，伴胃口闷痛。纳尚可，寐欠佳，夜间二三时醒后难以入睡。近2日大便不成形，每日1次，小便色黄，夜尿每夜1~2次。精神差，身乏力。舌暗红，苔少苔白，脉细。既往高血脂2个月，胆囊炎8年。2016年10月5日河南省人民医院CT示：①右上肺不规则肿块，双肺门对称分布代谢增多小淋巴结；②胃底小弯侧胃壁肿块样增厚，代谢增多，考虑恶性。

处方：冬瓜子30g，生薏仁30g，桃仁10g，大黄1g，苇茎30g，川楝子6g，醋延胡索10g，浙贝母10g，桔梗10g，小麦30g，鸡内金6g，生甘草6g，北沙参10g，石斛10g。10

剂，水煎服，日1剂。

二诊（2017年4月14日）：服上方10剂，效可，睡眠改善，眠中醒后易入睡，偶有干咳，伴呕恶感，右胸部偶有疼痛，胃脘不适减轻。大便正常，每日1次，小便可，色稍黄。精神体力较前好转。舌质紫暗，边点刺，苔白厚腻，脉沉滞。

处方：上方加蜈蚣粉1g（另冲服），三七粉3g（另先吞服），川楝子改为3g，北沙参改为20g。20剂，水煎服，日1剂。

三诊（2017年8月2日）：服上方40剂，6月份未服药，服药期间无不适，胃胀已不明显，右胁下隐痛减轻。现症见：夜里干咳明显，伴恶心，干呕，无痰，口干苦明显，夜里右胁下隐痛不舒。眠差，入睡难，纳可。大便每日1次，成形，小便黄。久坐劳累身乏力，后背痛。舌体胖，舌质暗红，苔白腻，脉沉滞。

处方：瓜蒌皮10g，冬瓜子30g，生薏仁30g，三七粉3g（另先吞服），壁虎6g，清半夏10g，党参15g，石斛12g，炒麦芽15g，鸡内金6g，生甘草6g，桔梗10g。15剂，水煎服，日1剂。

3. 忍冬藤-丝瓜络-通草

【理论阐述】 忍冬藤，味甘性寒，归肺、胃经，具有清热解毒、疏风通络之功效，主治风湿热痹，关节红肿热痛等病证，《医学真传》曰："银花之藤，乃宣通经脉之药也……通经脉而调气血，何病不宜，岂必痈毒而后用之哉。" 丝瓜络，味甘性平，归肺、肝、胃经，善于祛风通络又可清热化痰，主治风湿痹痛，筋脉拘挛，胸胁胀痛，乳痈肿痛等病证，《本草便读》言其"入经络，解邪热，热除则风去，络中津液不致结合而为痰，变成肿毒诸症"。通草，味甘淡，性微寒，归肺、胃经，功能清热通经，通气下乳，主治湿热淋证，水肿尿少，乳汁不下等病证，《本草择要纲目》言其"色白而气寒，味淡而体轻，故入太阴肺经，引热下降而利小便，入阳明胃经，通气上达而下乳汁"。此三味药皆入肺、胃经，肺合皮毛，胃合肌肉，故其药力可达病所相对较浅，未深入筋骨；且忍冬藤善于清热通络，丝瓜络长于活血通络，通草又可利水通络，三者相合，可使经络中湮瘀之邪荡然无存。此药组最善治疗皮肉之间的经络郁滞，故临床上张老常用于治疗经络气滞，运行不畅所致全身郁胀，似肿非肿之候。

【可视化图鉴】 通过对张老应用忍冬藤、丝瓜络、通草配伍治疗疾病的相关医案的抽取挖掘分析，形成配伍用药关系如图4-12所示。此三味药最善通行经络，为藤络饮的重要组成药物，藤络饮为

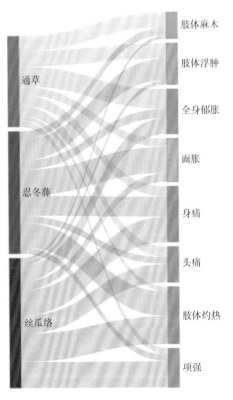

图4-12 张磊应用忍冬藤-丝瓜络-通草药症关系图

张老据《素问·至真要大论》所言"疏其血气，令其条达，而致和平"之理而立疏利之法，并专为治疗经络气滞、运行不畅而致全身郁胀之证所设之方。若络脉瘀阻，气血运行不畅而见全身郁胀、面胀、肢体麻木、全身窜痛等症，配伍木瓜、威灵仙、香附、羌活、独活等药以增行气通络之力；若经络湮瘀，气化不利，水湿停滞，而见肢体浮肿者，配伍半夏、陈皮、茯苓、泽泻等药以增化湿利水通络之力；若络阻生热，而见肢体灼热者，酌加苍术、赤小豆、薏苡仁、连翘、路路通、郁金等药以增清热通络之力；若脉络郁阻，经气不舒，而见头项强痛者，则加葛根、桑枝、木瓜、伸筋草等药以升津舒筋活络。

 经典医案

1.忍冬藤、丝瓜络、通草配伍治疗郁胀案

孔某某，女，65岁，教师，已婚。

初诊（2009年6月12日）：主诉：每立春后全身瘀胀6年。现病史：1999年因子宫肌瘤而行子宫全切术，2001年行右侧甲状腺结节肿手术，之后服左甲状腺素片1年，出现腿沉肿，身乏力，又至郑州大学第一附属医院检查示：甲状腺功能低下，嘱终身服用左甲状腺素片。在服左甲状腺素片之后，每年立春后全身瘀胀，血压随之达145/90mmHg，头晕沉，晨起重，晚间清爽。入睡难，手足心热，口干，口苦，汗出多，二便正常。无心慌、腹胀，身乏力，但欲卧，肛门灼热，善太息。秋冬症轻，春夏症重。舌质红，苔薄黄，脉沉滞。中医诊断为郁（瘀）胀症，治以疏利法。

处方：茯苓10g，猪苓10g，泽泻10g，赤小豆30g，青皮10g，陈皮10g，炒枳壳10g，炒枳实10g，木瓜30g，生薏仁30g，丝瓜络30g（另包），忍冬藤30g，黄芩10g，连翘10g，通草6g，生甘草3g。10剂，水煎服，日1剂。

二诊（2009年6月26日）：服上药10剂，自觉诸症缓解，口干减轻，仍口苦，汗出时阵发细汗或头有汗珠，精神转好，眠改善，近2日未服药，昨晚眠较差，入睡稍难，手足心仍热。纳可，二便正常，服药时大便不成形，肛门灼热好转，服第3剂药时腋下有红疹，后涂药缓解。舌红，苔薄黄，脉沉滞。仍用疏利法治疗。

处方：茯苓10g，猪苓10g，泽泻10g，青皮6g，陈皮10g，炒苍术10g，炒白术10g，炒枳壳6g，炒枳实6g，木瓜30g，生薏仁30g，丝瓜络30g（另包），忍冬藤30g，赤小豆30g，滑石20g（包煎），生甘草6g。10剂，水煎服，日1剂。

三诊（2009年8月14日）：服上药30剂，肛门灼热感明显减轻，口苦减轻，睡眠改善，全身瘀胀变化不明显，1个月前出现颈部胀痛呈间断性，痛处不定，在北京协和医院做超声提示：甲状腺右叶术后，左叶回声不均伴实性结节。现全身瘀胀，双手指瘀胀明显，颈部胀痛，稍有口苦。纳眠可，大便正常，小便正常。舌暗红，苔白，脉沉滞。平时怕热，手足心热。

处方：清半夏10g，陈皮10g，茯苓10g，三棱10g，莪术10g，夏枯草30g，姜黄6g，木瓜30g，生薏仁30g，通草6g，丝瓜络30g（另包），牡丹皮10g，地骨皮15g，连翘10g，浙贝母10g，生甘草3g。10剂，水煎服，日1剂。

四诊（2009年9月7日）：服上药20剂，自觉瘀胀减轻，眠佳，身无力，喜卧。左脚

大踇指麻木，右脚跟痛，行走可缓解。口苦，手足心仍热，颈部瘛胀不定时。查甲状腺素（T₄）11.30μg/dl↑，淋巴细胞百分比43.80%↑，左侧甲状腺有小结节（1.0cm×0.9cm）。纳可，二便正常。天热时颈肿加重，天冷则舒。舌红，苔薄黄，脉沉滞。

处方：生地黄10g，竹叶10g，玄参15g，金银花15g，夏枯草60g，连翘10g，牡丹皮10g，赤芍10g，浙贝母10g，生甘草3g，陈皮6g。10剂，水煎服，日1剂。

2.忍冬藤、丝瓜络、通草配伍治疗身痛案

张某某，女，58岁，退休，已婚。

初诊（2017年1月17日）：主诉：全身游走性疼痛1年余。现病史：诉因常年劳累1年前出现全身游走性疼痛，腰部尤甚，曾被诊断为腰椎间盘突出、腰肌劳损、风湿病，服中西药无效。现症见：全身游走性疼痛，腰部、腿部尤甚，有跳痛感。纳可，眠差，入睡困难，小便频，夜尿多，腹泻与便秘交替。口腔易溃烂。舌红，苔白厚，脉沉弦。既往高血压4年余，最高达180/110mmHg，现停服降压药。证属络脉瘀阻，方以藤络饮加减治疗。

处方：忍冬藤30g，丝瓜络30g，通草6g，路路通10g，姜黄10g，酒大黄6g（后下），酒桑枝30g，威灵仙10g，生甘草3g。30剂，水煎服，日1剂。

3.忍冬藤、丝瓜络、通草配伍治疗麻木案

吴某某，女，75岁，务农，已婚。

初诊（2006年6月23日）：主诉：四肢麻木1年余。现病史：患者手脚心热重，从手脚麻开始，麻至四肢及躯干部，腹部撑胀，双下肢痿软，时时欲仆倒，双腿热，脚热时常入冷水中浴，前2年只麻，近1年方有麻木，患者难受欲服毒药自尽。纳可，二便调，不口渴。舌质暗红，有瘀象，苔薄白滑，脉沉滞。证属阴虚火旺，络脉瘀阻。

处方：生地黄15g，生白芍20g，当归10g，川芎6g，地骨皮15g，牡丹皮10g，知母10g，黄柏10g，忍冬藤30g，丝瓜络30g（另包），通草6g，玄参15g，海风藤30g，络石藤30g，生甘草6g。6剂，水煎服，日1剂。

4.桑叶-竹茹-丝瓜络

【理论阐述】　桑叶，味甘苦，而性寒，归肺、肝经，功能疏散风热，清肺润燥，平抑肝阳，清肝明目，主治风热感冒，风温初起，肺燥咳嗽，肝阳上扰，头痛眩晕，目赤肿痛，咳血吐衄等病证，《神农本草经疏》言其"甘寒相合，故下气而益阴，是以能主阴虚寒热，及因内热出汗……经霜则兼得天地之清肃，故又能明目而止渴……益血故又能长发，凉血故又止吐血"。竹茹，性味甘而微寒，归肺、胃、心、胆经，功能清热凉血，化痰止呕，主治痰热咳嗽，惊悸不宁，心烦失眠，中风痰迷，舌强不语，胃热呕吐，血热吐衄等病证，《名医别录》曰："主呕啘，温气寒热，吐血，崩中溢筋。"丝瓜络，味甘性平，归肺、肝、胃经，功能通经活络，清热化痰，主治胸胁胀痛，肺热痰咳，风湿痹痛，痈肿疼痛等病证，《本草再新》言其"通经络，和血脉，化痰顺气"。此三味药，皆轻清凉散之品，均入肺经而可清肃肺气，化痰止咳；性味甘寒而入血，又能清热凉血而止血；王孟英又谓"若血虚有火者，余以竹茹、桑叶、丝瓜络为君，随证辅以他药，极有效。三物皆养血清热而熄内风"，故三药合用，既疏肝养肝以调气血，又活血通络以止痹痛。肝主升发，凉肝之药过于苦寒，必影响其升发之性，故用桑叶、竹茹、丝瓜络等，轻清凉散而非苦寒之品，使凉肝而无败胃之弊。故此三味药为张老临床喜用药对，以发挥其清通之功。

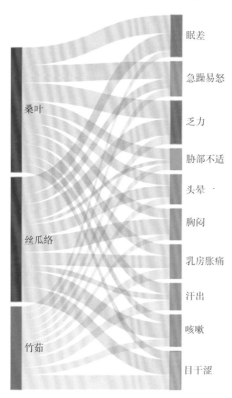

图4-13 张磊应用桑叶-竹茹-丝瓜络药症
关系图

【可视化图鉴】 通过对张老应用桑叶、竹茹、丝瓜络配伍治疗疾病的相关医案的抽取挖掘分析，形成配伍用药关系如图4-13所示。此三味药，源自王孟英之安胎经验方，《续名医类案》引王氏所言："皮肉之紧贴亦莫如竹……桑叶蚕食之以成丝，丝瓜络筋膜联系，质韧子坚，具包罗维系之形，且皆色青入肝，肝虚而胎系不牢者胜于四物、阿胶多矣。"而张老扩大其治疗范围，在临床中广泛应用于治疗肺热肝火，络脉瘀滞所致病证。若肝火偏旺，循经上炎而见急躁易怒、头晕、目干涩等症，配伍生地黄、白芍、女贞子、菊花、夏枯草、黄芩等药以养肝之体，清肝之用；肝经郁热，络脉瘀滞，气机不畅，而见胁部不适、乳房胀痛、胸闷、乏力等症，配伍柴胡、香附、川芎、通草、瓜蒌、紫苏梗等药以达郁通络，宽胸解郁；心肝火旺，扰及心神，而见眠差者，酌加竹叶、灯心草、夏枯草、麦芽、夜交藤、合欢皮等药以清心凉肝，安神助眠；肺热壅盛，而见咳嗽、汗出等症者，可加桑白皮、地骨皮、桔梗、苇茎、冬瓜仁、薏苡仁等药清肺涤浊止咳。

 经典医案

1. 桑叶、竹茹、丝瓜络配伍治疗不寐案

刘某某，男，63岁，退休，已婚。

初诊（2017年2月6日）：主诉：失眠10余年。现病史：10余年前因夜班守门，时有车辆出入，引起失眠，逐渐加重，未系统治疗。现症见：入睡困难，每晚约睡3小时，无做梦，需隔日服地西泮方可入睡，无头痛，无急躁。纳可，二便调。舌红，少苔，脉沉滞。高血糖20年，现注射胰岛素控制可。治以清心肝，固肾。

处方：党参12g，麦冬15g，五味子10g，山萸肉10g，桑叶10g，竹茹10g，丝瓜络10g，夏枯草10g，牡丹皮10g，赤芍10g，生山药30g，小麦30g。15剂，日1剂，水煎服。

二诊（2017年3月20日）：服上药30剂，效佳。近40日已不需服用地西泮，入睡困难稍改善，每夜可入睡3～4小时，凌晨三四时易醒，醒后难以入睡，梦不多。醒后偶有右侧手臂、手指轻微麻木感，活动后缓解。纳可，二便调。舌红偏暗，苔黄腻，舌下脉络瘀，脉细。肩周炎2年，睡醒后觉肩部酸痛。

处方：党参10g，麦冬10g，五味子10g，炒枣仁15g，茯神10g，小麦30g，桑叶10g，

竹茹10g，丝瓜络10g，怀牛膝10g，赤芍10g，牡丹皮10g，夏枯草30g，夜交藤30g，生甘草6g。15剂，日1剂，水煎服。

2. 桑叶、竹茹、丝瓜络配伍治疗乏力案

陈某某，女，43岁，公务员，已婚。

初诊（2016年5月13日）：主诉：乏力3月余，右侧头痛半年。现病史：患者3个月前无明显原因出现全身乏力，急躁易怒，心慌，口苦，在郑州大学第一附属医院诊断为桥本甲状腺炎，现仍有全身乏力，急躁易怒，偶有心慌，口苦干渴，饮水多，饮能解渴。夜间双足冷，出汗正常，最近半年出现右侧头部、颈肩部、右上肢困痛。纳可，二便正常，眠可。月经量少，有少量血块，经期提前1周，量少，无经前乳胀，白带正常。舌红，苔白略腻，脉细。证属肝火偏旺。

处方：生地黄10g，生白芍15g，当归10g，川芎3g，知母10g，黄柏6g，桑叶10g，竹茹10g，丝瓜络10g，连翘10g，生甘草3g。10剂，日1剂，水煎服。

3. 桑叶、竹茹、丝瓜络配伍治疗头晕案

姜某某，女，47岁，职员，已婚。

初诊（2016年5月20日）：主诉：头晕、寐差半年余。现病史：患者近半年来出现夜间寐差，梦多易醒，白天头晕乏力，心烦急躁，2011年患甲状腺功能减退症，服用左甲状腺素片、高钙片至今。平时全身怕冷，近半个月来又出现双上肢麻，汗出正常，口臭，不苦不渴不干。食欲可，食生冷油腻易腹泻，平时大便每日2次，为黄稀便，时有便前腹痛。月经量大，有血块，色暗，腹隐痛，经期周期正常，无经前乳胀，白带正常。舌红，苔黄稍腻，脉细弦数。近半个月工作较忙。证属肝火偏旺，治以养肝之体，清肝之用。

处方：生地黄10g，生白芍15g，桑叶10g，竹茹10g，丝瓜络10g，女贞子10g，旱莲草15g，知母10g，黄柏6g，桑葚20g，生甘草3g，麦冬10g。10剂，日1剂，水煎服。

5. 僵蚕-蝉蜕-姜黄

【理论阐述】僵蚕，味咸辛性平，入肝、肺、胃经，具有祛风止痉，化痰散结之功效，主治中风口眼歪斜，惊痫抽搐，风热头痛，瘰疬痰核，风疹瘙痒等病证，《神农本草经》将其列为中品，载其"主小儿惊痫夜啼，去三虫，灭黑䵟，令人面色好，男子阴疡病"。蝉蜕，味甘性寒，入肺、肝经，具有疏散风热，利咽透疹，退翳明目，息风止痉之功效，主治风热音哑，麻疹不透，风疹瘙痒，目赤翳障，惊痫抽搐，小儿夜啼等病证，《本草择要纲目》曰："盖蝉乃土木余气所化……疗一切风热之症……治皮肤疮疡风热当用蝉蜕，各从其类也，又主哑病夜啼者，取其昼鸣而夜息也。"姜黄，味辛苦而性温，入肝、脾经，具有破血行气，通经止痛之功效，主治胸痹心痛，心腹满痛，跌仆伤损，风湿痹痛等病证，《新修本草》言其"主心腹结积疰忤，下气破血，除风热，消痈肿，功力烈于郁金"。僵蚕气薄轻浮，而善升清散火，祛风除湿，清热解郁；蝉蜕，气寒宣透，可清热解表，宣毒透达；姜黄，气辛味苦，善行气活血解郁，以利热邪外达。三药合用，僵蚕、蝉蜕，宣阳中之清阳，姜黄降阴中之浊阴，一升一降，内外通和，气血调畅，共奏升清降浊，疏风清热之功，故临床常用于治疗外感发热而兼见热毒之证。

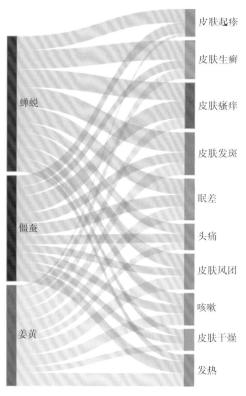

图4-14　张磊应用僵蚕-蝉蜕-姜黄药症关系图

【可视化图鉴】　通过对张老应用僵蚕、蝉蜕、姜黄配伍治疗疾病的相关医案的抽取挖掘分析，形成配伍用药关系如图4-14所示。此三味药出自清代杨栗山《伤寒瘟疫条辨》中的升降散，原方主治温病表里三焦大热，莫可名状之证。张老则据《素问·六元正纪大论》"木郁达之，火郁发之"之理立达郁法，并依法用此三味不仅治疗外感发热之证，更是广泛运用以风热结毒所致的各类皮肤性病证。若风热怫郁肌肤，而见皮肤瘙痒、起疹、风团等症，配伍薄荷、升麻、葛根、荆芥、防风、白蒺藜等祛风止痒，宣毒透疹之品；热毒炽甚，血溢肌肤，而见皮肤发斑者，酌加槐花、牡丹皮、赤芍、生地炭、荆芥炭等凉血止血之品；若风热血燥，而见皮肤生癣、干燥等症，选加生地黄、当归、白芍、首乌等养血润燥之品；风热袭肺，风火上壅，而见发热、眠差、头痛、咳嗽等症，配伍大黄、柴胡、黄芩、桑叶、菊花等清热泻火，疏散风热之品。

 经典医案

1. 僵蚕、蝉蜕、姜黄配伍治疗身痒案

陈某某，男，28岁，公务员，已婚。

初诊（2016年5月27日）：主诉：皮肤瘙痒1年余。现病史：患者近1年多出现腰、大腿、会阴、双上肢皮肤瘙痒伴皮疹，干燥，脱屑，无渗液，急躁及压力大时加重，平时运动量大，出汗多。平时有口臭。食肉多。纳可，眠可，二便正常。舌红，苔薄黄，脉沉滞。证属风热怫郁肌肤。

处方：炒白僵蚕10g，蝉蜕6g，姜黄10g，酒大黄3g，栀子10g，制首乌30g，荆芥10g（炒黑）。15剂，日1剂，水煎服。

二诊（2017年4月10日）：服上方40剂，效可，服药期间皮损完全消退，近半年未再服药。近3个月运动出汗后易出现大腿根、阴囊部瘙痒，无明显皮损，额头易反复起丘疹、粉刺。纳可，眠一般，入睡难，心烦，易醒，大便每日1次，成形，质黏，小便正常。舌质暗淡，苔薄黄腻，脉沉滞。

处方：炒苍术15g，龙胆草10g，生薏仁30g，白芷10g，酒黄芩10g，连翘10g，生甘草6g。15剂，日1剂，水煎服。

2. 僵蚕、蝉蜕、姜黄配伍治疗发热案

赵某某，女，17岁，学生，未婚。

初诊（2009年12月7日）：主诉：间断发热40日。现病史：患者于40日前出现发热，化验血象高，拍胸片示：肺部感染。经输抗生素治疗8日，肺部感染消失，但仍间断发热，晨起8时开始发热，9～11时体温可达37.4℃，中午12时至下午1时40分左右体温再次升至37.4～37.5℃，下午4时40分时至5时半左右体温再次升高至37.4～37.5℃，白天其余时间体温在37.1℃左右，夜间睡眠体温降至正常，曾服中药银翘散加减，体温稍有下降，37.2℃为较高体温。自发病以来，头晕头痛，大便稍干，头干后软便。舌淡红，苔薄白，脉细。

处方：柴胡10g，黄芩10g，清半夏10g，党参10g，白僵蚕10g，蝉蜕6g，姜黄6g，大黄2g，白茅根30g，车前草30g，生甘草6g，连翘10g，桔梗10g，生姜3片，大枣3个（切开）为引。10剂，日1剂，两煎服。

3. 僵蚕、蝉蜕、姜黄配伍治疗皮疹案

励某某，女，56岁，退休，已婚。

初诊（2010年1月22日）：主诉：全身起疹4月余。现病史：患者自去年9月份去大连后，从小腿开始出大疹，大块紫斑片状，11月份从脖子开始出小疹，从小腿肚开始出，挠破流水，无脓液，大小等，疹红，痒，皮肤干燥。面色萎黄，全身乏力，口干不欲饮，纳食可，痒可引起眠差，大便头干，1日1次。2001年做乳腺癌手术后，进行化疗，术后20日行卵巢子宫摘除术。白细胞计数2.4×10⁹/L，服用升白细胞药物后，升至3.4×10⁹/L。舌质红，有瘀点若干，脉细滞。

处方：升麻10g，葛根30g，赤芍15g，生地黄15g，槐花30g，白蒺藜10g，防风10g，栀子10g，生黄芪30g，决明子30g，牡丹皮10g，蚕沙20g，白僵蚕10g，蝉蜕6g，姜黄6g，大黄3g，生甘草3g。10剂，日1剂，水煎服。

二诊（2010年2月3日）：服前药7剂时，全身皮疹减轻，上半身新生皮疹减少，下半身，皮肤干燥较前好转，下肢破溃处已结痂，但痒明显，皮肤干燥，下肢明显，脱皮多。纳可，眠差，夜间痒醒，醒后难再入睡，大便不干结，每日1次，小便调。舌质正红偏暗。舌边有瘀点，舌底无迂曲，苔薄白，脉细滞。

处方：上方去决明子，加生薏仁30g。15剂，日1剂，水煎服。

6. 桑枝-桂枝-姜黄

【理论阐述】 桂枝，辛甘而性温，归心、肺、膀胱经，具有温经通脉，散寒止痛之效，可用于治疗寒凝血滞诸痛证，《药品化义》言其"专行上部肩臂，能领药至痛处，以除肢节间痰凝血滞"。桑枝，性平而微苦，归肝经，具有祛风湿通经络，利关节行水气之功，主治风湿痹证，四肢酸痛麻木等病证，《本草撮要》言其"功专去风湿拘挛，得桂枝治肩臂痹痛"。姜黄，辛苦而性温，归肝、脾经，功能外散风寒湿邪，内行气血，通经止痛，《本草择要纲目》言其可"治风寒湿气手臂痛……兼理血中之气也"。此三味药，桂枝善于温经散寒，桑枝长于祛风除湿，姜黄偏于活血止痛，三者皆可治肢体关节肿胀疼痛，且长于行肢臂而除痹痛，故临床常用此药组治疗上肢和肩关节疼痛。

【可视化图鉴】 通过对张老应用桑枝、桂枝、姜黄配伍治疗疾病的相关医案的抽取挖掘分析，形成配伍用药关系如图4-15所示。桂枝、姜黄辛温而善温阳通络，桑枝性平而

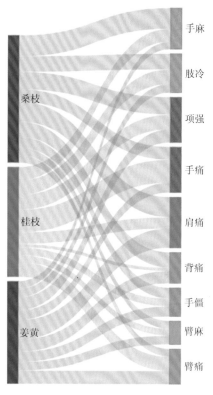

图4-15　张磊应用桑枝-桂枝-姜黄药症关系图

善达四肢，故张老常用此三味药治疗上肢风寒湿痹证、肩凝、痉证等病证，若风寒湿邪，痹阻经络，血气不通，累及上肢及肩部，而见手痛麻僵、臂部痛麻、肩部疼痛等症，配伍木瓜、威灵仙、羌活、川芎、通草等药以祛风除湿，温经通络除痹；若邪壅经络，太阳经气不舒而见项背强痛者，配伍桂枝、白芍、葛根等药以调和营卫，升津舒筋；若经脉痹阻，阳气不达四末，而见肢冷者，酌加桂枝、细辛、威灵仙等药以通阳散寒。

经典医案

1.桑枝、桂枝、姜黄配伍治疗痹证案

李某某，女，70岁，退休，已婚。

初诊（2006年7月17日）：主诉：右手中指、无名指麻木1年余，加重4个月。现病史：素有心肌缺血，心动过缓已7年，坚持治疗，常服速效救心丸。风湿性关节炎史40余年。1年余前右手中指、无名指指尖麻木，逐渐发展至近掌部，感觉失灵，冬季对冷水刺激敏感，局部不痛，但发痒，痒及小鱼际至前臂，双足大趾边缘麻木，患指麻木指尖胀，并知觉迟钝，近日感乏力，汗多，眼涩。饮食可，睡眠欠佳，大小便可。舌质淡暗，苔白，脉沉滞。证属血气不通。

处方：熟地黄6g，当归10g，赤芍10g，川芎6g，通草6g，桂枝10g，白芍10g，酒桑枝30g，姜黄6g，红花6g，桃仁10g，炒白芥子3g，制南星6g，橘络3g，生姜3片，大枣3个（切开）为引。10剂，水煎服，日1剂。

2.桑枝、桂枝、姜黄配伍治疗肩凝案

燕某某，女，49岁，公务员，已婚。

初诊（2008年12月17日）：主诉：左上肢痛沉半年，渐重。现病史：患者半年前无明显原因感觉左上肢不适，肌肉痛，渐重，现整臂麻软沉，若持重物感，不能向后背，无力，痛如抽筋，烤后加温则舒，有时感觉颈部发困，未行检查。纳可，因上肢痛沉而眠差，易醒，大小便正常。舌淡红，苔薄黄，脉沉略数。既往子宫肌瘤切除术后8年。中医诊断为肩凝。

处方：桂枝10g，生白芍10g，陈皮10g，秦艽6g，羌活10g，酒桑枝30g，酒姜黄10g，连翘15g，生黄芪15g，生姜3片，大枣4个（切开）为引。15剂，水煎服，日1剂。

3.桑枝、桂枝、姜黄配伍治疗痉证案

温某某，男，56岁，农民，已婚。

初诊（2006年8月4日）：主诉：颈背强紧3年余。现病史：患者颈背强紧3年余，双手麻木，腰腿沉困，双下肢沉重，无力抬起，走路无力，肩背沉重如压重石，时头晕，一过性黑矇，纳一般，二便可，口不干不渴，易困易累，双下眼睑肿，眠而多梦，15年前曾从房

架上掉下失去知觉。舌质红淡，苔薄而黄白相兼，脉沉滞。当地人民医院MRI示：①颅颈交界异常致颈髓受压，多考虑先天畸形或外伤所致；②C$_{6/7}$椎间盘突出。证属太阳经气失输。

处方：桂枝10g，白芍10g，葛根15g，通草6g，当归10g，酒桑枝30g，姜黄6g，威灵仙12g，蜈蚣1条，生黄芪10g，炒白芥子3g。15剂，水煎服，每服5剂间隔1日续服。

7. 胆南星-橘络-白芥子

【理论阐述】 胆南星，味苦微辛，而性凉，归肺、肝、脾经，具清热化痰，息风定惊之效，主治痰热咳嗽，咳痰黄稠，中风痰迷，癫狂惊痫等病证，《景岳全书·本草正》言其"七制、九制者方佳，降痰因火动如神……较之南星，味苦性凉，故善解风痰热滞"。橘络，味甘苦，而性平，归肺、肝经，有行气通络，化痰止咳之功，用于治疗痰滞经络之中风后遗症、咳痰等症，《本草求原》言其"通经络，舒气，化痰，燥胃去秽，和血脉"。白芥子，味辛性温，归肺、胃经，功能温肺化痰，利气散结，通络止痛，又善除"皮里膜外"之痰，主治寒痰咳喘，痰滞经络，关节痛麻等病证。三药合用，共奏化痰止咳，通络止痛之功，临床上多用于痰滞经络之关节痛、咳嗽痰多等证。

【可视化图鉴】 通过对张老应用胆南星、橘络、白芥子配伍治疗疾病的相关医案的抽取挖掘分析，形成配伍用药关系如图4-16所示。此三味药为张老治疗痰浊阻滞经络所致中风、口僻、痹证、痰核等病证的常用经验药组，若风寒湿阻滞经络，闭阻气血而见关节疼痛麻木等症者，酌加桑枝、桂枝、姜黄、威灵仙、乳香、没药等通经活络，行气活血之品；若风痰入络，脏腑失调，气血失和而见肢体麻木、面部麻木、半身不遂、口眼歪斜等症，配伍半夏、陈皮、茯苓、苍术、天麻等燥湿化痰，息风通络之品；若痰湿流注皮肤而见皮下结节者，选加皂刺、川芎、连翘、夏枯草、浙贝母等化痰开郁散结之品；若痰浊痹阻，阳气不展而见怕冷者，配伍桂枝、干姜、细辛等温经通络之品；若痰壅气逆而见咳痰者，酌加半夏、陈皮、茯苓、苏子等燥湿化痰止咳之品。

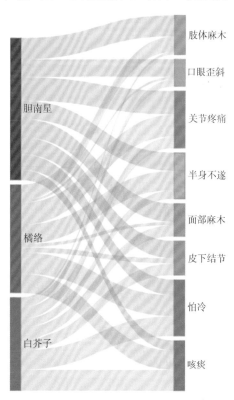

图4-16 张磊应用胆南星-橘络-白芥子药症关系图

 经典医案

1. 胆南星、橘络、白芥子配伍治疗面部胀木案

李某某，女，54岁，退休，已婚。

初诊（2008年9月12日）：主诉：右侧面部胀木半个月。现病史：半个月前无明显原

因出现右侧面部胀木，服西药不效，今年1月份曾犯类似病，服西药愈。胃脘痛，服奥美拉唑后消失。舌尖、喉咙痛。入睡难，心烦，一夜睡5～6小时，多梦，二便可。断经2年，既往高血压5年，服药控制可。舌质淡红，苔薄白，脉沉滞。曾行检查示：脑供血不足、心脏供血不足、腰椎间盘突出。

处方：当归10g，丹参30g，炒白芥子10g，橘络6g，制南星6g，玄参30g，通草6g，白僵蚕10g，防风10g，生甘草6g，炒麦芽20g。10剂，水煎服，日1剂。

二诊（2008年9月26日）：服上方12剂，右侧面部木感减轻，右下肢仍有木感，饱食后胃脘右侧气上顶，食后干呕，服降压药，血压仍不稳。入睡难，心烦，眠不实，多梦，舌尖、喉咙痛。易感冒，喉咙痛，大便干。舌质正红，苔薄少，中有一纵裂，脉沉滞。治以凉血化瘀治之。

处方：当归10g，生地黄30g，桃仁10g，红花10g，赤芍15g，柴胡6g，川芎6g，桔梗6g，炒枳壳6g，怀牛膝10g，炒麦芽15g，金银花10g，生甘草6g。15剂，水煎服，日1剂。

2.胆南星、橘络、白芥子配伍治疗半身不遂案

王某某，男，41岁，IT从业者，已婚。

初诊（2009年11月11日）：主诉：左侧半身不遂1年余。现病史：患者2008年10月脑梗死经治疗病情稳定，但仍左侧肢体不遂，走路能走但不稳，左上肢拘紧不能屈伸，头无不舒适，语言无障碍，左上肢郁胀，易上火。纳可，二便可。舌质淡红，苔薄白腻，脉沉滞。右气左血，故以养血活血为治，兼血中气药走上，祛经络之痰，通络兼清热，一举两得。

处方：熟地黄10g，当归10g，酒白芍10g，川芎6g，橘络10g，制南星10g，酒桑枝30g，姜黄10g，桃仁10g，红花10g，蜈蚣1g，通草6g，炒白芥子3g，川牛膝10g，干地龙10g，忍冬藤30g。6剂，日1剂，两煎两服。

3.胆南星、橘络、白芥子配伍治疗下肢麻木案

陈某某，女，63岁，农民，已婚。

初诊（2017年2月24日）：主诉：双下肢麻木怕冷2年。现病史：患者自诉2年前无明显诱因出现双下肢小腿肌肉间断瞤动，1个月后逐渐出现麻木怕冷感。近2年，麻木感由双下肢蔓延至双肩，下半身怕冷尤甚，生气时麻木、冷感加重，手脚皆麻木，活动极受限，生活不能自理。近2个月起则头眩，大腿内外侧肌肉瞤动，活动幅度稍大则恶心呕吐，进食量减少，多为干呕，偶吐黄水，觉时苦时辣时酸，服中药半个月后（具体不详）已不吐黄水，现偶咳吐黏白痰则干呕，视物模糊，有重影，总觉眼前有薄雾。时咽干口黏。纳差，不知饥，胃中满，欲冷饮，大便不成形，1～2日一行，排便无力感甚，小便色黄，有异味，量少。既往否认高血压、糖尿病。舌红，苔黄腻，舌下脉络瘀，脉沉滞。据述脑部、颈椎各检查均无异常。2016年9月16日新沂市人民医院胃镜示：慢性浅表性胃炎。证属风痰流注经络，先祛其痰，后再酌补，方以陈平汤加味治疗。

处方：清半夏10g，陈皮10g，茯苓10g，制南星6g，橘络3g，炒苍术10g，厚朴10g，炒王不留行20g，炒白芥子6g，生甘草3g，生姜3片为引。15剂，水煎服，日1剂。